谨以此书献给热爱中医的您！

王文龙

伤寒论精讲

第一辑

王文龙　著

新 华 出 版 社

图书在版编目（CIP）数据

伤寒论精讲. 第一辑 / 王文龙著. ——北京：新华出版社，2025.3
ISBN 978-7-5166-7818-3

Ⅰ. R222.2

中国国家版本馆CIP数据核字第20240JF915号

伤寒论精讲·第一辑
著　　者：王文龙

责任编辑：陈思淇　　**责任校对：**刘保利
特约编辑：韩若熹　邱宇洁
封面设计：合和之道　　**版式设计：**六合方圆

出版发行：新华出版社有限责任公司
（北京市石景山区京原路 8 号　邮编：100040）
印　　刷：河北鑫兆源印刷有限公司

成品尺寸：170mm × 240mm　1/16　　**印张：**30　**字数：**320 千字
版次：2025 年 3 月第 1 版　　**印次：**2025 年 3 月第 1 次印刷
书号：ISBN 978-7-5166-7818-3　　**定价：**88.00 元

审校委员会

主任：王文龙

委员：丁兆强　杜丽娟　山石子（网名）
王佳玲　文汉梅　余　凌
张　静　左颍峰
（排名不分先后）

前言

经方逐渐广传，造福了很多人。我们在其他频道也在力所能及地推广中医，逐渐掀起中医复兴的热潮。为什么我们开设这个栏目呢？为什么要讲《伤寒论》？因为我们一直沿着各种疾病去讲解，比如头疼脑热、感冒发烧，包括一些肺系疾病、心脏疾病，或者消化道问题等，最初是按照这种方式为大家介绍，方便大家可以按图索骥。所有这些知识点都有一个共同的出处，即《伤寒论》和《金匮要略》。大家以前总是从我们的“只言片语”中吸取中医知识，而所有这些其实都是建立在《伤寒论》和《金匮要略》的某一条经文上，进行相关应用，这是我们之前的一种方式。现在有必要把一颗颗珍珠串起来，让有一定经方基础的朋友能够形成系统性的知识汇总，所以《伤寒论》是我们必须讲的。

今天我们要陪大家真正走进《伤寒论》。希望不仅是专家才能看懂《伤寒论》，而是让每一个老百姓家里的书柜里都有一本《伤寒论》。当邻居过来问：“哎哟，太阳病，脉浮头项强痛而恶寒，是什么意思啊？”你就能告诉他，这是太阳病的一个纲领。然后呢？有汗应该怎么办，没汗应该怎么处理，如果出现郁热又该怎么办，出现咳喘又该如何应对。当大家看到这些古文时，能够如数家珍地解释给别人。这时，不仅能够得到别人的夸赞，自己也在学习中医的道路上真正迈开了步伐。

我们要完成一件事，让大家爱上中医。我们希望让中医初学者通过学习《伤寒论》，能够真正学以致用，在用中医知识帮助别人时，自己也更加坚定继续研究和传承中医的信心。这种信心并不是源于别人说一句："你要爱中医，你要爱传统文化。"你之所以热爱中医，是因为它太可爱了；你之所以喜欢中医，是因为它太有用了。西医可以爱中医，因为它有用。包括现在很多外国人也热爱中医，因为它能解决实际问题。希望大家不仅自己在中医学习中受益，也能感染身边人，让他们真正学一点有用的东西。与其每天花时间看一些娱乐视频，不如花一点时间学些有用的中医知识。

本书审校委员会

2025 年 2 月

目录

CONTENTS

第一讲

今天，我们将开启《伤寒论》的系统讲解之旅。在深入探讨这部经典著作之前，有几个关键点需要阐明。

首先，我们要了解，《伤寒论》的原作者张仲景被誉为中医界的“医圣”。在医学领域，张仲景的地位相当于儒学中的孔子，他的医术造诣达到了前所未有的高度。中医的黄金时期出现在汉唐时期，特别是在东汉末年，张仲景完成了《伤寒杂病论》，那个时代中医达到了最辉煌的时刻。

然而，我们现在所读的《伤寒论》并非《伤寒杂病论》的原貌。由于三国争雄，《伤寒杂病论》的原书已经失传。晋朝时期，晋太医令王叔和对残存的《伤寒杂病论》进行了整理，形成了我们今天所见的《伤寒论》。王叔和在整理过程中，加入了自己的见解和内容，例如书中的“辨脉法第一”和“平脉法第二”等章节，实际上是他的创作。

因此，《伤寒论》并非完全出自张仲景之手。在讲解《伤寒论》时，无论是胡希恕先生、刘渡舟先生、倪海厦先生，还是其他很多名家，都不会从王叔和添加的部分（即《伤寒论》最开始）进行解析，因为这些内容并非张仲景的原著内容。

我们的讲解将从人民卫生出版社出版的《伤寒论》第25页开始，即“辨太阳病脉证并治上第五”作为第一讲的起点，直至“厥阴病篇”结束。至于书中的“辨脉法”和“平脉法”等章节，虽然不是张仲景的原文，但我们也会在后续的讲解中涉及。这样，我们既能领略张仲景的医学精髓，也能对王叔和的贡献有所了解。

在讲解之初，我们将深入剖析《伤寒论》中的六经辨证，并详细解释各种方剂的应用及其针对的病证。通过这一系列的讲解，即便是初学者，也能在不依赖脉诊的情况下掌握治病的要领，达到较高水平。

在此基础上，我们将进一步回顾和深入学习脉诊知识，包括脉象的浮沉、迟数以及寸关尺的具体位置，以及左右手脉象分别对应的脏腑左手关联心、肝、肾，右手则与肺、脾、命门相联系。这种回顾将极大地增强我们的诊断能力，正如成语所说“如虎添翼”。如果一开始就直接讲解脉诊，大家可能会陷入理论无法应用的困境，难以理解脉象与疾病之间的联系以及相应的治疗方法。

在讲解脉诊时，我们将采用与众不同的方法。例如，在讨论脉象的阴阳属性时，我们会解释：“凡脉大、浮、动、滑，此名阳也；脉沉、涩、弱、微，此名阴也。”并进一步阐述“阴病见阳脉者生，阳病见阴脉者死”的原理。阳性脉象通常表现为过剩，如大、浮、数、动、滑等特点。我们将探讨这些脉象如何与三阴三阳的阳性病证相对应，例如太阳经的表脉浮、阳明经的数脉，以及少阳经的弦脉或弦数脉。通过这样的分析，病证与处方之间的联系将变得清晰可见。

因此，学习脉诊的正确方法是将其作为诊断过程的最后升华步骤。当我们在课程的最后阶段深入讲解脉诊时，大家的医学水平将得到显著提升。这样，从基础的辨证到最终的脉诊，我们将逐步构建起一个完整的知识体系。

在介绍完《伤寒论》的概况及本书中的讲解逻辑之后，我们想纠正一个普遍的误解。有一种观点认为《伤寒论》只能治疗外感伤寒，而不能治疗内伤杂病，这其实是一个错误的观点，许多临床医生都会否定这种观点。这个观点最早起源于金元时期的脾胃派，特别是李东垣。他试图通过《脾胃论》与《伤寒论》相抗衡，以建立自己在当时的中医地位。他的目标是开宗立派，因此他模仿《伤寒论》，试图将自己置于与医圣张仲景相媲美的位置。然而，历史的评价是由后人来决定的，无论当时个人如何标榜自己，最终都会由历史和后人来定论。尽管李东垣的补中益气汤有一定的价值，但他的其他贡献并不突出。

李东垣的这种观点留下了一些负面影响。为什么会产生负面影响呢？让我们来分享一个例子。我们非常尊敬的一位经方家，胡希恕先生，在讲解《伤寒论》时明确指出，根据实际临床经验，这部著作不仅涵盖了六经辨证，还能治疗各种疾病，无论是内伤还是外感。因此，认为《伤寒论》只能治疗外感疾病而不能治疗内伤疾病的观点是站不住脚的。胡希恕先生的弟子之一，冯世伦教授，培养了许多学生。其中一位学生写了一篇论文，讨论了《伤寒论》的应用范围。论文中提到，对于外感疾病，我们应当参考《伤寒论》；而对于内伤性疾病，如糖尿病、高血脂、高血压以及骨关节问题等，这些应被视为内伤病，因此应该参考《脾胃论》。这种观点反映了一种文化领域的“自毁机制”，即倾向于否定前人的成就来彰显自己。这种倾向不仅在学术界存在，在商业和其他领域也同样普遍。我们应该警惕这种倾向，因为它可能会损害我们对传统文化和知识的尊重与传承。他们试图通过挑战传统认知来显示自己的独到见解，这种思维方式是有害的。我们必须认识到中华文明几千年的传承中，虽然存在少数糟粕，但更多的是需要我们继承和发扬的宝贵遗产。《伤寒论》的地位不可动摇，它的价值需要我们去珍惜。

我们不仅要维护正统，还要继承和发扬前人的文化遗产，不抹杀前人的功绩。正是这些先辈的传承，才能让中国医学在今天享誉世界。在后面的讲解中，我们将向大家介绍《伤寒论》的所有内容，强调维护正统和继承前人宝贵文化遗产的重要性。我们要记住，是这些先辈的传承让我们得以站在巨人的肩膀上，继续前进。

现在，让我们翻开《伤寒论》的第 25 页，共同探讨“辨太阳病脉证并治上第五”的内容。在此之前的部分，主要是王叔和所写，我们将在后续的讲解中详细探讨。

首先，我们来讨论张仲景关于辨太阳病的论述。在中医经方派中，我们认为疾病可以归纳为六种基本病型，即六经统万病。无论是过敏性鼻炎、糖尿病、“三高”、骨关节问题，还是脾胃疾病，它们都可以归入六经的范畴。六经是根据人体结构和功能划分的六种分型，它们分别是表、里、半表半里。

所谓“表”，指的是我们的皮肤、肌肉和骨骼。因此，任何涉及表皮、毛孔、肌肉或骨骼的问题，都可以被归类为表证。在今天上午的讲座中，有听众询问关于鸡爪风的治疗方法，以及骨关节不适的问题。对此，我们真诚地回答说，这些实际上都是相对浅层的疾病。因为它们属于我们所说的表证，涉及皮肤、肌肉和骨骼。当我们遇到这些部位的问题时，我们将其归类为表证。

接下来是里证，它指的是我们的消化道，包括食管、胃和肠道，这些部位出现问题被称为里证。除此之外的所有其他部位，我们称之为半表半里。简而言之，我们人体的病位可以归结为这三个地方：表、里和半表半里。疾病只发生在这三个部位，没有第四个部位了。

当这三个部位出现病证时，它们可以分为两种类型："亢奋激烈"的和"退缩忍让"的。以人际关系为例，当一个人受到挑衅时，他可能会有两种反应：一种是不计较，忍气吞声；另一种是激烈反击，争取自己的权益。在医学上，激烈反击的对应于阳性，而忍气吞声的对应于阴性，即阳热和阴寒。

因此在表病中，如果是亢奋的，我们称之为太阳病；如果是阴寒的，我们称之为少阴病。这就是太阳与少阴互为表里的关系。在里证中，亢奋的称为阳明病，阴寒的称为太阴病，阳明与太阴互为表里。至于半表半里，患者可能会出现胸胁苦满、忽冷忽热、心烦喜呕等症状。亢奋的称为少阳病，衰退的称为厥阴病，这些症状包括气上撞心、忽冷忽热等。

总的来说，实际上只有三个病位：表、里和半表半里。无论疾病发生在哪个部位，它们要么是亢奋并与邪气抗争的阳性病证，要么是正气衰败的阴性病证。这就是所谓的六经分证，它涵盖了所有复杂的脏器和组织病变。通过这种分类，我们可以更精确地理解和治疗各种疾病。

今天我们将首先探讨表层疾病，也就是皮肉骨出现问题的情况。这通常发生在人体的最外层，且表现为亢奋状态，意味着患者的体质相对强健，能够与邪气进行有效抗争。当这种正邪交争开始时，患者会出现各种症状。那么，这种情况将会出现什么样的脉象？会有哪些症状表现？我们的治法又是怎样的？现在我们开始讲解第一句话。

第 1 条：太阳之为病，脉浮，头项强痛而恶寒。

这句话其实非常好理解，它简洁地概括了当人体表层，即皮肉骨出现问题时的临床表现。这里的“表层”指的是我们身体的最外层防线，当这一层出现问题时，会出现特定的症状。

首先，我们来看脉象。正常情况下，脉象应该是平和的，不浮不沉，跳动平稳，应该是中正和平谓之平脉。但在太阳病中，脉象表现为浮，这是因为体内的正气与邪气在表层交争，正气试图将邪气驱除体外。这种正邪交争是《伤寒论》中一个核心的概念，“正邪交争”会贯穿着《伤寒论》的始终，请大家一定记住。

至于治疗，我们强调药简力专的原则。在实际应用中，我们反对将多个方子混合使用来治疗多种症状。经方的特点之一就是药简力专，即药物越简单，其效果越集中。例如，如果一个患者同时出现多种症状，应该先集中治疗最严重的症状，而不是试图在一个方子中解决所有问题。这种做法可能会导致治疗失去焦点，效果不佳。

当朋友咨询我们关于中药方剂的问题时，他们常常会问：能否在一个方子里加入更多的药物，或者将几个不同的方子合并使用以治疗多种症状？我们必须明确表示，我们反对这种做法。原因何在？因为并不是你了解了小柴胡汤，就能将其与桂枝茯苓丸等其他方剂混合，以为这样可以一举治疗所有疾病。这样做最终会导致治疗失去焦点，无法精确针对主要问题。

真正的经方使用者应该避免为了显示技巧而开出复杂的药方。经方的一个核心特点是“药简力专”，即方剂越简单，其疗效越集中。专注于一件事，才能做到最好。例如，今天下午有位朋友告诉我，她处于更年期，经常感到悲伤欲哭，她知道这是甘麦大枣汤的适应证。但同时，她还有忽冷忽热的症状，胁部不适，自诊脉象弦，这似乎是小柴胡汤的适应证。此外，她还有子宫内膜增厚和卵巢增生的问题，她认为桂枝茯苓丸可能有帮助。她问我是否可以将这些方子合并使用，我告诉她这是错误的。你应该先确定哪个症状最严重，然后优先治疗。

如果你现在经常感到悲伤欲哭，那么就应该只使用甘麦大枣汤，集中精力在一周内解决这个问题。这就是“伤敌十指，不如断其一指”的原则，解决了一个主要问题后，再着手解决下一个。这就像在打群架时，你不可能同时对付三个人，你需要集中力量对付其中一人。

因此，我们的原则是药简力专，不要试图在一个方子里解决所有问题，这样做并不是高水平的医术。应该根据患者的具体症状和体质，分清主次，集中力量解决最紧迫的问题。这样的治疗才能更加有效，也更符合经方的使用原则。

药物的作用在于调动身体的元气，而不是直接治病。如果药物能够直接治病，那么人类就不会死亡。但事实上，即使药物使用得当，有时也无法挽救生命。因为药物只是起到一个辅助的作用，真正的治疗力量来自患者自身。

因此，我们再一次强调药简力专，一次只治疗一种病，不要试图在一个方子中体现对所有疾病的治疗。这种做法并不是高水平的表现，而是应该根据患者的具体症状和体质，分清主次，集中力量解决最紧迫的问题。

就像一个教练在运动员拉单杠时给予的少许帮助，药物提供的是支持而非替代，恢复和治愈最终还是依赖于个体自身的生命力。我们强调药物应该简单而专注，这是因为人体的调节机制有限，它可以被比喻为一支军队，每个士兵都承担着特定的任务。如果一个士兵同时接收到多个指挥官的指令，要求他同时执行多项任务，他就会陷入混乱，不知道应该优先执行哪个命令。这种情形反映在治疗过程中，如果同时给予身体太多的治疗信号，可能会导致治疗效果相互抵消，甚至产生不良反应。

所以，我们必须明确治疗的重点，坚持药简力专的原则。这意味着一次只专注于解决一个问题，就像一次只过一粒沙，一次只做一件事，一次只治疗一种病。这不是说我们不了解多种方子，而是我们要避免在一个方子中试图体现对所有疾病的治疗，这种做法并不是真正的专业水平。通过集中精力，我们可以更有效地利用药物的辅助作用，帮助身体恢复健康。

在实际应用中，可以采用联合方组的方式，即按照病情的变化，依次使用不同的方子。这是一位山西著名老中医门纯德先生的习惯和特色。他倡导的药简力专原则并不意味着排斥所有复合治疗方案，而是强调在特定情况下，可以设计一系列有序的方剂组合。这种治疗方法允许患者先使用一个方剂一天或一周，待病情有所改善后，再按照预设的顺序转换到下一个方剂。这样的治疗策略形成了一个有序的方剂梯队，体现了中医经方派的特色。

理解了用药的思路之后，我们来深入探讨太阳病的特点。太阳病主要是指表层，即皮肉骨出现问题，表现为脉浮，这是正邪交争的直接体现。不必过多干预，体内的正气已经开始调动所有力量，“奔赴”身体的边防线，即最外层防线。当你感到怕冷，这通常是因为受到了外邪的侵袭，比如吹了空调或在外界受寒。在这种情况下，体内的元气会被调动起来，以抵御外来的邪气。元气的这种动员，就像是在国家的边境线上集结兵力，准备抵御外敌的入侵，这就是脉浮现象的原因。

接下来我们讨论的是“头项强痛而恶寒”。

这里所说的“头项”指的是头部和颈部，即我们感到颈部和肩膀不适，全身也感到不舒服。除此之外还有头痛，同时伴随着怕冷的感觉，这些症状共同构成了太阳病的典型表现。

现在，让我们深入探讨感冒和发烧的症状。一个人如果头部和颈部强烈疼痛并怕冷，是否意味着其得了太阳病？风湿病患者是否也怕冷？类风湿、鸡爪风等疾病患者是否同样表现出怕冷的症状？包括产后风在内，这些情况是否都可以归类为表证？经常有人拿麻黄汤稍微加减化裁一下，或者拿桂枝汤加减化裁一下，就能缓解风湿、类风湿的症状。这些疾病是如何得到缓解的？因为在中医经方的认知中，这些并不是严重的疾病，而是表证。而且很多情况并非阴寒性的表证，不是那种非常严重的衰败型的症状，很多实际上属于亢奋性的表证。太阳病并不仅限于感冒，这一点需要明确。

张仲景在描述太阳病时言简意赅、直击要点。因此，第一句话就是太阳病的提纲挈领。接下来，让我们继续探讨第二句话：

第 2 条：太阳病，发热，汗出，恶风，脉缓者，名为中风。

第 3 条：太阳病，或已发热，或未发热，必恶寒，体痛，呕逆，脉阴阳俱紧者，名为伤寒。

太阳病可以分为两种类型：中风和伤寒，我们来探讨如何区分这两种病证。首先，中风的典型症状是患者突然发烧，但通常不会达到 39℃或 40℃以上，因为出汗现象会带走部分热量，使得体温不会过高。患者通常伴有发热、出汗、恶风（怕风吹），有时还会出现皮肤过敏，风一吹就起疹子。这些症状通常被归类为中风，它不仅是感冒的一种，还包括许多皮肤过敏、鼻子过敏等症状，我们认为这属于营卫不和。如果患者出汗，通常会用桂枝汤作为“打底”，因为这种现象属于中风。接下来，我们来看“汗出恶风，脉缓者”的情况。为什么脉会缓呢？结合前面所讲“脉浮”，这里的“脉缓”就是“脉浮而缓”。浮脉，其特性如同水面上漂浮的木头，轻触即现，稍加压力则隐。当我们轻触寸口脉时，可以轻易感知到浮脉的存在，但若稍加用力按压，它便消失无踪，仿佛底下缺乏支撑之力。这种脉象，因其轻触即现、重按则隐的特性，被称作浮脉。所谓的“浮而缓”脉象，并非指脉搏跳动的速度减慢，而是指脉搏的形状较为松弛。这种脉象中气血的充盈程度，可以类比为一个放掉了 20% 气的皮球，虽然仍能弹起，但已不如满气时那样有力。同理，这种脉象中的气血虽流动，却显得不那么充沛，因此称之为“脉缓”。脉缓的原因是出汗导致体液流失，其中不仅包括体液，还有血液中的水分。当体液和血液中的水分流失后，脉管内的血液充盈度下降，导致脉搏显得不那么充实，从而出现脉缓的现象，这种情况在中医中被称为“中风”，但这里的“中风”并非指脑中风，而是指太阳病出现的一种类型，即太阳表证的一种表现。

让我们来详细分析感冒的不同症状和治疗方法。许多人在感冒初期并未出现高烧，但会感到身体疼痛，包括皮肤和肌肉的不适。这可能是感冒的早期阶段，尚未发展到高热。在中医中，中风的症状通常表现为肌肉酸软无力，而伤寒则表现为身体干燥紧绷、无汗。

在诊断时，我们不能仅凭患者未出汗就断定为伤寒，这也很容易使我们错误地开出麻黄汤或者大青龙。我们需要更细致地询问患者，比如手掌心是否有汗。即使患者全身未出汗，但手掌心、鼻下、后脊骨或腋下等部位有轻微出汗，也应视为出汗。因此，我们必须足够细心，不能仅凭表面现象就下结论。真正的伤寒症状是手掌、脚掌、腋下、脖颈后等部位全部干燥紧绷，且伴有全身疼痛。这种疼痛是因为体内的水分无法通过汗液排出，导致汗液闭锁在毛孔中，从而引起全身疼痛。风湿和类风湿关节炎也可能有类似的疼痛症状，这也是为什么桂枝汤或麻黄汤常被用作治疗风湿类风湿的基础方剂。总之，伤寒和中风是中医中两种不同的外感疾病分型，需要我们通过细致的辨证来确定正确的治疗方案。

接下来，我们来探讨一下“呕逆”这一症状。呕逆通常与肝郁有关，同时也涉及气逆的问题。呕逆指的是食管和气管都“有逆”。在正常情况下，气息下行是顺畅的，我们吃东西时，食物从口腔进入，沿着消化道下行至胃和肠道。我们的呼吸也是从鼻孔吸入，肺部扩张以助吸入，或者腹式呼吸则涉及腹部的起伏。无论何种方式，至少应该是胸式呼吸，气息不会逆行至头顶。因此，气息下行被认为是正常的，而气息上冲则被视为逆流（气息下行为顺，上冲为逆）。呕逆的症状表现为患者既有呕吐的感觉，又想咳嗽，同时会短气上冲，这种想咳嗽、咳喘的现象就被称为呕逆。

再来说说“脉阴阳俱紧者，名为伤寒”。这里所讲“阴阳”指的是位置，就是你的寸关尺。

以脉诊为例，寸、关、尺三部脉象如果都表现为浮而紧，这通常反映了全身气机的紧张状态。这里的“气”可以理解为生命活动的基本动力，类似于水蒸气的形象比喻当你呼气时，可以看到水蒸气，这与中医所说的“气”有相似之处。当气机紧张、无法正常宣发时，毛孔闭合、汗不得出，体内的气机被封锁，无法找到发泄的出口，导致全身紧绷、疼痛难忍，就像一个过度充气的轮胎，感觉快要爆炸了。在这种情况下，患者不仅会感到头痛和身体疼痛，还会极度不适，并且非常怕冷。即使没有风吹，他们也会感觉寒冷，即使盖上多层棉被，仍然会颤抖不已，这种症状在中医中被称为伤寒。与中风不同，中风患者虽然出汗，但主要是怕风吹，而伤寒患者则是在无风的情况下也感到寒冷。因此，伤寒是一种严重的寒邪侵袭人体，导致气机闭塞，需要及时治疗以恢复气机的正常流转。

第 4 条：伤寒一日，太阳受之，脉若静者，为不传；颇欲吐，若躁烦，脉数急者，为传也。

伤寒在头一天的时候，首先受到影响的是人体的最外层皮肉骨。这可以通过观察孩子们的行为来理解。孩子们在玩耍时似乎对外界环境不太敏感，但一旦他们入睡，孩子的妈妈就会急忙给孩子盖上衣物，以防他们醒来后出现打喷嚏、流鼻涕、发热和咳嗽等症状，这预示着孩子感冒了。为什么会出现这种现象呢？原因在于，当我们清醒时，身体的气血和元气处于外张状态，保护着我们免受外界的侵扰。然而一旦我们入睡，这些气血和元气开始向内沉降，导致体表的防御力下降。因此，在相同的气温下，睡着的人比清醒的人更容易感冒。这就是为什么一开始受到外界感染或风寒时，受影响的是太阳经，也就是人体的最外层。如果脉象平和，这通常意味着病毒或风寒的影响还停留在太阳经层面，没有深入体内。

当患者出现脉数急，即脉搏跳动非常快、非常急促，这可能预示了病情的严重性。在这种情况下，患者白天可能只是普通感冒，但到了晚上可能发展成大叶性肺炎，第二天甚至可能出现脑炎症状，如角弓反张，到了第三天，可能会发展为心力衰竭。因此，关键在于注重患者的脉象和临床表现。对于前来就诊的感冒患者，首先要通过询问病史来了解其具体症状，比如是否为中风型感冒、是否有汗、是否发热、是否有身体疼痛或酸软等症状。在了解了这些情况后，再通过搭脉来判断病情。如果脉搏跳动缓慢，说明患者的状况相对稳定，可以按照普通感冒进行治疗。轻微的感冒甚至可以通过一些家庭疗法来缓解，如饮用“生姜葱白红糖水”；避免吹空调和直吹风，关上门窗以帮助发汗；或者吃一碗热汤面，里面加点姜丝和葱花，通过发汗来缓解症状。在这种情况下，如果患者的脉象平静，表明患者自身的抵抗力足以应对这次感冒，不需要特别的药物治疗，只需一碗热汤面和一些热乎的红糖水就可以帮助身体自愈。

如果患者出现了颇欲吐、食欲不振，甚至经常想干呕时，这些症状就是少阳病。但是如果患者除了恶心之外，还伴有烦躁不安，这可能意味着病情已经发展到了阳明病。阳明病是中医六经辨证中的另一个阶段，与胃和大肠有关，表现为里热实证，患者会感到极度燥热和烦闷，同时伴随着脉象急促，即所谓的促脉。促脉表现为脉搏快速且有力，如同急促的鼓点，这反映了病情的迅速进展。在这种情况下，如果是住院期间的患者，医护人员会密切监测患者的状况，因为病情可能在几小时内迅速恶化，从最初的小问题发展到可能影响心肺功能的严重状况。因此，有经验的医护人员会特别关注这类患者。对于非医护人员，如果观察到孩子或老人的脉搏稳定，即使他们有流鼻涕、打喷嚏、咳嗽等症状，也不必过于担心。在这种情况下，可以给他们服用一些感冒冲剂，或者让他们吃一碗热面条以帮助发汗，这些简单的措施可能就足以缓解症状。

对于孩子和老年人，我们应尽可能减少药物的使用。尤其是老年人，他们的肝肾功能负担本身就有点重，过多的化学药物可能会增加这些器官的负担。因此，我们应尽量避免让他们服用过多药物。在观察到他们的脉象后，如果病情并不严重，可以考虑不使用药物治疗。建议他们饮用红糖水来缓解症状，但需注意糖尿病患者应避免饮用红糖水，可以使用生姜和葱白煮水，以帮助发汗。

如果您观察到某人的感冒症状非常严重，甚至吃不进去饭，即使是平时最喜爱的食物，闻到也会感到恶心，并且情绪异常烦躁，对任何话语都反应激烈，这可能表明病情正在迅速恶化，并且可能向体内深处发展。在这种情况下，如果搭脉时发现脉搏跳动异常快速且强烈，这可能是病情加重的一个信号。在中医理论中，这种脉象可能预示着病邪正从体表向体内更深层次侵袭。这种情况下，病情很可能不会停留在表面，而是会深入体内。

第 5 条：伤寒二三日，阳明、少阳病不见者，为不传也。

这段话的意思是，患者已经出现了外感症状，如怕冷、怕风和咳嗽，这些症状已经持续了两三天，或者更长一段时间，比如一周。这里的“二三日”并不是指确切的两三天，而是一个大致的时间范围，可能是两三天，也可能是三到五天，表示患者已经感冒了几天。尽管感冒已经持续了一段时间，但患者并没有出现阳明热证，即明显的热象；也没有出现少阳病，如忽冷忽热、心烦喜呕、两胁苦满；同时没有出现偏头痛等传经现象。如果这些症状都没有出现，那么病情就没有进一步恶化，没有变到阳明或少阳经，因此不必过于担心。在这种情况下，病情仍然停留在太阳经，我们可以通过治疗太阳经的症状来解决问题，不必过于紧张，可以“就地”解决战斗。

接下来，我们进入更深入的学习。下面这句话反映了张仲景的医学风格。我们来一起读下一句话：

第 6 条：太阳病，发热而渴，不恶寒者，为温病。若发汗已，身灼热者，名风温。风温为病，脉阴阳俱浮，自汗出，身重，多眠睡，鼻息必鼾，语言难出。若被下者，小便不利，直视失溲；若被火者，微发黄色，剧则如惊痫，时瘛疭，若火熏之。一逆尚引日，再逆促命期。

我们看这句话，一下就切入另一个疾病了，就是大家非常熟知的温病。

温病之所以被称为温病，是因为它不属于太阳病。为什么呢？因为这句话中所描述的与太阳病的纲领是冲突的。太阳病的特征包括发热、恶寒、脉浮、头项强痛等症状，根据太阳病的定义，患者通常会有怕冷的感觉。然而，“太阳病，发热而渴，不恶寒者为温病”，即患者发热但不恶寒，这种病证表现出不怕冷的特征，与太阳病的典型症状相矛盾。因此，我们将这种病证称为温病，它是一种区别于太阳病的疾病。

温病，作为一种常见的疾病，往往以类似感冒的表证形式出现，这导致许多人在诊断时容易混淆。由于这种错误，历史上形成了所谓的温病派。温病派在治疗上有时采用的方法并不十分有效，这导致一些人对中医持有批评态度，认为中医治疗效果不明显，既治不好也治不坏，需要长期服用药物，可能数月甚至半年也难以见到显著改善，这种观点反映了温病派在某些情况下的局限性。随着时间的推移，温病派的治疗方法已经逐渐转变为更加系统的学院派。在现代中医教育中，学院派强调的是安全和稳妥，追求的是无过而非立功，即不求治疗效果显著，但求不对人体造成伤害。这种态度可能导致治疗过于保守，对于病情较重的患者，可能采取的是缓慢而长期的治疗方案。

温病派与经方派之所以不能相提并论，原因在于经方派的理论和实践已经涵盖了温病的治疗，并且疗效显著。经方派的治疗方法深植于古典医学文献之中，对于温病有着深刻的理解和有效的治疗方法。

我们在今天上午提到了温病，患者出现发热并伴有口渴，这表明体内存在热邪。如果患者仅发热而不口渴，这意味着其体内并没有热邪，而是由于正邪相争导致的发热现象，实际上患者可能感到寒冷，需要裹紧被子以保暖。当前患者表现出口渴症状，实际上是体内存在热邪的一个标志。这意味着患者不仅体表发热，体内也同样感受到热，因此不怕冷。在这种情况下，我们将这种不怕冷且内外均表现出热症状的疾病称为温病。

到底应该怎么治？用什么方式和方法来治呢？

第一个是肺里边有热，就是肺热。肺热是一种常见的内热症状，尤其在春季更为多发。春季是万物复苏、生长的季节，小孩子由于体质属于纯阳，更容易表现出热象，不太怕冷。中医有“冬伤于寒，春必病温”的说法，意味着冬天受到寒邪侵袭，到了春天就可能转化为温病。这种温病的特征是发热、口渴，但不怕冷。这通常是因为风寒未能及时发泄，表面上看似没有感冒症状，没有怕冷和发热，但到了春天，体内开始化热，出现肺热症状，表现为咳嗽、气喘，且伴有汗出。此时，由于体内热量需要散发，毛孔张开，肺部的热邪导致咳出黄痰，舌苔可能呈现黄色，患者会频繁饮水，但食欲不受影响。当一个人感冒并出现食欲不振的症状时，这通常与太阳病有关，要么就是中风桂枝汤证，要么就是伤寒麻黄汤证。这两种情况都可能导致呕吐和逆流，而桂枝汤中含有生姜、大枣和炙甘草，这些成分都有助于恢复胃肠道功能。选择这些药材的原因在于它们能够改善因感冒而受损的消化功能。无论是伤寒还是中风引起的感冒，患者通常会感到怕冷和怕风，同时食欲不振。与此相对的是麻杏石甘汤，它用于治疗温病。温病患者通常不感到特别怕冷，或者怕冷的症状不明显。当询问患者是否怕冷时，他们可能会回答“有点怕冷，但并不严重”。此外，温病患者通常会感到口渴，想多喝水。在饮食方面，他们的胃口通常不会受到影响。麻杏石甘汤证是温病的第一种类型。

第二种类型是人参白虎汤证，这种类型的患者通常会表现出发热和口渴的症状。在这种情况下，我们通常会在白虎汤的基础上加一点人参。如果患者仅表现为发热而无口渴症状，那么使用白虎汤就足够了。然而，当患者出现口渴时，这表明其胃中缺乏津液，需要补充，选择人参的原因在于其主要功效之一是健运脾胃。因此，当我们摄入水分时，健康的脾胃能够有效地吸收和利用这些水分。相反，如果脾胃虚寒，即使大量饮水，这些水也无法被妥善消化吸收，导致水在胃中“咣当咣当”，我们会感到不适，甚至感觉胃都下垂了，但是嘴里还是感觉干。许多干燥综合征实际上是脾胃功能不佳，因此喝多少水并不重要，重要的是身体能够吸收和利用多少水分。人参的主要作用是什么？它旨在强化脾胃功能，直接强心健脾，促进脾胃的健康运作。许多人在服用人参后会感到肠胃蠕动增加，常有放屁的现象，同时食欲也会随之增强，摄入的水分能迅速被身体利用。因此，对于患有干燥综合征的人群，我们通常会让他们适量服用人参。而且人参性微温，这个“微温”类似于温开水。大家回想一下，在夏季，人们常常会感到口渴难耐，而老一辈人会告诫年轻人，在极度口渴时不宜饮用凉水或冷饮，而应选择热汤或热水。这是为什么呢？因为摄入的水分并非直接被身体利用，而是需要经过消化吸收，转化为体内可用的水分。胃中的热量有助于水分的气化和蒸腾，无论是冷水还是热水，都需要经过这一过程才能被身体有效利用。冷水或冰水需要更多的热量来气化，而温水或热水则更容易被蒸腾气化，从而转化为身体所需的水分。因此，尽管在夏天人们往往贪凉，但了解一些中医养生知识后，我们会发现，实际上在口渴时饮用温热的水，小口慢饮，能更有效地促进水分的气化和吸收，让人感到舒适和通透。甚至有时还会伴随着出汗，让人感到全身舒畅，这就是中医养生的智慧所在。

因此，我们大家需要明白，人参在特定情况下具有双重功效。首先，它能健运脾胃，帮助身体更好地吸收和利用摄入的水分；

其次，人参本身就是补水的，由于其微温的特性，人参进入体内后会先自行气化，起到良好的示范和引领作用。因此，患者在发热且口渴时，人参往往是首选的。这正是胡希恕老先生一直强调的观点，即温病多为人参白虎汤证。不过，这个说法略显绝对。陈修园、唐容川等前辈在讨论温病时指出，温病可能既符合人参白虎汤证，也可能符合麻杏石甘汤证。这实际上意味着，当患者有肺热，且胃部也存在热邪时，导致口渴症状加剧，不仅咽喉干燥，连喉咙里边也会感到渴，这时也是人参白虎汤证。由此可见，麻杏石甘汤和人参白虎汤不是纯粹针对温病的吗？经方中早已包含了这些方剂。然而，从我们的实际观察来看，还有一种方剂也是专门针对温病的。

温病有时会表现为患者出现腹泻，且排出的粪便气味非常难闻。同时患者还会发热，但并不怕冷，且会出现脉促而喘的症状，即呼吸急促（一直喘粗气），身体不畏寒，伴有发烧。在这种情况下，很多人可能会选择使用银翘散或桑菊饮，但这些药物对体质较好的人可能有效，对大多数人则效果不佳。那么，哪种药物更有效呢？葛根黄芩黄连汤是一个不错的选择。葛根具有辛凉解表的功效，它能将体内的寒湿之气引导至体表并使其蒸发，从而缓解咽喉疼痛、干燥以及眼睛干涩的症状，最关键的是，它还能疏通和柔化颈部，因此我们常常用葛根来调理颈椎问题。

接下来，我们来仔细看看葛根黄芩黄连汤的配比。在这个方子中，葛根的用量要非常足，通常使用半斤。按照汉代的计量单位，一斤相当于现在的250克，所以半斤就是125克。如果我们将这个量再除以三，大约需要40克的葛根。在实际应用中，我们会直接使用 40 克葛根，黄芩和黄连各用 15 克，再加上炙甘草。那么，这个方子通常适用于哪些人呢？它特别适合那些一喝酒就拉肚子的人。现在很多人因为应酬需要喝酒，喝完酒后会出现腹泻，而且排出的粪便气味难闻。此外，他们还会在喝酒后呼吸非常粗、口渴难耐、身上还有点热象。在这种情况下，葛根黄芩黄连汤就能发挥作用。葛根本身具有解酒的功效，所以当我们使用葛根黄芩黄连汤时，患者不仅不会出现呼吸急促、说胡话等症状，而且酒醒得非常快，不容易醉倒，也不容易出现发热的情况，最重要的是，它能有效减少腹泻的发生。黄芩和黄连则能直接清除炎症，减少细菌性肠炎、痢疾等急慢性肠炎的发生。这就是我们讲到的，针对温病常用的第三种方剂。

这三张方子针对温病的治疗，目前还没有第二个人能像我们这样详细地讲解清楚。在葛根黄芩黄连汤的配比中，葛根使用 40 克，黄芩和黄连各用 15 克，还需加入炙甘草 5—10 克。根据患者的黏膜情况，如果腹泻时排出的脓液较多，黏膜如果已经受损，炙甘草的用量可以增加到 15 克；但是一般情况下，10 克是较为稳妥的用量。但在女性经期腹泻的情况下，是不适合使用这种寒凉性药物的。黄芩和黄连都属于寒凉性药物，经期应避免使用，女性朋友都知道，经期甚至连冷水都不宜饮用。有时候，我们会开出含有肾四味和桂枝茯苓丸的方子，目的是在经期排出瘀血，让瘀血排出得更干净，以减少未来脱发的可能性。然而，很多人在经期会停用这方子，因为她们误以为经期不能服用中药。实际上，我们所指的只是寒凉性中药。简单来说，在经期喝热水是可以的，就像没有人会在经期天天喝凉啤酒一样。女性朋友在经期用暖宝宝来捂肚子，而不是用冰袋去捂肚子。因为寒凉性的东西、寒凉性的用药，包括着凉，在经期对身体都是不利的。

所以，当我们考虑葛根黄芩黄连汤时，要明白黄芩和黄连都是苦寒之物，对于寒凉性腹泻是不适宜的。如果患者出现寒凉性腹泻，我们不能使用葛根黄芩黄连汤，而应该选择肾四味、理中汤等温性药方来止泻。在经期，如果出现拉肚子的情况，通常会使用肾四味加上理中汤，这两种方剂都是温性的，能够帮助止泻。此外，还可以加入山药来辅助调理。

关于人参白虎汤、麻杏石甘汤以及葛根黄芩黄连汤怎么去鉴别呢？首先，人参白虎汤适用于胃中有热的情况。这种情况下，患者不会出现腹泻，消化系统不会受到影响，他们能够正常饮食，胃口甚至很好。然而由于“壮火食气”，即胃热过旺，会消耗体内的津液，导致患者容易感到疲劳。尽管他们看起来很精神，甚至可能感觉不知疲倦，但实际上很容易体力不支。此外，这类患者会大量饮水，尤其是喜欢喝凉水，因为体内的热量需要通过凉的东西来中和。他们的饮食完全不受影响。其次，麻杏石甘汤适用于肺热咳嗽的情况。这种方剂不会影响患者的胃口，但最关键的是患者的咳嗽症状。麻杏石甘汤中包含麻黄和杏仁，麻黄能够张开毛孔，而杏仁则有润肺的作用。当使用麻杏石甘汤时，患者的主要症状是咳嗽，且肺热明显，但胃口依然很好。如果患者胃口很好，没有咳嗽症状，也不怕冷，但出现了高烧，这通常是人参白虎汤证的表现。而如果患者一直在喘息，且肛门有灼烧感，排出的粪便恶臭，口渴严重，同时伴有粗重的呼吸和频繁的腹泻，甚至排出物中带有脓液，这则符合葛根黄芩黄连汤证的特征。以上所述是三种常用的温病方剂。

讲到麻杏石甘汤，如果是熟悉我的朋友，就知道关于麻杏石甘汤中的石膏用法。我曾经走过很多年的弯路，什么弯路呢？具体来说，就是石膏没有研磨成粉。石膏分为生石膏和熟石膏：熟石膏是用于固定骨折的，是不能食用的，因为它对身体有害；而生石膏则像水晶一样，非常漂亮。如果直接使用生石膏，即使用量达到90克，也难以退烧。但如果将生石膏用蒜臼子捣碎成粉末，用量同样是90克，其退烧效果就会显著增强。因此，大家一定要注意，石膏必须研磨成粉才能发挥药效。关于石膏的剂量和具体用法，我们会在后续讲解麻杏石甘汤时详细说明。另外，麻杏石甘汤建议在饭后服用。因为麻杏石甘汤主要用于清肺热，如果空腹服用，可能会伤及胃气。中医认为，如果想让药物直冲下焦，应该饭前空腹服用；如果想让药力停留在上焦，就应该在饭后服用。麻杏石甘汤证的患者虽然发烧咳嗽，但不影响正常饮食。因此，建议先吃饭，饭后服用麻杏石甘汤，这样可以让药力停留在上焦，更有效地清除肺热，从而更快地退烧。中医并不认为饭前服用药物吸收更充分，这一点与西医的观点不同。

接下来，我们往下看这一条的后半部分。

“若发汗已，身灼热者，名风温。风温为病，脉阴阳俱浮，自汗出，身重，多眠睡，鼻息必鼾，语言难出。若被下者，小便不利，直视失溲；若被火者，微发黄色，剧则如惊痫，时瘛疭，若火熏之。一逆尚引日，再逆促命期。”

这段话说明什么呢？它表明有人将温病误认为是普通的太阳

病，甚至错误地将其当作需要用桂枝汤来解肌的中风病，或者用麻黄汤来大发汗的伤寒证，即错误地将其归类为寒性病，而实际上温病是温热病。当患者已经发汗之后，即已经完成了发汗的治疗过程。此时如果患者身体仍然感到灼热，一摸患者的身体，就像摸到烙铁一样，体温可能高达 40℃或 41℃，这种情况被称为风温。风温病的本质是一派热象，当患者出现这种热象时，如果再通过发汗等方法将体内的津液大量排出，就会导致体内津液不足，就像一个干锅一样：虽然底下的火势依然很旺，但因为没有水，“锅”正在干烧。这种情况下的患者，身体就像烙铁一样灼热。风温病的特点是脉搏阴阳俱浮，全身热力已经鼓荡出来了，自汗出。在这种情况下，不需要再使用麻黄汤、桂枝汤、大青龙汤等药物，因为患者自己已经在不断地发汗。这种状态是非常危险的，随时可能引发痉病，即角弓反张。当人体液完全丧失后，大脑可能会出现所谓大脑炎，导致患者突然失去意识，无法正常坐在那里清醒地与人聊天，甚至意识都不清醒。此外，风温病患者会出现身重多眠睡的症状。身重指的是因为津液丧失，即血液中的水分大量流失，导致血液流动速度放缓。我们知道，血液具有自我净化的功能，能够清除体内的病毒和细菌。当血液流动速度减慢时，其携带氧气和营养物质的能力下降，自我净化功能也会受到影响。这会导致患者感到乏力，身体变得沉重。正常情况下，人们不会感受到自己身体的重量，一个人不可能通过自己的意识知道自己有 160 斤重，这种自我感知是不准确的。当一个人坐在那里感觉身体异常沉重，甚至想要趴着或躺着才觉得舒服，这说明什么呢？这说明血液中的水分大量流失，导致血液流动速度减缓，无法满足全身的能量需求。身体会感到沉重，患者会出现多眠睡的情况，这是因为身体已经处于一种虚弱的状态，就像失血过多一样，尽管没有实际失血，但失水过多导致血液流动速度放缓，身体就会感到疲惫，甚至想要迷糊过去。此外，患者可能会出现鼻息必鼾的情况，这是因为体内有热象。其实这时候，打呼噜并不是因为睡得很香，而是因为身体内部存在热象，导致呼吸不畅。同时，患者可能会出现语言难出的情况，就是讲不出话。这是因为身体沉重和多眠睡的状态，使得患者感到迷糊，难以清晰地表达自己的想法。

如果患者已经处于极度虚弱的状态，此时先出现发汗，患者感到身体沉重，几乎说不出话来，甚至有丧失意识的危险。在这种情况下，有人可能会考虑使用泻药，认为患者高热是因为体内有积食。然而，如果此时再给患者使用泻药，会导致其消化道内的水分大量流失。由于人体内的水分是有限的，当大量水分通过大便排出后，小便也会变得不利。在这种情况下，患者的小便功能会受到严重影响，甚至可能出现完全失控的情况，完全无法正常小便。直视失溲，“直视”表现为眼睛直了，看东西变得模糊，甚至可能出现幻觉。

眼睛直了是怎么回事呢？眼睛直视是一种异常状态，通常与血液供应有关。中医理论中，“目得血则视，耳得血则听，手得血则握”，意味着身体的各个部位都需要血液的滋养来维持正常功能。当血液中的水分大量流失，导致血液变得过于黏稠时，身体会出现一系列问题。在短时间内（一两天之内），如果患者经历了大量出汗和腹泻，身体会严重缺水，血液流动速度会变得极其缓慢。这种情况下，眼睛可能会突然失明，耳朵可能会突然失聪，大脑可能会变得反应迟钝。

“失溲”是指患者无法控制自己的排尿功能。当患者小便不利，即无法正常排尿时，就会出现失溲的情况。在这种情况下，患者可能只能排出少量的尿液，而且这些尿液也无法控制，导致尿液滴滴答答地流出。这种情况表明患者的排尿功能已经严重下降，是一种非常危险的信号。

在这种情况之下，又出现了一种不当的做法，即“若被火者”。所谓的“被火”，是指过度保暖，比如给患者铺上电褥子，或者使用其他加温的方式。当患者发烧时，身体会自然发汗，而过度保暖甚至加温的方式会使汗出得更多。古代有一种叫作蟠龙针的火针，也会被用来刺激患者，使其出汗。这种做法被称为“被火者微发黄”，这里的“微”通常指的是脉搏微弱，也指皮肤微微透出一点黄色。这意味着患者的面色不再是健康的白里透红，而是出现了异常的黄色。一个原本气色正常的人，如果遭受了这种不当的治疗，先是被强制发汗，接着又被给予泻药。服药后，如果病情没有改善，仍然发热，治疗者可能会被进一步采取加温措施，如使用电褥子，以促使患者继续出汗。这时，患者可能脸都黄了，为什么呢？这是因为红细胞变得明显，血液中的水分已经大量流失了，这就是所谓的“微发黄”。

“剧则如惊痫”，患者开始癫痫了。如果治疗继续错误，患者可能会出现严重的症状，如癫痫发作，这就像受到惊吓后出现的癫痫症状，患者会完全丧失意识。“时瘛疭”指的是患者还可能出现频繁的抽搐和抽筋，身体状况就像从火灾中逃生一样糟糕。

中医理论中，“一逆尚引日，再逆促命期”意味着一次错误的治疗可能会让患者痛苦几天，而连续的错误治疗则可能加速患者的死亡。在中医治疗中，“逆”指的是治疗不得法。当面对温病患者时，如果患者表现出不怕冷而怕热的症状，例如不想盖被子，甚至想把盖的被子撩开，这明显是温病的表现。如果患者出现咳嗽，可以考虑使用麻杏石甘汤；但如果患者不咳嗽、不拉稀，只是口渴严重、胃口强且高烧，这可能是人参白虎汤证。如果患者持续拉稀，且排出物恶臭，那么葛根黄芩黄连汤可能是合适的治疗方案。然而，如果治疗者错误地先给予麻黄汤，然后又给予大承气汤，再加上使用电褥子等加温措施，这会导致患者体内的水分过度流失。这种错误的治疗不仅不能缓解症状，反而会使患者的病情加重，导致身体极度不适。一次错误的治疗可能会让患者在接下来的几天内非常痛苦，但如果连续错误治疗，就会加速患者的死亡，缩短其寿命。这就好比一个人本可以活到 100 岁，却因为错误的治疗而在 20 岁或十几岁时就失去了生命。

因此大家一定要懂得，太阳病主要分为中风和伤寒两种类型，它们的共同特点是患者会感到怕冷。中风型的患者有汗，而伤寒型的患者则无汗。与之相对的是温病，温病的特点是患者不怕冷，甚至不想盖被子，也不怕风吹。在这种情况下，如果患者表现出温病的症状，我们就不应该再使用麻黄汤或桂枝汤这类针对寒证的药物。正确的做法是进行分型辨证，仔细观察患者的症状，判断他们是属于麻杏石甘汤证、人参白虎汤证还是葛根黄芩黄连汤证。只有根据患者的具体症状来选择合适的方剂，才能真正达到治疗的目的，这是救人的正确方法。

第 7 条：病有发热恶寒者，发于阳也；无热恶寒者，发于阴也。发于阳，七日愈；发于阴，六日愈。以阳数七、阴数六故也。

这句话的意思是什么呢？正如我们之前所讲，人体的疾病可以分为表证、里证和半表半里证。当出现恶寒（怕冷）的症状时，这通常属于太阳表证，意味着皮骨肉上出现了问题。如果患者同时感到怕冷和发烧，这被称为“发于阳”，是一种阳性症状。因为发烧表明身体的正气在积极抵抗病邪，这是一种积极的防御反应。发烧并不一定是坏事，它可能是身体免疫力强的表现。体质好的人可能会出现发烧甚至高烧，这说明他们的身体有足够的力量与病邪进行斗争。正邪交争激烈时，身体就会发热。发热恶寒的症状表明疾病处于太阳表证的阳性阶段，身体的正气在表层与病邪进行激烈的斗争。

当患者表现出怕冷但没有发烧的症状时，这通常意味着疾病处于表证阶段，但属于阴寒衰败之证，这在中医中被称为少阴病。这种情况下，患者就像在面对挑衅时不敢反抗，只是畏缩不前，只知道怕冷，而没有表现出发热的症状。这表明身体的正气不足，无法有效地与病邪进行斗争。在中医理论中，这种无热无寒的症状被称为“发于阴”，它与阳性症状（如发热恶寒）相对，表明疾病已经深入身体的内部，即里证阶段。

少阴病是中医里证的一种，通常与肾阳不足、阴寒内盛有关。这种情况下，治疗需要温阳散寒，以恢复身体的正气，增强抵抗力，驱散病邪。

在中医理论中，疾病的症状可以分为阳证和阴证。当患者出现发热恶寒的症状时，这通常意味着疾病处于表证阶段，即病邪在体表，激发了体内的阳气，身体开始与病邪进行斗争。这种发热恶寒的症状是阳证的表现，表明身体的正气在积极抵抗外邪。如果患者表现为无热恶寒，即怕冷但不发烧，这通常属于少阴病。少阴病是一种阴寒衰败的证候，即使患者患有感冒，也不会出现发热的症状。在这种情况下，患者可能会出现“但欲寐”的症状，即只想睡觉但又睡不着，总是处于迷迷糊糊的状态。这是少阴病的一个典型表现，表明患者的正气虚弱，无法有效地与病邪进行斗争，病邪已经深入身体的内部，影响了身体的阳气和阴液的平衡，这种情况在老年人中较为常见。老怕伤寒少怕痨，咱们国家从古至今就已发现这个规律，老年人更容易受到伤寒的影响，而对痨病（结核病）的担忧相对较少。这是因为一旦老年人感染伤寒，他们往往缺乏足够的阳气来抵抗病邪。结果，他们不会出现发热的症状，只是感到极度怕冷。即使躺在沙发上并盖上多层被子，他们仍然会颤抖不止。当有人与他们交谈时，他们可能会显得迷迷糊糊，表现出“但欲寐”的状态，即他们很想睡觉却又睡不着，总是处于一种恍惚的状态。在这种状态下，老年人的身体状况非常脆弱，感冒可能会迅速恶化，甚至可能导致生命危险。

在北美洲，尤其是在加拿大，许多老年人害怕冬天，因为那里的气候非常寒冷。在这样的环境下，由于感冒而去世的老年人并不少见。同样，由于感冒等疾病导致的老年人去世的情况也时有发生，但死亡证明上往往不会直接指出是由于感冒。相反，它可能会被归因于心衰、肾功能衰竭或全身浮肿等其他症状。这是为什么呢？原因在于少阴经与心脏和肾脏密切相关。即使患者只是感冒，但由于少阴经的虚弱，病情可能会迅速恶化，导致心脏停搏或肾脏功能完全衰竭。这就是中医所说的“无热恶寒者发于阴也”，因为这是少阴经所循行并主管的两个重要脏器。当心脏和肾脏受到严重影响时，患者可能会迅速出现生命危险。因此，在中医中，对于这种情况有相应的治疗方法。这是怎样的破解之法呢？既然讲到这里，我们就讲讲这种病证，讲讲这种脉象。

如果出现发热恶寒且属阳证的情况，那一定是桂枝汤证或麻黄汤证。而无热恶寒者又该如何判断呢？比如患者感冒后，精神萎靡，老想睡觉，还伴有咳嗽，整个人没精打采，总是想躺在沙发上或床上，连说话的力气都没有。若其怕冷严重，浑身哆嗦，毫无精气神，这便是麻黄附子细辛汤证，此时便需用到附子、麻黄和细辛来治疗。

麻黄具有打开毛孔、宣发肺气的功效，细辛则能疏通全身的毛细血管，促进微循环的畅通，有助于将体内的寒湿之邪排出体外，很多患者在使用细辛后，都反馈有寒湿排出的明显感受。那附子的作用是什么呢？附子温经，它能够振奋人体的新陈代谢。人体之所以维持一定的体温，其目的就是保障新陈代谢的正常进行。一般来说，人体体温越低，新陈代谢的速度就越慢；反之，体温越高，新陈代谢就越旺盛。因此，当我们感冒时，身体会加快新陈代谢，以代谢掉体内的细菌和病毒，这是一种自我保护机制。然而，当患者出现“但欲寐”的症状，呈现出一派收缩之像，体温甚至无法维持在正常水平，无法与病邪进行抗争时，就需要借助附子来加快新陈代谢；并温经散寒，从身体内部重新激发热量，释放出热能，炮附子便是发挥这一作用的关键药物。尽管常有人认为炮附子是大热之物，对人体有害，但此时患者已处于一种衰败、冰寒之象，体温持续降低，甚至可能降至35℃，心脏功能也面临衰竭的危险。在这种情况下，恰恰需要附子的偏性，需要它的热能，需要它来振奋新陈代谢，让患者的身体恢复热量，从而对抗病邪，恢复健康。

中药在当今社会常常受到各种各样的管制。例如，有些被认为药性太热的中药被限制使用，还有些被认为有毒的中药也被严格管控。其实所谓的中药毒性，本质上是中药的偏性。我们运用中药，正是借助其偏性来纠正人体的阴阳失衡、气血失调等病理状态，采用的是以偏纠偏的治疗手法。在我们身体健康、一切正常的时候，当然不会随意用附子等药性强烈的中药来泡水饮用。但是当我们年老体衰，某一天不幸感冒，出现了前述的严重症状时，我们会对身边的护工说："麻烦你按照这张方子去抓药，给我煮水喝。我要喝这碗药水，而不是普通的花草茶。你给我换成麻黄附子细辛汤，这才能救我的命，不至于让我因一场感冒直接走掉了。"

我们看这一条的后半句：

"发于阳，七日愈；发于阴，六日愈。以阳数七、阴数六故也。"

这句话属于数术方面的范畴，没有什么意思。

跟大家说两句闲话，我们为什么要读这本书？其实你读《伤寒论》和《金匮要略》这两本书就够了，而且这就是医学领域的"九阴真经"。每一个书店都能够买得到，不需要天下各路英雄去厮杀争夺，不需要藏着掖着，拿到之后再偷偷找个山洞去练。

我家有两套《黄帝内经》，这部书堪称人体的使用手册，详细阐述了人体的各种特点，内容十分丰富。不过，《黄帝内经》

与《伤寒论》《金匮要略》有所不同。《伤寒论》和《金匮要略》的风格非常契合我的性格，它们直截了当、简洁明了，就像一个质朴的老农民，说话直来直去，一就是一，二就是二，是就说是，不是就说不是。例如，《伤寒论》中描述太阳病的症状："太阳之为病，脉浮，头项强痛而恶寒。"这种表述清晰明了，让人一目了然。而与之相比，魏晋时期骈文的兴起，使得一些医学文献开始采用骈文的表达方式，追求四六句式的对称，就像写对联一样。比如王叔和写的医学论述："问曰：脉有三部，阴阳相称，荣卫血气，在人体躬。呼吸出入，上下于中，因息游布，津液流通。随时动作，效像形容……"这种表述虽然对称工整，但张仲景并不追求这种风格。张仲景的风格是把事情说清楚，至于语言是否优美、是否对称、是否像对联，并不重要。他更注重的是将病证分析透彻，将药方讲解明白，告诉患者在何种情况下使用何种方子。只有依据脉证相应，精准地对症下药，才能真正发挥药效。这种务实的风格，就像我们治病一样，不需要华丽的辞藻，但必须把病情分析清楚，把药方讲解透彻，这样才能达到治病救人的目的。

《伤寒论》正是以这种独特的风格著称。在我们一期又一期、一堂课又一堂课地为大家讲解《伤寒论》的过程中，大家能够愈发深刻地感受到张仲景的性格魅力。张仲景就是这样一位质朴、务实的老实人，他不适合官场的尔虞我诈。尽管他在历史上曾担任长沙太守，但相关记载却十分稀少。不过，人们普遍认可他曾有过这段短暂的任职经历，可能连试用期都未满，便被免去了职务。

当大家经过长一段时间的学习，开始真正地将《伤寒论》的内容系统地串联起来时，所释放出的能量是超乎我们所有人想象的。这正是《伤寒论》原文所具有的独特魅力，它以简洁明了、直击要害的表述，为后世医家提供了宝贵的医学智慧和临床指导，历经千年仍熠熠生辉，指引着中医学者们在医学的道路上不断前行。

第二讲

第 8 条：太阳病，头痛至七日以上自愈者，以行其经尽故也。若欲作再经者，针足阳明，使经不传则愈。

这句话什么意思呢？太阳病的提纲是头项强痛而恶寒。实际上头痛是感冒时常见的现象，而太阳病作为一种自限性疾病，其病程具有一定的周期性。现代西医在 20 世纪末得出结论，感冒无论是否用药，通常在七天左右能够自愈。然而在东汉末年，我们的祖先就已经在《伤寒论》中明确记载了这一现象，指出太阳病头痛若持续七日以上自愈，是因为病邪已经走完其在经络中的自然病程。很多前辈喜欢对这一七天周期进行深入解释，如从六经分证的角度分析病邪在经络中的传变过程等，试图对每个细节都给出详尽的阐释，但其实没有必要强行对每一个环节都进行过度解读。关键在于让患者知晓这种疾病大致有七天的自愈周期，在此期间若病情没有好转，再考虑采取相应的治疗措施即可。

若欲作再经者，针足阳明，使经不传则愈。也就是说，如果感冒七天仍未痊愈，病情较为严重，可能会再次传经，即重新经历一遍病程。在这种情况下我们怎么办呢？我们通常会采用针刺或灸法，在足阳明经上的重要穴位足三里进行治疗，针刺足三里，泻掉患者的病邪，阻止疾病继续传变，从而达到治愈的目的。这也是为什么很多人在感冒发烧时，会通过点刺少商、商阳穴来放血退烧的原因。还有一种情况是，患者已经熬过了七天，其间没有服药，只是硬挺着，但发现这次病情没有自行好转。此时，我们可以在足三里穴位上进行重点按压，或者进行针刺治疗。足三里是一个重要的穴位，也相对容易找到，大家可以查阅针灸图来确定其位置。然而，我们也不能将这种方法视为绝对有效的真理。因为有些情况下，疾病传至足阳明胃经时，针刺足三里确实有效；但若患者出现忽冷忽热的症状，直接表现为少阳病，此时再针刺足三里，效果就不明显了。因此，我们怀疑“若欲作再经者，针足阳明，使经不传则愈”这一说法可能是衍文，是王叔和后添进去的内容。

第 9 条：太阳病，欲解时，从巳至未上。

我们中国人传统上经常提及 12 时辰的概念，而如今我们已经与国际接轨，采用 24 小时制来计时。“小时”这一名称的由来，实际上是“小号的时辰”的简称，即将古代的一个时辰均分为两部分，从而形成了现在的小时概念。在古代，一天被划分为 12 个时辰，其中巳时对应于上午 9—11 点，未时则是下午 1—3 点，这两个时辰正是阳气最为旺盛的时段。太阳病作为一种疾病，往往容易在人体阳气充足时快速自我恢复。那么，它通常在何时好转呢？大多数情况下，太阳病多在白天阳气最为充盈的时段，即太阳光照最为强烈的时间段得以缓解或痊愈，这便是其中的含义所在。

第 10 条：风家，表解而不了了者，十二日愈。

首先，我们得了解什么是“风家”，风家是指那些对风特别敏感的人，只要一有风吹来，他们就容易感冒，或者会出现各种各样的身体不适症状。就像那些专注于科学研究的人被称为科学家，致力于艺术钻研的人被称为艺术家，而终日沉浸于绘画创作的人则被称为画家一样，“风家”是对这类特殊体质人群的一种形象称呼。

“风家”是指那些身体较为脆弱、对风特别敏感的人，一旦有风吹来就容易生病。对于这类人群，治疗的关键在于从表层解决问题，即通过适当的治疗手段，如微微发汗，帮助他们排出体内的风邪，从而缓解症状。当病情得到缓解，但患者仍感觉有些许不适，这种情况可称为“不了了者”，意味着病情尚未完全康复，也就是平日我们说的还没好利索。而“十二日愈”则是指在经过初步治疗后，给予患者5—12天的恢复时间，他们自身便能逐渐恢复健康。这句话隐藏的含义就是在这一恢复阶段，患者无须继续服药，而是应着重于增强自身体质，注意避免再次受风寒侵袭。具体来说，患者应在饮食上保持清淡，保证充足的睡眠，避免熬夜，并坚持适量的运动锻炼。同时，出汗后应避免立即吹风，以防再次感冒，使病情加重。通过这些生活中的调理措施，患者便能逐步恢复健康，这就是我们常说的“风家”的调理方法。

第11条：病人身太热，反欲得衣者，热在皮肤，寒在骨髓也。身大寒反不欲近衣者，寒在皮肤，热在骨髓也。

他身上虽然热度很高，但仍然喜欢披着衣物、盖着棉被，甚至穿着棉大衣，盖上两三层被子，这说明了什么呢？这表明他的身体呈现出“热在皮肤寒在骨髓”的状态。

现在我们回忆一下，是否还记得自己小时候每次感冒时，大人们常让我们做的：让我们出出汗，然后裹得严实一些，喝些热汤热水，出一身透汗后，病情便有所好转。

如今，有诸多科学研究指出不应过度出汗，认为过度出汗可能会引发诸如大脑炎等其他健康问题。为何会有这种与传统做法不同的说法呢？实际上，这些不同的说法都有其各自的依据和合理性。如果患者感冒时出汗是必要的，那么就应该让他们适当出汗。正如上一节所提到的，对于温病患者则不宜让他们出汗。在治疗温病时，我们的目标是完全退热。因为这类患者虽然体温很高，脑门滚烫，腋下温度也明显升高，但他们并不怕冷。通过这些症状，我们可以判断出患者患的是温病，而非普通感冒。

如果是普通的感冒发烧外感病，患者身上滚烫，但却需要裹上外套、棉被，甚至将空调调至热风模式才会感到舒适。若给他开窗吹冷风，他便会开始打喷嚏，感到非常难受。此时患者身上、背上、脑门上都是滚烫的，这就说明患者实际上是怕冷的。他们需要穿很厚的衣服、喝很热的水才会觉得舒服，这正是“内有所缺必外有所求”的体现，因为体内缺乏热能，所以才需要借助外部的热水和厚棉被来保暖，这种情况我们称之为真寒假热。就像有些人说反话，表面上说“我太高兴了”，实际上心里却在生气。人体在感冒时也会出现类似的矛盾现象，即身上滚烫，但患者却冷得牙齿打战。曾经有位大夫接诊了一位高热不退的患者，体温高达 39.5℃，且有翻白眼的症状。尝试了打退烧针、挂水消炎等多种方法，但患者的高烧始终无法退下去。这位大夫观察到患者有几个奇怪的现象：患者体温一直很高，都在 39℃以上，持续高热不退，且出了很多汗，被窝都被汗水湿透了。即便如此，患者还在发抖，声称自己非常冷，牙齿都在打战。这属于典型的真寒假热症状，患者虽然身上异常出汗，看上去滚烫，但实际上体内阴寒过盛。在这种情况下，大夫给患者使用了四逆汤。患者体内呈现出明显的阴寒症状，其所谓的“热”实际上是戴阳，表现为脸面潮红如化妆一般，嘴唇异常红润，就像擦了口红一样。这是因为体内的阴寒过于剧烈，将阳热之气全部挤压到体表，尤其是脸上，导致脸部异常红润。这种情况下，只能使用大剂量的四逆汤进行治疗。戴阳之症是非常危险的，患者随时可能面临心衰的风险。患者服药后大约 40 分钟，体温逐渐下降，随后表示想吃点东西，因为他已经连续十几个小时没有进食，毫无胃口。这只是一个普通的感冒，却引发了如此剧烈的高热症状，这就是真正意义上的真寒假热。

我们可能会遇到这样一种情况：尽管使用了所有种类的抗生素和最强效的退烧药，患者在发汗后体温会暂时下降，但几个小时后又会再次发热。如此反复用药、发汗，一般情况下，人们都是通过这种方式来为患者退热。然而，你会发现患者此时已经变得十分虚弱，甚至有些丧失意识，被子和褥子都被汗水浸透。当此时患者的高烧仍无法退去时，我们应联想到今天学到的《伤寒论》中的这个条文。这种情况属于“真寒假热”，患者体内是一派寒象，仅剩的一点儿热能、一点儿阳气都被逼到了体表。

“身大寒反不欲近衣者，寒在皮肤，热在骨髓也。”

这种情况属于典型的“厥深热亦深”（即体内热邪越深，手足厥冷越严重）。具体来说，很多患者可能表现出热症，如口渴、声音洪亮，甚至饭量也很好。对于这类症状，我们应使用何种方剂来平衡呢？其实，这正是白虎汤证的表现。在治疗时，一般不需要使用过大的剂量。只要有一点耐心，让患者连续服用两三天，生石膏的用量可以稍少一些，研磨成粉末。从 60 克、80 克到 90 克，逐渐增加，病情就会逐渐好转。需要提醒大家的是，虽然仲景先师习惯于采用大剂量、见效快的治疗方法，如“一剂知，二剂止”，一服药可能还没吃完患者就痊愈了，剩余的药便弃之不用，这是仲景先师的风格。但我个人性格较为谨慎，不太敢一开始就使用大剂量。

通过这两个条文，我们可以得到一个重要的启发：要透过现象看本质。不能仅凭一个人身上滚烫，就忽视他身体发抖、怕冷的本质；也不能因为一个人手脚冰凉，就忽略他讲话声音大、不停地要喝凉水、喜欢吃冰箱里的冰激凌等细节。这些看似矛盾的现象背后，隐藏着真实的病证需求。比如，一个人总是想吃冷的东西，或者总想吃热的，这才是患者的真实需求。因此，我们要关注其真实需求，因为身体的反应往往比嘴上说得更真实可靠。不能只看表面现象，否则就会被误导，就像有些人即使盖三层被子，仍然会发抖。

接下来，我们将深入探讨千古第一方桂枝汤。

第 12 条：太阳中风，阳浮而阴弱。阳浮者，热自发，阴弱者，汗自出。啬啬恶寒，淅淅恶风，翕翕发热，鼻鸣干呕者，桂枝汤主之。方一。

桂枝三两（去皮），芍药三两，甘草二两（炙），生姜三两（切），大枣十二枚（擘）。

上五味，㕮咀三味，以水七升，微火煮取三升，去滓，适寒温，服一升。服已，须臾啜热稀粥一升余，以助药力，温覆令一时许，遍身漐漐，微似有汗者益佳，不可令如水流离，病必不除。若一服汗出病差，停后服，不必尽剂。若不汗，更服依前法。又不汗，后服小促其间，半日许，令三服尽。若病重者，一日一夜服，周时观之。服一剂尽，病证犹在者，更作服。若汗不出，乃服至二三剂。禁生冷、粘滑、肉面、五辛、酒酪、臭恶等物。

太阳中风，这是我们常提到的太阳病的一种类型，即中风病。

需要注意的是，此处的“中风”并非现代医学中的脑中风，而是中医特有的概念。

“阳浮而阴弱”是指脉象的一种表现。其中，“阳”代表表，“阴”代表里。具体来说，就是轻轻一搭便能感知到脉搏，但当往里按压时，却感觉脉象无力，里边没有劲儿。

“如水漂木”形象地描绘了“阳浮而阴弱”的脉象。就像木头漂浮在水面上，轻轻一触便能感知，但用力按压时却感觉不到明显的阻力，这就是“阳浮而阴弱”的典型表现。所谓“阳浮者，热自发”，是指体内有热能促使出汗，推动元气向外散发，从而出现这种浮脉。而“阴弱者，汗自出”则意味着血液、津液，血管里所有的精微物质都开始外泄为汗，都开始“往外走”。因此，阴就是弱的。正常情况下，脉象应是轻触时隐约可感，重按时越用力越清晰，这才是常人的脉象。

这就好比当一个人频繁表现出不良行为，比如经常说脏话，起初周围的人可能会有所察觉，但随着时间推移，大家对这种行为的反感会逐渐累积并愈发强烈，最终可能会选择不再与这个人交友或接触，这反映了正常人在面对不良行为时的正常反应。而在描述正常人的脉象时，用“轻轻一搭，越使劲往里边按越旺盛”来形象地说明，正常的脉象应该是轻触时隐约可感，重按时愈发明显，这体现了人体气血充盈、脏腑功能正常的状态。

不正常的情况是怎样的呢？比如我无意间只是看了你一眼，并且笑了一下，但你却质问我笑什么，还误解我是在笑话你。这种情况下，我并没有刻意用力，却已经让你有所察觉，但其实我并没有什么真正的意图或实力。就像在触摸脉象时，不经意间轻轻一搭就能感知到脉搏，但这个人本身并没有真正的“实力”，即内在的气血并不充盈。当进一步按压时，脉象又会减弱甚至消失，这就是“阳浮而阴弱”的脉象。就好比那些平时没事爱找碴的人，当真正与人对抗时，却显得内在虚弱。这种脉象在感冒中的中风病中较为典型，表现为脉象浮于表，如水上的木头，经不起重按，一按之下脉象反倒减弱或消失。

“啬啬恶寒”是指对低温环境感到害怕、感到怕冷。“淅淅恶风”则是形容当风吹来时，会让人感觉很不舒服、很难受。“翕翕发热”中的“翕”字有收缩闭合之意，意味着身体有较强的“包裹性”，导致热气无法散发，就像被裹在一条大毯子里一样。例如，一个人刚跑完五千米，身体正在发热、准备出汗，此时如果被裹上三层被子，热量就无法散发出去，只能闷在里面，这种热的感觉就是“翕翕发热”。

“鼻鸣干呕者”这一症状具有重要意义。鼻鸣指的是人体外部的毛孔功能不佳，鼻孔作为人体最大的毛孔，与身体其他毛孔一样，都被称之为“窍”。如果一个人的毛孔被类似胶带或油漆等物质堵塞，就会极易出现呼吸衰竭的情况。在感冒后，若出现异常出汗，如仅手掌、脚掌或腋下出汗，而身体其他部位无汗，这说明部分毛孔已经完全闭合。在这种情况下，人很容易感到鼻子不适，出现鼻鸣，甚至开始咳嗽。这表明当毛孔功能失常时，鼻部症状往往会随之出现，需要引起重视。

这说明了中医中一个重要的理念肺主皮毛，肺开窍于鼻，与皮毛以及全身皮肤的毛孔都有着直接的联系。在呼吸过程中，皮肤毛孔会随之开合。这种开合虽然因毛孔微小而难以用肉眼观察，但有一个现象可以印证：人被形象地称为“泥人”。这是因为毛孔不断地吐故纳新，持续排出身体内的污物，举个例子，即使你在室内待了一整天，没有接触外界的脏东西，你洗澡的时候依然能搓出泥来，这些泥就是身体排出的污物。人身上的这种脏东西是因为肺吸进空气吐出二氧化碳。在西医中，所谓的上呼吸道感染通常被认为主要是肺部出现了问题。然而从中医角度来看，这不仅仅是肺部的问题，往往还伴随着全身表皮毛孔的功能失调，导致肺的排毒压力大幅增加。

再来看干呕这一症状，它指的是气逆，患者总是想干呕，且胃口变差。感冒之后，有些人食欲不受影响，该吃吃该喝喝，胃口依旧很好；但有些人则完全吃不下东西。我小时候家庭条件有限，特别爱吃方便面，觉得它很美味。有一次感冒后，尽管我很怕爸爸，平时他让我做什么我都照做，但吃饭时我说不想吃，爸爸说给我做最爱吃的方便面，还加鸡蛋，可我就是吃不进去，勉强吞下后又吐了出来，这就是典型的鼻鸣干呕症状。患者此时会怕冷、发烧，且毫无胃口，遇到这种情况，桂枝汤便是合适的治疗选择。

在使用桂枝汤之前，我们先来了解一下“汗出发烧”这种情况。用现代的话来理解，这属于营卫不和，就好比是物业保安与业主之间的关系不和谐。物业保安与业主本应是鱼水情深的关系：保安的工资来源于物业费，业主缴纳的物业费最终转化为保安等工作人员的工资，物业公司会从中留下一部分用于其他运营成本；业主交物业费的目的是让保安监控小区安全，防止小偷撬门偷东西等，这是物业应尽的责任。业主交了物业费，保安和物业就有责任保护业主的安全，并且安排保洁人员清理卫生，维护小区环境。这与中医中营和卫的关系类似，营气和卫气相互协调，共同维护人体的健康状态。

营气在血脉中运行，卫气则在血脉外巡行，它是一种勇猛强劲之气，肩负着抵御外邪的重要使命。若卫气正常发挥作用，人体便如同有了尽职尽责的保安，即使遭遇风邪侵袭，身体也能安然无恙。反之，若卫气失守，人在风吹来时便容易感冒，这是因为卫气未能尽到防御之责，甚至可能“开门揖盗”，使外邪乘虚而入，从而引发营卫不和。营卫不和时，患者会出现异常出汗的症状，常常汗出不止，身体汗津津的。这种出汗情况使得患者难以出现高热，但也会导致患者体质变得非常虚弱。究其原因，正如业主虽支付了费用却未得到应有的安全保障，身体的防御系统失衡，这就是营卫不和。

营卫不和所引发的一系列症状，如体质下降、频繁感冒、出疹子、过敏等，都属于营卫不和的范畴。在中医中，针对这种情况的首选方剂是桂枝汤。桂枝汤被誉为“伤寒第一方”，也是众多方剂的祖方。

今天我们学习方剂，若不会运用桂枝汤，那便意味着尚未真正踏入方剂学的大门。张仲景先师有一个显著特点，他习惯将最常用的药物置于最显眼的位置，总是先突出重点内容。正如倪海厦先生所言，张仲景被尊称为医圣，一方面是因为其医术高超；另一方面则在于他的表达和思维方式极为精练，能够言简意赅地传达关键信息。翻开书本的第二页，便直接引入了桂枝汤这一重要方剂。

我们来了解一下桂枝汤的构成。桂枝汤的组成为“桂枝三两（去皮），芍药三两，甘草二两（炙），生姜三两（切），大枣十二枚（擘）”。然而，关于“桂枝三两（去皮）”这一表述，存在一定的误解。胡希恕先生指出，桂枝去皮并非错简，它所指的并非是去掉桂枝的细皮，而是指去除桂树外层的粗皮。实际上，桂枝的药性主要集中在那层薄薄的细皮上，这层细皮就是我们通常所见的桂枝药材的皮，不能再去除。如果再去掉这层皮，桂枝就变成了桂枝木，将失去药性，不再具有辛甘发散的功效。因此，桂枝的药效主要依赖于其皮及其中含有的挥发油，所以对于“桂枝三两（去皮）”这一表述，我们需要有正确的理解。

我们正在讲解桂枝汤，后续还会依次介绍桂枝去芍药汤、桂枝加黄芪汤、桂枝加葛根汤等方剂，逐步深入地进行探讨。桂枝和白芍在桂枝汤中的用量均为三两。在汉朝，一两相当于 15.625 克，按此换算，桂枝三两的用量接近 45—50 克，这个剂量相对较大，因此在实际应用中很少直接使用这样的剂量。李可老中医通常会采用经方一半的用量，例如桂枝三两约 50 克，取其一半即 25 克，白芍也是 25 克，甘草则用到 15 克，这是李可老中医的习惯用法。但是接下来，我想和大家分享一下我个人的习惯用法。我遵循明代李时珍定下的换算规则：古之一两等于今之一钱。这也是为什么现在有些经方家在提到桂枝汤时，会使用桂枝 9 克、芍药 9 克、甘草 6 克的剂量，因为他们按照以前一钱约等于 3.3 克或干脆取 3 克来计算。当然，这样的换算方法是可行的，但我个人习惯按一钱等于 5 克来计算，所以桂枝就是 15 克，芍药也是 15 克。这里有个小窍门，当我们去药房抓药时，如果使用 3、6、

9这样的非整数剂量，会给药房工作人员带来不便，增加抓药难度。而使用整数剂量，如15克、20克、25克等，计算起来会更方便。一些药房在估算时，9克可能会直接约等于10克，6克也可能会约等于10克，这样估算起来更简单。因此，我建议按照整数来计算，桂枝三两约定俗成地取15克，白芍15克，炙甘草10克。至于生姜三两，大约是3—5片即可，多一点或少一点影响不大。“大枣十二枚（擘）”，指的是将大枣撕开，为了方便操作，我通常会在大枣12枚后面标注“切”，因为撕开大枣时手上会很黏，用刀切会更方便。煮完中药后，药渣通常会被扔掉，大枣也不例外，不会再食用。但在煮粥时加入大枣，我们往往不愿将其切开，而是喜欢在最后吃到那份甜滋滋的口感。然而，当喝中药时，我们需记得将大枣切开，以便更好地发挥其药效。

接下来，我们来分析一下这张方子的作用和原理。

桂枝的作用在于提升动脉的血流速度，增强心脏向全身各处动脉输送血液的效率；而芍药则主要促进静脉血液的回流。简而言之，桂枝负责动脉的血液输出，芍药则负责静脉的血液回流，二者协同作用，从而加速了全身的血液循环。当讲到这一点时，许多朋友可能会恍然大悟，明白加速血液循环速度有助于增强身体的防御能力，使身体不易受到外邪的侵袭。

这是什么概念呢？就是在我们去医院就诊时，医生通常会在初步问诊后，迅速地在短短一分钟内就开具一张检查单，要求我们去进行血液检查。通过验血，医生可以判断病情是细菌感染、病毒感染，还是其他特异性问题，以便更准确地进行诊断和治疗。

为什么要进行验血呢？这是因为当细菌、病毒等微生物通过皮肤黏膜或其他途径侵入人体后，它们会进入血液，并随着血液循环被输送到全身各个部位。因此，细菌、病毒等微生物的感染是无孔不入的，会波及全身上下。

此时我们便涉及血液的一项基础功能。大家都知道，血液在体内不断流转，它究竟在做什么呢？首先，血液负责输送营养物质，并带走身体产生的脏东西，如代谢产生的垃圾和毒素，这些通过静脉血回流被带回并排出体外。也就是说，血液是身体的“外卖员”，人体的每一个部位都离不开血液的滋养，正所谓“目得血则视，手得血则握”。如果中午趴在桌上休息一会儿，起来时手麻了，原因就是局部血液循环不畅。因此，血液一方面将营养物质输送到全身各个组织器官；另一方面，静脉血又会将垃圾和毒素收集起来，尽可能地代谢排出体外。这就是血液的重要功能之一，就像一位优质的“外卖员”，不仅把餐食送到你手中，还会帮你清理家中的垃圾。

血液第二个功能是负责输送氧气，并带走二氧化碳。

血液第三个功能是自检自查和净化。

这三项基础功能决定了一个人的血液流动速度越快，身体就越结实、越健康。因此，我们一直倡导“生命在于运动”，鼓励大家多出去跑步、散步。运动能够激发阳气，让人看起来精神抖擞，即“喜能生阳，善能生阳，动能生阳”。通过运动，我们可以促进新陈代谢，尤其是加快血液流动速度。在这个过程中，桂枝和白芍就发挥了重要作用。桂枝能够通畅动脉，白芍则有助于通畅静脉。它们在通脉方面具有极强的目标性，能够精准地发挥作用，从而促进血液循环。

我们常将桂枝与枳实进行对比。枳实的作用是撑开脉管，对于心脏病、冠心病以及冠状动脉堵塞等情况，我们通常会用到枳实。虽然枳实和桂枝都能通脉，但二者有所不同。

枳实是尚未成熟的小橘子，横切后其形状很像血管的横切面。我们利用枳实那种即将长成却还未长成的张力，来撑开我们的血管。当血管内出现扁平、堵塞，导致血液无法顺畅流通时，就需要用到枳实。枳实与桂枝的区别在于，枳实的作用是强行撑开，它就像是一个非常正直但又有些固执的人，不拘泥于常规，对于血管中的问题，它会坚决地进行纠正和改善，确保血管通畅。

桂枝具有怎样的“性格”呢？当遇到血管堵塞的情况，哪怕只有一丝缝隙，桂枝也会毫不犹豫地先行通过，不与堵塞物纠缠，使命必达。无论是“跳墙头”还是“钻狗洞”，总之桂枝会尽一切可能完成任务，确保血液流通。之前我们曾分享过一个故事，有一位信差，他的任务是将一封信送到在山里打游击、难以寻觅的加西亚将军手中。信差没有多问，毅然决然地踏上了旅程，历经重重困难，最终成功将信件交到将军手中，圆满完成了使命。我们觉得桂枝的作用与这位信差有相似之处。桂枝不会对条件挑三拣四，它的目标就是让动脉通畅，加快血液流动速度。哪怕身体某些部位存在不适，如血管堵塞或腔梗等问题，在桂枝的作用下，血液也会设法通过。桂枝会确保血液先流通起来，这就是桂枝的独特特性。

白芍也具有特性。与桂枝主要通畅动脉不同，白芍主要作用于静脉，促进静脉血液的回流。那么，我们通常在什么情况下会用到白芍呢？比如营业员长时间站立后，小腿出现肿胀，甚至出现半浮肿、静脉怒张、血管畸形或静脉曲张等情况时，白芍就能发挥重要作用。它可以加速静脉血液回流，减轻脉管的负担。此外，白芍还有一个显著特点，就是能够增强血管的弹性和柔韧度，帮助恢复血管的正常形态。在治疗静脉曲张时，白芍的用量常常会较重，达到 60 克。至于炙甘草的用量，则需根据患者是否有腿疼症状来决定。如果患者没有腿疼，炙甘草用量为 20 克即可；若患者腿疼，可依据“甘以缓之”的原则，将炙甘草的用量也增至 60 克，与白芍等量使用，以达到更好的治疗效果。

这就是我们通常不建议在胸闷时使用白芍的原因。胸闷往往意味着心脏可能存在问题，此时应该减轻心脏的负担，就像减少书包的重量一样。使用桂枝可以加快血液流动，避免血液在心脏部位积压。然而，白芍会促进静脉血液回流，而静脉血是携带了大量代谢垃圾和毒素的血液，颜色较深，较为污浊。如果静脉血回流速度过快，心脏可能会不堪重负，就像在说“我现在已经完不成任务了，大哥，你慢点，不要给我这么多工作”。因此，在胸闷时一定要去掉白芍，采用桂枝去芍药汤来治疗胸闷、心脏病、冠心病等情况，其原理就在于此。

接下来我们来看第三个药物甘草。甘草的第一个特性是“甘以缓之”，即起到缓和、舒缓的作用。就像一个人脾气很急，你和他说话，他立刻就急躁起来，此时说些好听的话，无论是对男性还是女性，都能使怒气消退，这就是“甘以缓之”。柔和的话语能够减少摩擦，促进家庭和谐、邻里和睦。在中医方剂中使用甘草，也是基于类似的原理。为什么要在这种情况下使用甘草，让它发挥缓和作用呢？因为病毒等外邪入侵时非常凶悍，就像外敌大军压境，此时仿佛你家的物业没有保护好业主，外面充斥着各种不法分子想要伤害业主。此时甘草就显得尤为重要，甘草的作用是什么呢？桂枝和白芍促进了血液循环，这就好比细菌病毒等“刺客”潜入王爷府中，刚翻墙进去就碰到了巡逻队也就是我们的血液。血液具有巡逻和净化的功能，能够迅速抓住这些“刺客”并将其代谢出去。桂枝和白芍加速了血液循环，从而加快了对细菌病毒的巡逻、净化和排出。此时再加上甘草，甘草的作用是让外界的入侵慢一些，让外来伤害缓一些，其首要功效是拖延时间，减缓病毒入侵的速度。就好比敌军急行军每天推进 100 公里，迅速切入我方内脏，但甘草拉着它们说“别着急，你都已经进来了，慢慢来”，同时桂枝和白芍则加速血液循环，快速将细菌病毒代谢出去。这就是桂枝、白芍和炙甘草之间紧密的配合，因此“甘以缓之”是甘草发挥重要作用的正确体现。

从现代药理学角度来看，甘草富含甘草多糖等多糖类物质，这些物质能够促进黏膜的快速修复。因此，我们常使用甘草来治疗口腔溃疡、嗓子疼痛等问题。

黏膜在人体免疫防线中扮演着至关重要的角色，尤其在口腔中体现得尤为明显。俗话说“病从口入”，食物进入消化道后，若穿透黏膜，细菌、病毒等病原体就会直接进入血液。我们在日常生活中摄入的水和食物，如水杯中的水有细菌、病毒等微生物；包括我们吃的馒头、包子、米饭等，都可能含有细菌、病毒等。这些病原体可能随着营养物质的吸收进入血液，因此，人们必须注重个人卫生，以降低病从口入的风险。

老祖宗有句话叫“不干不净，吃了没病”，为什么这样的人反而不生病呢？尽管他们接触了不少看似不干净的东西，存在感染的可能，但关键在于他们的黏膜足够强悍。这正是人与人之间体质差异的体现，而这种差异主要表现在黏膜的防御能力上。黏膜不仅存在于口腔，还广泛分布于我们的消化道、胃肠等部位。

我们的眼睛也有黏膜，这也是为什么空气中的污染物会导致一些人出现沙眼、干眼症、红眼病等问题，这些都与黏膜受损有关。例如，在夏天，当小蚊子或小虫子飞入眼睛时，我们的眼睛会通过流泪将其排出。眼睛之所以不会因此受伤或失明，是因为黏液由黏膜分泌的物质能够迅速捕捉到小虫子，将其杀死、包裹并代谢出体外。黏膜无时无刻不在保护着我们的眼睛，使其免受灰尘、沙暴等外界因素的侵害。如果眼睛的黏膜功能良好，即使长期暴露在空气中，也能保持健康。

那么，皮下毛孔是否有黏膜呢？答案是肯定的。这也是为什么我们常被提醒要勤洗手，尤其在传染病流行期间，要叮嘱孩子回家后认真洗手，不能只是简单冲洗，而要使用肥皂等清洁用品。为什么呢？这是因为身体其他部位有衣物遮挡，更换清洗相对容易，但手部却容易接触各种脏物。如果手上的“脏物”通过毛孔下的黏膜，一旦被细菌或病毒穿透，就会直接进入血液和淋巴系统，引起各种感染现象。这就是为什么甘草如此重要，它能够修复我们的黏膜，使其加厚。原本只有 0.1 厘米厚的黏膜，在甘草的作用下可以增厚至 0.3 厘米。黏膜增厚后，不仅外观看起来更加水灵、滋润、有光泽，更重要的是，这样的人身体更加健康，抵抗力更强。即使遭遇外界病原体的侵袭，他们也能很快恢复，喝点热水就能缓解症状。原因就在于他们拥有厚实的黏膜，能够有效抵御外界的不良影响。

这就是我们强调使用桂枝、白芍和炙甘草这三种药物的原因，它们能够加速血液循环。就像在物业失职时，业主们自发成立业委会，建立新的物业管理系统，积极负责地为我们提供防御。桂枝和白芍协同作用，促进血液流动，增强身体的防御能力；而炙甘草则负责修复全身的黏膜，防止我们在不知不觉中受到细菌和病毒的侵袭。因为细菌和病毒无处不在，随时可能入侵身体，关键在于我们的黏膜系统是否能够时刻保持良好的防护状态。

接下来，我们来探讨生姜和大枣的作用。

生姜和大枣主要负责健运脾胃。古人有“食不离姜”的说法，我们也常听到“要想做菜香，离不开葱蒜姜”。从食材角度来看，姜能去腥提鲜；而从药理学角度来说，生姜可以促进脾胃功能，具有暖胃的作用。很多人因长期饮用冰啤酒、食用寒凉食物，导致胃部冰凉，这类人群应适当多吃姜。

当脾胃冰凉时，人体可能会出现各种免疫系统相关的问题，其根源在于脾胃。因此，古人强调食不离姜。关于“早上吃姜如喝参汤，晚上吃姜如吃砒霜”这一说法，其合理性在于姜属于阳性食物，能够促进胃肠道蠕动。早晨阳气生发，万物复苏，人们整理仪容，精神抖擞地开始新的一天，此时吃姜有助于提升精气神，这就是早晨适宜吃姜的原因。

晚上是休息和收敛的时间，不宜过度外放，因此一般不建议晚上吃姜，这有一定的道理。但需要提醒大家的是，无论何时进食，都应遵循“食不离姜”的原则，哪怕是晚上或深夜。原因很简单，只要吃饭，胃就会参与工作，而生姜能增强胃的热能蠕动，帮助消化。此外，生姜还有助于去除胃中多余的水分。现在很多人喝水过多，尤其是喜欢喝冷水，导致胃中积水，出现“咣当咣当”的声音，这种情况下更需要生姜来调理。

关于甲减患者是否能吃姜，有些人存在误解。实际上，甲减患者表现为身体机能衰败，新陈代谢减缓，常感到精神不振、容易犯困。对于这类患者，不仅需要吃姜，还应配合使用姜、桂、附等温阳药物，如生姜、干姜、桂枝、肉桂，甚至可以使用炮附子或生附子，以帮助控制甲减症状，使其恢复正常。单纯依赖激素治疗只能暂时维持病情，难以从根本上解决问题。很多甲减患者是在甲亢治疗过程中，因药物使用过量或未及时监测激素水平，导致病情走向另一个极端。

对于生姜的使用，有些人喝水后容易积水在胃中，这时就要学会利用生姜，干姜的效果不如生姜来得快。你可以切几片生姜，再配上一点大枣一起煮水喝，味道既甜又辣，是大枣的天然甜味，不会导致血糖大幅波动。

我是如何体会到生姜去水效果的呢？从小我姐姐就要求我多喝水，好像喝水能治百病，认为多喝水总是对的。但实际上这是错误的。我曾经有段时间没见到我姐姐，她多年脸都是肿肿的，眼睛也肿，身体总是有轻度浮肿，水代谢不掉。现在有些学者说喝水太多容易水中毒、肾脏紊乱等。老百姓困惑为什么专家说法不一，有的专家说要多喝水，有的又说喝水多不行，会增加肾脏负担。那么哪种说法是对的呢？我来告诉大家。

喝水和吃饭一样，要适度。吃饭吃到七八分饱即可，感觉不饿了，还觉得馋就再吃几口。如果顿顿都吃撑，身体一定会垮掉。

所以不能吃到十分饱，吃饭七八分饱就停止，这种人体内的脂质、糖分、血脂、血糖、血压等都不容易出现剧烈波动。喝水也是一样的道理，不口渴就可以停止喝水，不要等到口渴才喝水，那种说等到口渴已经脱水30%的说法都是胡扯！我们都知道人体至少70%以上的重量来自水分，人彻底脱水是在火化时，那时身体几乎没有水分，基本上就没什么体重了。如果说感到口渴就已经脱水30%，以我150多斤的体重为例，其中70%即100多斤都是水分，脱水30%就是30多斤，这显然是很可笑的。所以大家不要被这种说法恐吓，错误地认为只要口渴就说明已经极度缺水，血液黏度很高，容易生病。谁会喝那么多水把自己喝肿呢？有些人这样说其实是为了卖药，他们说因为达不到喝水标准，血液会黏稠，容易长血栓，然后向你推销抗血栓药。我们不要被这种人欺骗，适当喝水就好。原则是饭不能吃饱，水不能喝太多，话不能说满，事不要做绝，这就是中国人的中庸之道差不多就行。喝水喝到不那么干就行，吃饭吃到不太饿，平日留着三分饥和寒就可以啦。

因此，我们要明白生姜在此发挥的作用。生姜能够提升胃的消化功能，因为胃要进行消化，首先需要热能，而生姜具有温热的特性，能为胃提供所需的热量，并且还能促进肠胃蠕动。最关键的是，生姜可以减轻胃的负担，当胃中有积水，发出"咣当咣当"的声音且难以排出时，生姜能够有力地驱逐这些不良的水液，尤其是对于胃中的水，生姜的去浊水的力量非常强大。在生姜去除浊水后，大枣则发挥其作用。煮熟后的大枣黏黏的，与胃中的消化液形态相似，因此能够滋润胃液。对于那些经常出现烧心（胃灼热）、反酸、胀气，以及胃黏膜不适的患者，我们通常建议用山药煮水来修复胃黏膜，也可以用大枣，将其剪开后煮水，这样能让胃部感到更加舒适。

大枣的食用方法很关键，生吃容易引起烧心，但切开煮熟后，其汤汁喝起来非常养胃，不仅能滋养胃黏膜和胃液，还具有去水的功效。在中医中，常将不良的水液称为湿气。湿气的产生，多是因为喝水过多，身体无法代谢，导致水液积聚。

我们来看这五味药的用法，“上五味，㕮咀三味，以水七升，微火煮取三升，去滓，适寒温，服一升。”这句话的意思是，要将桂枝、白芍、炙甘草等药材全部切碎。这里的“㕮咀”是指将药材嚼碎，但现在我们从药店购买的药材已经预先切碎，如桂枝不会整支出售，而是切成小颗粒，白芍和炙甘草也是切成小片，所以已经完成了“嚼碎”这一步骤。

在汉代，一升相当于现在的200毫升，所以七升就是1400毫升。用微火煮，即火候稍小一些，将1400毫升水煮至剩下600毫升，然后去掉药渣，在温度适宜时服用一升，即200毫升。大家需要了解的是，经方派的煮法和用法与后世派有很大区别。现在很多人煮药是用三碗水煮至一碗，约200毫升，倒出后再进行二煎，同样是三碗水煮取一碗，然后将两次煎煮的药液混合，搅和匀了之后分成早晚两次服用，早上喝一碗、晚上喝一碗，这是后世派的做法。而经方派并不主张随意进行二煎，也不采用早晚各服一次的方式没有这样的煮法，也没有这样的煎法。经方派是用1400毫升水一次性煮至600毫升，分成三顿服用。现在许多药店提供的代煎服务，往往效果不佳，稀汤寡水的，无法发挥应有的疗效。因此，建议大家自己回家按照标准煮药，才能达到预期效果。

服药后过一会儿，需啜热稀粥一升余。这里的热稀粥很关键，不要喝热水。因为热稀粥中含有粮食，无论是面汤、饺子汤还是稀饭汤，都含有粮食成分，这些粮食成分可以直接被吸收进入血液，流动速度相对较慢，且能带来温暖的感觉。喝完热稀粥后，盖上薄被，将手脚都放在被子里，不要过度捂盖，慢慢出两个小时的细汗，会感到非常通透、舒适，感冒症状也会随之缓解。

接下来给大家举个例子，有个女孩体质很强壮，性格豪爽。有一次她感冒了，偏偏这时领导来要开会，她不得不请假。这种关键时刻掉链子，她自己很发愁，领导也很着急。领导打电话询问她的情况，她说自己出汗、发烧，完全没食欲。我让她搭自己的脉，轻轻摸能摸到，但使劲按后反而觉得没什么劲儿。根据这些症状，我判断应该用桂枝汤。她老公去抓药，煮好中药后，她一次喝了一碗，随后又喝了一碗饺子汤、馄饨汤或稀饭汤。到了下午，她就去上班了，而且完全恢复了正常，这就是桂枝汤的神奇效果。

经常有人说感冒是一种自限性疾病，现在市面上很多退烧药等西药，都声称能缓解感冒引起的发烧、流涕、喷嚏、鼻塞等症状，但它们并没有说能治愈感冒。而中医则不同，不只是缓解由感冒引起的发热症状，只要辨证准确，患者上午服药，下午就能恢复健康，正常上班上学，不会耽误事情。

为什么建议大家喝稀粥而不是喝水呢？因为喝水后你会发现大约 40 分钟就想上厕所。而此时你正需要手足俱周，即手和脚都裹在被子里，只留脑袋在外面，关闭门窗，以便捂一捂汗。但如果频繁起来上厕所，身体忽冷忽热，就难以顺利出汗，病情也难以好转。相反，如果喝的是热稀粥，你就不会频繁想上厕所，而且出汗会非常均匀、舒适、通透。

《伤寒论》中没有废话，张仲景的话，当你真正去体会时，会发现其精妙。“一升余”的意思是喝药是一升，而喝粥则需一升半，即多出一些。根据自己的情况，能喝一大碗最好，这样可以养胃气，帮助药力发挥。“温覆令一时许”，即一个时辰左右，此时应关闭门窗，避免吹风或开空调。“遍身漐漐，微似有汗者益佳”，即达到全身微微出汗的效果，这是出汗的最佳标准。出一层黏汗、细汗即可，但不要出大汗，否则病情难以痊愈。

很多人在服用感冒药退烧后，会出一身大汗，虽然病状似乎有所缓解，但人也会变得虚弱，病情还容易反复，这就是因为出汗的方式不正确。正确的出汗应该是出一层润汗，就像高手用刀精准地劈开衣服，却不伤及皮肤，高手知道分寸，恰到好处地出汗，将病邪全部推出体外。

有些人质疑中医无法治疗某些病毒，因为他们认为中医不了解病毒的具体类型。但实际上，中医有其独特的方法。当患者出汗时，可以刮取汗液进行检测，去验一下病毒是不是都在汗里边。中医的治疗原则是针对表证，采用解肌发汗的方法。病毒通常是通过毛孔或呼吸道侵入人体的，因此通过排痰和出汗就能将其排出体外。

所以说人体的内环境就像一座房子，我们只欢迎自己人进入。如果细菌和病毒像不速之客一样擅自闯入，我们不需要知道它们的具体身份，只需礼貌地请它们离开，就像在开会或办事时请无关人员离开一样，保持身体的清洁和健康。

我们只是让细菌和病毒离开人体，没必要非要杀灭它们，不必采取极端的对抗方式。如果每次都非要彻底消灭病毒，下次它们可能会以更激烈的方式“复仇”，比如通过变异等方式再次侵袭人体。因此，我们主张不要进行过度对抗，而是要注重自我保护，通过合理的方法将病毒排出体外。可以通过刮汗或检测咳出的黏痰，来查看其中是否含有所谓的新型的 X 型病毒。

现在很多人关注健康问题，世卫组织也发出警告，称未来可能随时爆发 X 型病毒。什么叫 X 病毒呢？ X 代表未知，意味着我们不知道具体是哪种病毒，随时可能爆发，人们对未知的永远感到害怕。但我们中国人其实并不太担心这个问题，因为中医正在兴起，经方派也在不断发展。对于中医来说，我们不需要知道病毒的具体名称，无论是 X、Y 还是 Z，我们都不需要给病毒定性，只需让它们离开人体即可。我们承认自然界中存在各种微生物，我们可以与之共存，但请它们不要伤害我们。如果病毒侵入并引发不适，只需服用一些相应的药剂就能将其排出体外，这就是中医的方法，也是我们传承了几千年的智慧。

今天这节课的时间到了，内容意犹未尽。按理说，讲解中医和古文可能会很枯燥，即使是像郝万山老师、倪海厦先生这样高水平的医学专家，他们的视频播放量也可能从第一集的几万人，逐渐减少到第十集时只剩下 2000 人观看。很多人觉得枯燥，不愿意学习。但学好中医确实很有益处，虽然很少有人像我这样每天坚持学习。大家愿意耐心听我讲解这些古老的医学知识，我感到非常感动。我相信大家通过一节课一节课的学习，你会发现自己与他人的差距逐渐拉开。别人可能经常生病，花费大量金钱，甚至担心出现严重疾病。而我们通过学习，心里有底，无论是自己、孩子还是孙子生病，我们都能快速辨别症状，找到合适的方剂，现在已经有朋友能做到这一点了。我会尽量让大家听得懂，课程不枯燥。希望大家一路同行，越学越有收获。

要知道，成功的路上并不拥挤。很多人没有开始，有些人只走了几步就放弃了。真正到达终点的，不是最聪明、最强壮或最坚韧的人，而是心力最强的人。可能我不聪明，但我决心坚持到底。就像前面给大家举的例子一样，无论如何那个信差一定要把信送到加西亚将军手中，对于我们来说就是无论如何也要把《伤寒论》学透。今天的课就讲到这里，谢谢大家。

第三讲

【伤寒论精讲】

桂枝，是很细的枝，上面那个薄皮不要去掉，如果去掉了，纯粹就是桂枝木了，这个是不行的。

关于芍药，我们倾向于使用白芍。天津名中医左继云先生在其著作中提到芍药最好用赤芍，它有发散性等优点，但《伤寒论》和《金匮要略》中并未出现赤芍，反倒是多次提及白芍，因此我们认为应使用白芍。

生甘草具有快速消炎止痛的功效，如嗓子疼、咽喉疼痛，咽口水感觉难受时，有一个著名方剂甘草汤，其中只含一味甘草。甘草的作用主要有两点：一是修复黏膜；二是“拉偏架”。

无论是生甘草还是炙甘草，都具有修复黏膜的作用，但生甘草的这一功效更为显著。那么，为什么要对甘草进行炒制处理呢？其目的就在于使其发挥“拉偏架”的作用。在桂枝汤的配方中，甘草的作用被概括为“甘以缓之”，即在修复黏膜的同时，减缓病势向体内深处发展的速度。打个比方，细菌和病毒通常以每天向前推进 100 米的速度，逐步侵蚀我们的身体内环境，而通过甘草的缓和作用，我们可以让病势稍微放慢脚步，同时借助桂枝和白芍的力量，加速动脉血和静脉血的循环，从而增强血液的净化功能。

甘草用蜂蜜炒过后，会带有一点苦味。本身甘草味甜，称为甜根。炒制后的甘草，用蜂蜜水泡一泡，然后再在锅里炒，炒到不粘手为止，炒后有一点焦苦味，可入心经，保护心脏和血管。

桂枝和白芍分别通畅动脉和静脉，相互配合。生姜和大枣则分别促进肠胃蠕动和保护胃里边的黏液，增强消化吸收功能。感冒发烧后，很多人会出现不想吃饭的情况，但也有胃口不受影响的感冒类型，这一般不属于桂枝汤证。

桂枝汤的典型症状包括干哕干呕，就是发烧怕冷、有汗且没胃口。当患者出现这些感冒症状时，应首先考虑使用桂枝汤。桂枝汤中含有生姜、大枣、炙甘草，都能保护患者的肠胃。

甘草有“解百毒”之说，能清理肠道中的毒素，无论宿便还是随着食物进入人体的新型病毒，都能在甘草的作用下得到有效清理，这是很有道理的。

在学习和理解这些知识时，我们的思维方式应是继承加发扬。甘草的作用不仅是清理肠胃毒素，还包括修复黏膜、“拉偏架”等。如果有人自鸣得意地否定前人的认知或成果来抬高自己，那是很不妥的。我常提醒自己不要犯这种错误，因为有一部分人有这样的思维和表达习惯，总想标榜自己。其实，真正能在历史上留下姓名的人很少，后人自有评说。我们只需“但行好事，莫问前程”。不要想着开宗立派，而应继承祖先的优秀文化，掌握其精髓。自己有新的感悟时，也不要藏着掖着，应分享给更多人，让子孙后辈能继承更多文化遗产，这样我们的民族就会越来越强大。

上一次我们讲到桂枝汤的服用方法，我们忘了讲一点，那就是关于“啜热稀粥一升余”的理解。这个啜粥是什么意思呢？有人认为这是大口大口喝的意思，也有人觉得是小口小口喝。我谈一谈自己的浅见。我觉得应该是趁着热乎劲儿，轻轻地吹着喝，也就是“嘘着喝”。喝上一大碗这样的稀粥，有助于增强药效，因为它能促进胃气，让胃部感到温暖。喝完这碗热粥后，手脚会变暖，身体也会有热乎乎的感觉。此时，“温覆令一时许，遍身漐漐，微似有汗者益佳，不可令如水流离，病必不除”。如果出汗过多，可能会损伤正气，导致温病，或者会出现瓜蒌桂枝汤症。如患者突然出现角弓反张、抽搐、脸色发黄、精神萎靡、脉象沉陷等症状，这说明出汗过多。

那么，什么样的汗才是“好的汗”呢？平时保养时，即使没有感冒，我也建议大家喝热稀粥，并且要注意饮食，避免食用生冷、粘滑、肉面、五辛、酒酪、臭恶等物。这样，才能让桂枝汤发挥其应有的效果。否则你可能会发现，虽然喝了桂枝汤，效果却没有预期的那么好，可能是因为忽略了后面“啜热稀粥一升余”。

另外，喝完桂枝汤后，如果出了一层润汗，不要立即吹空调，否则毛孔会再次闭合，容易引发湿疹。

大家要注意，无论是治疗感冒还是日常保养，桂枝汤都是很好的选择。除了某些特定人群不适合饮用外，大多数人不论男女老幼，都可以适量饮用桂枝汤。甚至对于哺乳期的产妇，如果出现感冒发烧，又不想使用激素或退烧消炎药，因为这些药物可能通过母乳影响婴儿，这时可以考虑使用桂枝汤，它是非常安全的。

关于“若一服汗出病差，停后服，不必尽剂”这句话，虽然听起来有些绝对，但意思是说，如果喝了一碗桂枝汤后，汗出得很透，一个时辰内已经出汗，感觉非常舒服，烧也退了，即“汗出热退身凉”，此时脉象也恢复正常，不再浮沉不定，患者没有了怕风、发热、鼻鸣等症状，食欲也恢复了，觉得自己已经完全好了，那么就可以停止服用剩下的药。原文中提到，如果分成三碗服用，只喝了第一碗后症状就明显好转，剩下的两碗就可以不用再喝了。

从我个人经验来看，桂枝汤不像大承气汤或之后会讲到的十枣汤等较为猛烈的药物，只需稍微服用一点即可，点到为止。但桂枝汤实际上并不需要浪费，是可以喝掉的。在这种情况下，我们喝完桂枝汤后，并不需要刻意发两个小时的汗。在饮食上，应避免食用过于刺激和生冷的食物，但仍然可以喝粥，没有问题。同时，要注意不要吹风或使用空调等降温设备，只要不自己“糟蹋”自己，就不会有问题。

接下来，“若不汗，更服依前法。又不汗，后服小促其间，半日许，令三服尽。”

这句话的意思是，如果服用了桂枝汤后没有出汗，这种情况很少见，因为大部分人都会出一层润汗。如果没有出汗，我们就直接喝第二碗。

什么时候喝第二碗呢？不是按照一天三顿，早、中、晚固定时间服用。我们之前提到要“温覆令一时许”，即盖上薄被保持身体温暖约两个小时。我们要知道何时开始喝第二碗，就是两个小时如果没有出汗，就立即开始喝第二碗，不管此时是半夜还是中午快吃午饭了，只要两个小时没出汗，就马上跟进第二碗。如果喝了第二碗后还是不出汗，就“半日许令三服尽”，即在半天内让三服药都服完。也就是说，如果两个小时不出汗，你可以快速地直接喝第二碗，喝完后还没出汗，就马上喝第三碗。

这就是《伤寒论》中的出汗法。有朋友问，如果出汗过多怎么办？我们之前已经讲过，出汗过多可能会导致瓜蒌桂枝汤证。但有一个原则：“观其脉证，知犯何逆，随证治之”。并不是绝对会出现瓜蒌桂枝汤证，也可能会出现其他病证，如调味承气汤证等，我们会逐一为大家介绍。大家切记不要刻舟求剑，要根据实际情况灵活应对。

有人追求简单粗暴的记忆方式，但这就像刻舟求剑一样不切实际。患者不会完全按照教科书上的症状生病，西医有时会开玩笑说患者怎么没有按标准生病，这时可能需要调整剂量或注意联合用药，这种现象很常见。

中医在这方面表现出极大的灵活性。这种灵活性体现在仲景先师的一句话中："观其脉证，知犯何逆，随证治之。"即观察患者的脉象和症状表现，了解病情，然后根据病势进行治疗，这才是正确的方法。而不是简单地认为出汗多就是瓜蒌桂枝汤证，那样太死板了。

我们继续往下看："若病重者，一日一夜服，周时观之。服一剂尽，病证犹在者，更作服。若汗不出，乃服至二三剂。"

讲到这时候，大家就已经能够了解到一个重要的原则：喝桂枝汤不是目的，让其表解才是目的，即让患者出一层润汗才是关键。就像我做一个动作不是目的，我的目的是赶跑坏人；我跟别人争吵不是目的，我是为了维护正义。看到有人欺负老人或穷人，我们过去保护他们，争吵只是手段，保护他人是目的。

喝桂枝汤只是一个过程，最终目的是通过喝药、喝粥、盖被子等一系列动作，将病毒、细菌等外感风邪从表皮赶走。这些外邪进入人体后，定位在最外层的皮肉骨，即太阳表证。我们常讲"桥来桥上走，脚来脚下回"，意思是根据外邪的侵入位置，就近将其驱逐。我们的目的不是杀灭它们，而是赶走它们。就像如果外邪在窗户口，就打开窗户让它跳出去；如果在大门口，就打开大门让它出去。喝桂枝汤的最终目标是让身体出一层润汗，全身微微出汗。这层汗中可能包含所谓的 X 病毒、各种细菌以及其他可怕的外感微生物。我们没有刻意杀灭它们，它们可能在排出过程中已经死亡。我们无须保护这些微生物，重要的是这层汗中包含了所有外邪，我们的目标就是通过出汗将它们排出体外。

现在我们明白了核心原则：完成目标，即让病人出这层汗。如果两个小时不出汗，就立即喝下一碗；再过两个小时仍不出汗，继续喝下一碗。甚至在一天一夜之间，也就是 24 小时内，可以使用两服或三服药，最高可以直接用到三服，这是书中直接明文写的。

这也解答了大家的一个疑问：是不是一天只能喝一服药。我们还要再次强调的是，喝药本身不是目的，让病人出汗才是关键。为什么呢？有时候我们可能会遇到没有桂枝汤的情况，比如家里的老人或小孩感冒了，半夜哪里去找桂枝汤呢？这时，我们可以用生姜、葱白等发汗食材代替，只要让病人盖好被子，避免着凉，同样可以达到发汗的效果。我们的目标难道非要喝桂枝汤吗？难道非要一直在某个单位上班吗？我们的目标是挣钱养家糊口，让家人过上好日子，让孩子正常上学。具体在哪里工作并不重要，重要的是实现目标。所以，大家一定要树立目标感。

关于桂枝汤，我们不要将其神化或僵化。除了桂枝汤，还有其他方法可以达到发汗的效果。如果找不到桂枝，买不到白芍，还可以用生姜、大枣、炙甘草和葱白等食材，同样可以起到很好的发汗作用。在必要时，条件简陋一点也无妨，难道没穿上鞋子就不会跑步了吗？关键是要实现由表而解的目标，这就是我们讲的目标感。

继续往下看，“禁生冷、粘滑、肉面、五辛、酒酪、臭恶等物。”

服用桂枝汤期间要禁食生冷、粘滑、肉面、五辛、酒酪、臭恶等刺激性食物。生冷食物就是过于凉的食品；粘滑食物如年糕、粽子等难以消化吸收；肉面指不好消化的肉食；五辛是各种刺激性佐料；酒酪包括酒、奶酪、酱豆腐、腐乳等发酵食物，这些在服药期间都应避免。还有纳豆，虽然被认为对身体有益处，但在感冒期间不宜食用，它属于酒酪臭恶类食物。

顺便提一句，大家不要盲目崇拜外国的东西。现在有些人热衷推销纳豆和纳豆激酶，但我们得明白，日本人的长寿并非仅靠纳豆。他们的医疗卫生条件完善，空气、水质和自然环境虽不理想，但他们有自豪感，注重提升本国产品的品质如牛肉等，国产的反而比进口的贵。健康、长寿是多方面因素综合作用的结果，不是单靠吃纳豆就能实现的，况且纳豆在感冒期间不宜食用。我们要学习他国的优点，但也不能盲目认为外国的都好。地球上的每个国家都有其独特之处，我们应看到世界的变化并学习他国长处，同时也要保持清醒，不盲目崇拜。

再来看下一段。

第 13 条：太阳病，头痛，发热，汗出，恶风，桂枝汤主之。方二。用前第一方。

这段话看似重复，实则强调经方的广泛应用。头痛、发热、汗出、恶风等症状，并非仅在感冒时出现。以一位女士的案例为例，她经历放化疗后，头发已经基本掉光了，而且完全没有胃口，最关键的是她尤其怕风，常异常出汗，每天下午三点左右会莫名其妙地出一身大汗，身体虚弱如破灯笼。西医诊断为神经性问题，开了大量营养神经的药物，如维生素 B 族、谷维素等，还有其他的营养类药物，但对异常出汗、怕冷怕风吹的症状毫无效果。中医尝试了麻黄根，麻黄咱们都知道是打开毛孔的，但是麻黄中间那节是止汗的，还有龙骨牡蛎、黄芪等，止汗的中药能用的全用上了，也未能奏效。最终使用桂枝汤，她早起时就开始服用，服后出两小时汗，中午再服并喝热粥，再出两小时汗。结果到了下午三点，她发现好像这个汗“缩头缩脑”，不出来了。

她一天换了两次衣服，早起和中午各出了一层润汗，到下午三点本该出大汗时，却只出了少量汗。第二天再喝了一服桂枝汤，异常出汗问题在两服药内得到解决。后来她表示想继续使用桂枝汤，因为她发现昨晚饿得慌，半夜都饿醒了。在放化疗阶段，患者常因完全吃不进饭而消瘦，脸发黄，毫无胃口。她服用桂枝汤后，异常出汗停止，还能正常饮食。

当时对于这一现象我没太在意，直到听倪海厦先生讲解《伤寒论》时，我才明白，当恶性病证患者半夜开始犯饿，是好事，说明胃口和胃气在恢复。那位患者确实当时告诉我，她昨晚胃口大开，半夜都饿醒了，还想多吃点东西长点肉。

这说明桂枝汤并非只治感冒。只要出现头痛、发热、汗出、恶风、脉浮而缓等症状，就是桂枝汤证。有些人情况比我们介绍的还严重，一天得换四五次衣服，异常出汗。有的半夜出汗，有的白天出两三次汗，更年期人群也常出现这种情况。

在更年期，我们常常会遇到两种情况，分别使用两种方子。一种是桂枝汤，另一种是甘麦大枣汤。当看到患者情绪低落，动不动就流泪，感到悲伤欲哭，却又说不出具体原因时，这属于妇人脏躁，此时使用甘麦大枣汤进行滋养。还有一种情况是患者出现失眠、没有胃口的情况，更年期结束后发现总是异常出汗，动不动就一身汗，这种情况我们称之为营卫不和，是桂枝汤证的表现。

因此，当我们讨论桂枝汤时，很多人认为它只是适用于感冒的一种类型，即患者有汗、怕冷、怕风吹、没有胃口时使用桂枝汤。事实确实如此，但桂枝汤的应用范围远不止于此。如果真正掌握桂枝汤的使用，你会发现它对于更年期的异常出汗，以及手术后、脑血栓后出现的异常出汗等情况都非常有效。

脑血栓后的异常出汗，常常表现为半身出汗，如左半边没汗而右半边出汗，这种情况在西医中可能被认为是神经性的疑难杂症。一旦被归为神经性问题，西医往往没有太好的解决办法。而我们中医在遇到神经性问题时，会首先分析具体情况。比如患者半边身子出汗，或者上半身没汗而下半身出汗，或者左半边身子有汗等奇怪的出汗情况。还有一种情况是患者身上其他地方干干的，只有两个腋窝出汗，像腋臭一样，尤其在夏天，腋窝总是湿的。在这种情况下，使用桂枝汤是合适的，还可以根据具体情况进行适当的加减。

如果一个人脸色气色不佳，我们中医常讲气色，其中“色”指颜色，“气”指光泽度。比如一个人看起来很漂亮，白里透红，面部有光泽，就像珍珠一样反光，这是正常的表现。但如果一个人脸色像白纸一样惨白，这时我们就要考虑给他补气，可以用桂枝汤加黄芪，黄芪补气之表。如果单独使用黄芪，可能你会发现补了一个星期后，气色才慢慢变好一点。但以桂枝汤打底，人的气色和面部光泽度当天就能明显改善，这真的很有意思。

有时我累了之后，脸上会失去光泽，甚至发黄。黄芪有退黄的作用，虽然它本身叫黄芪，但使用后会让脸色“倍儿白”。所以当脸色很差，因劳累而发黄、休息不好时，可以使用桂枝汤加黄芪。此外，对于各种异常出汗的情况，如两腋下出汗，或者身上其他地方不出汗而只有手脚出汗，也可以尝试使用桂枝汤。

除了上述用途，桂枝汤还有很多奇妙的用处。

对于频繁反复的感冒发烧，有一种情况可以加黄芪。如果上火，可以加知母，但一开始不建议直接加知母，因为有些人脸色都没有光泽了，此时无须考虑加知母。反佐，就像云升雨降一样，我们先让云升上去，能少用药就尽量少用。我在大学毕业那年，看了一部电视剧《亮剑》，虽然制作成本低，但演员演得很好。后来我们讨论“亮剑”精神，好像国家足球队也曾提出要发挥这种精神，逢敌必亮剑，哪怕碰到天下第一剑客，也敢于亮出宝剑与之拼到底，哪怕与巴西队、德国队或其他球队比赛，都要敢于亮剑。

那时，一位领导说“亮剑先要磨剑”，这话虽没错，但有些多余。他可能是想显示自己懂得多，认为亮剑前还要磨剑，显得自己全面又厉害。

我们应该分清主次，抓住重点。比如一个人脸色已经很差，毫无光泽，此时还考虑什么“雨降”的问题呢？应先让“云升”起来，服用一两服药，看到气色好转后，就可以直接停用黄芪，更不用提知母了。

如果一个人确实容易上火，这种体质就要考虑“云升雨降”的问题。

如果发现有人频繁感冒，近几年这种情况是否特别明显？以前很多人感冒时随便吃点药就能挺过去，但现在半个月还在咳嗽，虽然不发烧，但身体很虚弱，容易累、出汗、咳嗽，体质越来越差，每次似乎都难以避免感冒，别人一打喷嚏或发烧，和他接触后就容易被传染，身体不像以前那么强壮了。在这种情况下，我们急需提高体质，这时就是使用桂枝汤的时候。

在放化疗期间出现异常出汗，更年期时，以及脑血栓后出现半边身子异常出汗或麻木的情况，都可以使用桂枝汤，若有必要，可加川穹。

以桂枝汤为基础方，若脸上气色不佳，加入黄芪即可改善。对于反复感冒、体质虚弱，甚至胃口变差、感冒后长时间食欲不振，甚至丧失味觉的情况，桂枝汤正是解决这些问题的有效方法。这就是经方的魅力所在。

《伤寒论》的局限在于方子数量较少，仅有 113 个。然而，市面上如《万病回春》《验方新编》等书籍中的方子众多。若要出方子，我今晚就能写出至少 500 个，数量远超《伤寒论》。但这是否代表高水平呢？李小龙曾说：“我不怕一个人会一万种腿法，我只怕把一种腿法练了一万遍的人。”他所指的练了一万遍，不是单纯重复，而是在不同情境下，针对不同痛点，如踢对手髋关节、风市穴或下巴等，反复揣摩要踢人的哪个痛点，实际上这才叫真正会踢了，这才叫真正会掌握了。

桂枝汤虽仅含五味药，但我们真的完全掌握它了吗？我常自问，是否已将桂枝汤运用到极致？我们要深入理解、消化桂枝汤。我相信自己尚未完全掌握桂枝汤，目前只是抛砖引玉，分享自己的一点心得。希望未来大家能有更多感悟，并分享交流，相互学习，共同进步。让我们继续探索……

第 14 条：太阳病，项背强几几，反汗出恶风者，桂枝加葛根汤主之。方三。

葛根四两，麻黄三两（去节），芍药二两，生姜三两（切），甘草二两（炙），大枣十二枚（擘），桂枝二两（去皮）。

上七味，以水一斗，先煮麻黄、葛根，减二升，去上沫，内诸药，煮取三升，去滓。温服一升。覆取微似汗，不须啜粥，余如桂枝法将息及禁忌。

“项背强几几，反汗出恶风者”，这句话实际上可能有竹简遗漏。正确的表述应为“太阳病，项背强几几，不汗出而恶风恶寒”，这是葛根汤证的表现。因为葛根汤中含有麻黄，当患者不出汗时，需要加入麻黄来打开毛孔。然而，这里提到的是“反汗出恶风”，即患者颈项强几几，后脖子、肩膀和后背部位僵硬疼痛，类似落枕。这种情况下，患者也会出汗，但出汗并不一定是头面部大汗淋漓或浑身出汗。出汗的表现形式多种多样，有些人可能只有手心出汗，有些人可能只有鼻孔下方出汗，还有些人可能在耳朵后边出汗，这些情况都属于出汗。

如何理解这种情况呢？就像我们开车经过十个红绿灯，其中八个都没有闯红灯，但有一个或两个闯了红灯，那么整体上就是闯了红灯。同样，出汗不一定要全身大汗，只要身体某部位在出汗，就属于出汗现象。

在这种“汗出”且怕风吹，“项背强几几”的情况下，不要单独使用桂枝汤，而应在桂枝汤的基础上加入一味葛根。这个方子非常实用，我非常喜欢。

药物的构成如下：

葛根四两，麻黄三两（去节）。我们之前提到，麻黄若不去节，其中间的结就像微缩版的竹子，中间的结有止汗作用。我们使用麻黄是为了打开毛孔，但如果留下那些结，又会把毛孔收回去，就像欲言又止一样，令人烦恼，所以一定要将麻黄的结剪干净。现在大家在市面上买到的麻黄，很多都没有去除干净结，虽然去了一些，但没去干净。因此，很多人使用麻黄时感觉效果不佳。大家在使用时，不要嫌麻烦，用剪刀将那些鼓起的结和疙瘩剪掉扔掉，因为它们不仅没用，反而有害。

麻黄去节以及其他药材的炮制过程难吗？其实不难。就像今天上午提到的小柴胡汤，现在市面上的一些颗粒中成药效果不好，原因在于其配比。小柴胡汤是按照柴胡半斤、黄芩三两、半夏半升的比例搭配而成的。但市面上的小柴胡颗粒是将各种药材各取100斤，研磨成粉后制成颗粒冲剂。按照比例制作并不难，只要认真去做，谁都能成功。但如今很少有人这么做，我们需要沉下心来，安静地把手头的工作做好，匠心精神至关重要，它是基础。

此外，芍药二两，生姜三两（切），甘草二两炙，大枣十二枚（擘），桂枝二两（去皮）。关于去皮的部分，不再重复说明。

“上七味，以水一斗，先煮麻黄、葛根，减二升，去上沫，内诸药，煮取三升，去滓”，翻译过来是：以上七味药，以水一斗，先煮麻黄和葛根，煮至水量减少二升，去除上沫，再加入其他药物，煮取三升，去渣。

这里的情况是，麻黄和葛根需要先煮。为什么呢？因为在古代，药材通常是新鲜的。如果麻黄和葛根是生的，甚至是新鲜湿润的，就需要先煮。煮后会有一层沫，需要撇掉，这层沫容易让人头晕，含有类似麻黄碱的成分，对神经系统不利。

现在从药房购买的麻黄，无须先煎，也不必先煮后减掉 400 毫升。因为麻黄已经经过炮制，再经过运输和在药房存储一段时间后，其生锐之性已经没有了。你可能会发现，自己在煮麻黄时，等待撇去上沫，却始终不起沫，这就是由于麻黄已经炮制完了。你买到的可能是蜜麻黄，即经过蜂蜜炮制过的，或者是一些陈年的麻黄，就像去年的茶叶不是新茶，根本不起沫，那些成分已经挥发了。

接下来，我们看到“温服一升。覆取微似汗，不须啜粥，余如桂枝法将息及禁忌”。这句话很容易理解。桂枝汤需要喝粥，但加入葛根后，就不需要喝粥了。因为葛根本身就能调动水液代谢，且属于辛凉解表药。

许多朋友提到自己容易上火、口干舌燥。如果患者描述自己怕冷、发烧、没胃口、怕风吹，这时我们可能会想到桂枝汤。但此时我们还需要进一步询问，肩膀是否疼痛？嗓子是否干燥？是否总是想喝水？如果有这些症状，表明应该使用葛根。葛根的药性是什么呢？它能像抽水机一样，将地底下的水慢慢抽取上来。因此它能抽取水液，沿着足阳明胃经运行，调动水液的能力非常强。

我们讨论津液时，涉及两个方面：生产津液和升提津液。我们喝下去的水进入胃肠道，经过消化吸收后蒸腾上来。这样我们呼气时才不会吹出来一口水，也不会出现喝水后脑子进水或心脏进水的情况。但如果出现喝水不少却仍然口干，喝再多水也解不了渴，肚子已经“咣当咣当”响了，这时不要喝水，只需用葛根。你会发现胃肠道里的水被调动上来，均匀布散，眼睛、鼻子、嘴巴不再干燥，嗓子也不疼了。

为什么呢？因为有足够的水分，身体自然不会“干烧”，这就是葛根的作用。它走足阳明胃经，通过督脉两侧。督脉是我们的脊椎骨，督脉两侧是足阳明胃经。足阳明胃经就像辅路，就像我们开车走三环、五环，中间的主干线是督脉，两侧的辅路就是足阳明胃经，它同样非常重要。所以葛根通过两侧的辅路来调动水分上升。

我们不仅用葛根调动底下的水往上走，它还有辛凉解表、凉润的作用。因此，容易上火、嗓子疼时，用桂枝汤加葛根；容易落枕、颈项强几几时，也用桂枝汤加葛根。但凡遇到落枕的情况，都可以善用葛根。

那么，桂枝加葛根汤适合哪些人使用呢？

首先，对于落枕或颈椎病，桂枝加葛根汤确实非常有效。一位朋友曾向我们反馈，使用这个方子治落枕，效果立竿见影。那么，对于肩周炎，能否使用呢？答案是可以的。肩周炎患者肩膀抬不起来，使用葛根汤后，会发现肩膀能够正常活动。

通常情况下，葛根汤再加入白术和附子，效果会更快显现。白术能去湿，附子能去寒。在空调房里，身体有时会发出嘎吱声，此时用针灸拔罐可能会拔出一些水，这些水就是寒湿。因此，葛根汤加上白术和附子，专门针对肩周炎和颈椎病。对于富贵包，也可以使用葛根汤作为基础，再加入薏仁或苍术。如果症状表现为红肿热痛，就使用生薏苡仁去除湿热；如果症状是风一吹这个富贵包就明显症状加剧，说明是寒湿，就使用温性的白术。学会这个方子，不是看一遍就完事，而是要真正学会并运用。

我们多次告诉身边学中医的朋友，学经方派，一年就能学会治疗很多疾病。为什么呢？因为我们对每个方子、每味药的药性都了如指掌，清楚在什么情况下使用什么药。

比如桂枝加葛根汤，不仅能治落枕，还能治面瘫。治疗面瘫时，要重用葛根，就不要四两了，可以更多一些，用量可增加到60克，以调动药力至面部。当然还可以加入防风、白芷等药物，但基础方仍是桂枝汤加葛根，这样才能够把所有专项药物力量给调动起来。

此外，如果眼睛出现问题，如一只眼睛不适，可以在桂枝汤加葛根的基础上，再加上蒲公英，最多再加3—5克的柴胡。只需少量柴胡即可。

再扩展一下桂枝加葛根汤的灵活应用。爱喝酒的人，尤其是经常应酬的人，脾胃通常不太好。如果患者喝酒后拉稀，要询问拉稀的性质。如果拉出的稀便特别恶臭，患者肛门有灼烧感，并且呼吸急促，身上特别热，这通常是葛根黄芩黄连汤证，这种情况多见于喝白酒的人。

对于特别爱喝啤酒，尤其是冰镇啤酒的人来说，如果他们有痛风等问题，喝完酒后容易拉稀，类似着凉，拉肚子时候冰冰凉的，排便时感觉像是拉出了一根冰棍，这种情况下，我们可以考虑使用桂枝加葛根汤或单纯的葛根汤。这两个方子的区别在于是否加入麻黄，通过观察患者是否有汗来决定使用哪一个，这样就能轻松解决问题。

葛根本身是一种解酒药。我们大家知道，在《黄帝内经》中，虽然记载的方子不多，只有几十张方子，但其中有一个解酒方就是葛根加枳椇子，葛根和枳椇子的比例是 1 ： 2。实际上，即使没有枳椇子，单用葛根也能解酒，至少能显著增加酒量。比如，原本只能喝两瓶啤酒的人，使用葛根后可能能喝三瓶甚至四瓶；原本只能喝半斤白酒的人，可能能喝到一斤，并且第二天醒酒速度会非常快。这是因为葛根辛凉解表，能将体内的水液带上来，从而稀释酒精浓度。

大家可能都有这样的体会，喝酒后由于酒精的利尿作用，第二天会头疼得厉害。这是因为酒精将脑细胞和脑血管中的水分都排掉了，就像加了盐一样，水分都被沥出来了，导致头疼、身体乏力。在这种情况下，会出现醉酒反应，感觉意识模糊、头疼欲裂。葛根的作用是将底部的水分调动上来，稀释酒精浓度，让人感觉酒量有所增加。而且葛根辛凉解表，你喝完酒后会出一点汗，酒精也随之挥发，从而起到解表和透酒的作用，将酒排出体外。

如果我们以桂枝汤为基础，保护肠胃，同时加速血液循环，再加上葛根，就能迅速将酒排出，避免频繁拉稀。这样不仅酒量会增加，醒酒速度也会加快，最关键的是不会留下醉酒后的顽固性头疼、身体虚弱等问题。对于酗酒成瘾的人，他们可能因为应酬或个人习惯而频繁饮酒，甚至不喝酒就精神不振、思维迟缓、语言不清。这种情况下，他们可能已经对酒精产生了依赖，就像抽烟一样。此时，一定要帮助他们摆脱这种依赖，戒酒时要懂得使用葛根。葛根不仅能增加酒量，还能促进酒精的稀释和排出。因此,对于有酒瘾的朋友,都可以使用葛根,尤其是肠胃功能不佳、体质较差、肠胃常感冰凉的人，使用桂枝汤加葛根会更有效。

顺便提一下，虽然葛花也能解酒，如葛花解醒汤，但那是后世派的做法。葛花不仅难以找到，而且价格较贵。

关于葛根，需要特别注意的是，市面上大部分是柴葛根，一定要选用粉葛根才有效。柴葛根价格高但效果差，粉葛根价格低，一斤仅 20 多元，因此在药店可能买不到粉葛根。从外观上看，柴葛根像木头一样，我曾用到 90 克也毫无效果，而粉葛根只需 30 克就能明显起效，用 60 克时对颈椎病、落枕、五十肩等问题都有很好的疗效。粉葛根外形有点像茯苓的粗糙版。

第四讲

我们现在看下一条。

第15条：太阳病，下之后，其气上冲者，可与桂枝汤。方用前法。若不上冲者，不得与之。四。

在讨论“太阳病，下之后”的情况时，我们首先要明确，太阳病本身是没有下法的。太阳病的主要症状是脉浮、头项强痛而恶寒，这属于典型的表证。在这种情况下，风寒邪气或病毒细菌的入侵主要集中在体表，即皮肤、肌肉和骨骼。正确的治疗原则是就近排出邪气，通过孔壳，即患者全身上下的毛孔，让患者全身漐漐微似汗，出一层微汗润汗。这样，肌肉不再酸疼，皮肤不再紧绷，骨骼里边也不再难受，这就是所谓的汗法，这是正确的治疗方法。即汗、吐、下、和、温、清、补、消里边的那个汗法。

有一种人喜欢给人用泻下法。他们不会采用其他方法，比如发汗，只会用吐法。不管患者得了什么病，他们都会让人呕吐不止，这是一种偏门的治疗方法。还有一种情况就是泄下法，患者发烧时，他们认为是积食引起的。这种观点在现实中也存在，比如当孩子反复发烧时，有人会认为是宿便和积食导致的，于是采用泻下的方法。泻完了之后，患者确实不再发烧了，但体质却进一步下滑了（下不厌迟）。

我们发现，不仅在中国传统医学中有类似的情况，在西方医学体系中也曾出现过类似的现象。如今，西医穿着白大褂，使用各种先进设备，如显微镜、小烧瓶和测试剂，看起来非常精确。然而，大约在200年前，西医刚刚发展起来时，其技术还非常粗糙。当时在国外有一位西医，他采用放血疗法。据郝万山老师在课程中提到，这位大夫不论患者患何种疾病，无论是高热惊厥还是脑炎，无论病情多么严重，他都会采用放血的方法。放血后，患者的烧确实退了，因为放血可以“泻热”。我们中医也认为放血有退烧的效果，比如在少商、商阳两个穴位上点刺，挤出几滴血，小孩的烧很快就能退下来。在大椎穴后边刮一刮，或者在耳尖上点刺挤出一点血，也能快速退烧。这是因为中医了解经络学说，通过点刺放血来调节身体机能。然而，当时的这位西医采用的是彻底放血的方法，甚至将患者的体温降至正常以下。很多时候，患者还没回到家就已经因失血过多而死亡。但这位大夫却认为自己没有错他确实达到了退烧的目的，至于患者因体质虚弱而无法撑下去，他认为那是另一回事。他的目标仅仅是退烧，而忽略了患者整体的健康状况和生命安全。

这就涉及一个医学理念的问题：我们到底是为治病而治病，还是为活命而治病？

在中医的理念中，我们早已明确提出“扶正祛邪”的原则。我们的目标是让患者活下来，哪怕患者病情严重，比如恶性肿瘤已经扩散，且患者年事已高（如 80 岁），身体无法承受放化疗或手术，我们也会选择一些保守的治疗方法，帮助他们减轻痛苦，延长生命。这才是我们真正的目标让患者能够活下去，而不是仅仅通过缓解某一症状（比如退烧）就认为病好了，结果却是人财两空。

太阳病下之，就属于误治。患者出现气往上顶、腹腔往上冲等症状，说明正气尚未被消灭。正常情况下，当外邪入侵时，正气会与邪气交争，表现为体表发热、怕冷等。此时，应当通过发汗的方法帮助正气驱邪外出，而不是削弱正气。

肠胃是人体的“免疫系统的大后方”，为正气提供营养和支持。但如果误用泻下法，相当于破坏了正气的后勤保障。这就好比正气在前线与邪气作战，而其稳固的后方被削弱，导致正气下陷。正气下陷后，容易出现呕吐、肠鸣、恶心、腹部咕噜作响（如同雷鸣）等症状，还可能伴有腹泻、干呕等表现。这种情况在中医中被称为“心下痞”或“心下痞硬之症”，即胃脘部出现痞塞、胀满、按之硬满等症状。这种误治不仅未能驱邪，反而损伤了正气，使病情变得更加复杂。

有基础的同学都知道，太阳病本质上是一种感冒，属于典型的表证。正常情况下，应该通过发汗来解表驱邪，但如果误用了泻下法，很容易出现心下痞的症状，这正是半夏泻心汤的适应证。

在临床上，急慢性胃溃疡、急慢性反流性食管炎以及各种消化道疾病，包括慢性肠炎等，都可以归类于此类症状。很多人反映，感冒后留下了一个后遗症，比如慢性肠炎，总是拉肚子。这可能是因为感冒治疗过程中经历了误治，比如使用了各种消炎药，或者消炎药的用量没有遵医嘱而过量，又或者是医生没有充分考虑患者本身胃肠功能较弱的情况。如果患者本身肠胃功能不佳，却没有告知医生，医生可能会正常使用一些偏寒凉的消炎药。炎症二火为炎，能够消炎的药，无论是化学药剂还是植物，像咱们用的草根树皮，它都是偏于寒凉的。因此，很多人在服用消炎药后，虽然嗓子不疼了，但会出现拉稀、呕吐，甚至感觉肚子里有动静，这种现象也是一种“泻下”的表现。无论是好心办坏事，还是无心之过，只要出现了拉稀的情况，就容易引发心下痞的症状。

在心下痞的阶段，我们通常会使用各种泻心汤，比如生姜泻心汤、甘草泻心汤和半夏泻心汤。后续我们会详细讲解这些方剂的组方构成、服用方法以及适应证。

现在患者已经出现了问题，说明之前误治了。但幸运的是，患者仍有救，因为正气仍在努力上冲，试图与外邪交争。这就好比单位里有忠诚的员工，虽然被老板误会批评，但他并没有泄气或辞职，反而更加积极地想要扶持正气，维护集体的健康。这种“气上冲”的表现说明正气仍在努力抵抗外邪。

在这种情况下，如果外邪看到正气被误治后“觉得好笑看热闹”，而患者自身的正气仍然较强，能够与之交争，那么我们可以使用桂枝汤。

这里为什么说“可与桂枝汤”，而不是“桂枝汤主之”呢?因为“可与”表示可以选择使用桂枝汤，但也可以根据具体情况选择其他方剂，比如桂枝去芍药汤，我们在后续会详细讲解桂枝去芍药汤的使用情况。如果患者虽然气上冲，但胸闷明显，那么去掉芍药的桂枝去芍药汤可能更适合。但如果患者不胸闷，我们就直接使用完整的桂枝汤。如果患者还有其他症状，伴有咳嗽、咳痰等症状，我们可以在桂枝汤的基础上加用桔梗，或者直接使用桂枝汤的加减方。这种情况下，我们说“可与桂枝汤”，带有一定的商榷性，意味着可以根据具体症状灵活调整方剂。而“桂枝汤主之”则是一种更为肯定的说法，表示在这种情况下桂枝汤是主要的治疗方剂，没有太多可选择的余地，是一种“一锤定音”的表述。这两种表述方式是张仲景在《伤寒论》中常用的写法，用来区分不同情况下的治疗选择和方剂的适用性。

“若不上冲者，不得与之。”

如果正气被打断后已经完全消散，这种情况就好比一个孩子与坏人（外邪）交战，家长（医生）却误以为孩子在惹事，不分青红皂白地批评甚至体罚他。孩子可能会有两种反应：一种是选择退缩或离家出走，觉得自己不被理解；另一种是虽然暂时认错，但当家长意识到自己的错误后，孩子仍然有勇气继续与坏人抗争。这种敢于抗争的情况，需要使用桂枝汤来扶助正气。但如果孩子从此变得软弱，见到坏人就退缩，说明他的正气已经受损，进入了泻心汤证的阶段，即心下痞症。此时，患者因误治导致胃肠道空虚，容易出现持续拉稀、频繁打嗝、进食后消化不良等症状。在这种情况下，就不能再使用桂枝汤及其类方了，因为患者的病情已经不在表证阶段，而是沉陷到里证了。这正是由于治疗方法不当，导致病情发生了变化。

再往下看原文。

第 16 条：太阳病三日，已发汗，若吐，若下，若温针，仍不解者，此为坏病，桂枝不中与之也。观其脉证，知犯何逆，随证治之。桂枝本为解肌，若其人脉浮紧，发热汗不出者，不可与之也。常须识此，勿令误也。五。

这段话非常重要。“太阳病三日”，“三”是一个约数，并非特指三天，可能三四天或三五天。此时患者出现头项强痛而恶寒、脉浮等太阳病证状。如果此时不仅使用了发汗的方法，还让患者服用了泻药或消炎药，导致肠胃不适、腹泻，甚至折腾得更厉害，那么这种治疗方式就属于误治。在《伤寒论》中，使用桂枝汤称为“解肌”，而使用麻黄剂则称为“发汗”，即通过打开毛孔让汗液大量排出。因此，“已发汗”通常指的是使用了麻黄剂。

如果患者经过麻黄汤的大发汗后，身体会变得虚弱。发汗过多的人往往体力不支。在这种虚弱状态下，再使用催吐的方法，导致患者进食后呕吐不止，甚至脑门上也出汗，身体虚汗淋漓，体温似乎有所下降。但随后又可能出现低烧。此时如果再使用泻下法，患者的体质就会被进一步掏空。掏空之后，患者可能还会感到怕冷，因为正气已经虚弱，而表邪并未真正通过发汗完全排出，所以患者仍会怕冷。这种怕冷很容易发展成少阴病，表现为虚衰之症、但欲寐、脉象微弱甚至难以触及、嗜睡、怕冷严重，即使多盖一床被子，也可能出现低烧或完全无烧，总之整个人的正气已经衰微。

在这种情况下，可能会选择使用温针法。大家可能见过现在流行的蟠龙针，即把针在酒精灯上烧得非常烫、半红不红的，然后迅速扎入患者体内。它与普通针灸的区别在于，温针被烧得非常烫。因此，当这种烧得通红的针扎入体内时，会给患者带来巨大的精神压力。患者看着烧得红红的针扎进来，即使本身已经虚弱不堪，也会因疼痛而精神振奋。古代的针灸不像现在的针那么细，在东汉时期，针灸针的粗细几乎和火柴棍差不多，稍微细一点，但烧得滚烫通红。当这种针要扎入身体时，患者即使已经毫无精神，针一扎进去，也肯定会立刻精神起来。所以，温针法是一种很粗糙的发汗方法。它能让患者瞬间振奋，就像突然放来一条凶猛的狼狗，人也会因惊吓而精神起来。然而，这种方法并不能真正解决疾病问题。如果仍然无法缓解病情，这就属于“坏病”。

现在，吐法已经很少使用，但泻下法却用得较多，动不动就让人拉肚子、排宿便。现在人动不动就使用清肠茶、减肥茶等进行泻下。甚至病人正感冒，还在让其瘦身泻下。这种所谓的下法属于误治，是在糟蹋患者的身体。

其实，这还不是最严重的问题。现在其实有一个很可怕的现象是什么呢？就是用这种蟠龙针。现在中医正在复兴，各种各样的治疗方法层出不穷，其中不乏一些不规范甚至错误的疗法。比如所谓的“蟠龙针”，这种针法在操作上存在诸多问题。在张仲景的时代，就已经有类似的温针法。有朝鲜的留学生提到，他们那里也有类似的方法：在土里刨个洞，烧得滚烫，然后把感冒的病人塞进去，让他大汗淋漓。这其实也是一种温针法或温熨法，类似于用熨斗或烙铁加热，总之就是通过外界加温来让人出汗。这些方法虽然能在短时间内让人精神振奋、大汗淋漓，甚至因为水分蒸发带走热量而有短暂的退烧效果，但这种方式是错误的。这种温针法是否能解决问题呢？它确实能暂时解决一些问题。使用温针法后，患者会立刻精神振奋，还会出一身大汗。只要出汗，就会通过水分蒸发带走热量，从而起到一定的退烧作用。无论采用什么方法，只要出汗，都会带来短暂的退烧效果，患者当时确实会感觉好一些。然而，这种方法却会严重损害患者的体质。《伤寒论》中提道：“若吐，若下，若温针，仍不解者，此为坏病。”意思是说，如果使用吐法、下法或温针法后，患者的病情仍未缓解，甚至进一步恶化，这就属于误治，导致了“坏病”。

我忘了是来自哪个省的一位女士，她一直患有寒性咳嗽。最初，她只是因为服用了过多寒凉性的消炎药，导致原本简单的咳嗽症状不断加重，逐渐向体内深入。她因此一直咳出白痰，身体也变得非常怕冷。后来，她所在小区附近新开了一家养生会所，提供热疗服务。她尝试了热疗，出了几次大汗后，咳嗽症状很快缓解了，不再咳出白痰，寒性咳嗽也消失了。现在我们知道，如果出现流清鼻涕、咳白痰的症状，首选的治疗方法应该是温肺散寒。在这种情况下，应该使用甘草干姜汤。我们不需要用炮姜，因为炮姜会变成黑炭一样，效果不佳。直接使用干姜即可，干姜的用量可以稍大一些，比如20克或30克，炙甘草的用量则是干姜的一半或三分之一。这样可以迅速将寒气逼出体外。

当时，她还没有接触过经方派中医，只是在小区旁的养生会所接受了热疗。工作人员让她裹上保鲜膜，出了一身大汗。虽然出完汗后咳嗽症状缓解了，但从此她的毛孔无法正常闭合，开始莫名其妙地出汗。只要一吹风，她就很容易感到不适，甚至出现二次咳嗽、感冒、发烧等情况。这不正是我们提到的“若吐，若下，若温针”吗？无论是用烧红的火柴棒吓唬人让他出一身汗，还是用保鲜膜裹起来让他出大汗，这种出汗方式我们称之为“劫汗”，就像被抢劫一样。

本来只需要花费100元就能解决的问题，结果却花了十几万甚至更多，甚至倾家荡产，而且问题仍然没有结束。就像家门上的锁都锁不上一样，患者一直在出汗，没完没了。无论喝多少水，汗都漏出去了，导致患者极度虚弱，想要止住这种出汗都非常困难。我们所说的“仍不解”，就是指“坏病”，也就是治疗方法不当，把人治坏了，桂枝汤已经无法解决这个问题了。

桂枝汤已经无法适用了，因为患者已经经历了大发汗，身上毛孔松弛，还经历了呕吐、蟠龙针或熨法等治疗。尽管如此，患者仍然没有完全康复，仍然会感到身体疼痛、瘙痒，或者出现低烧、怕冷、怕风、异常出汗等症状，这就是所谓的“坏病”。此时，已经不是桂枝汤能够解决的问题了，患者的病情已经被误治破坏了。因此，我们此时需要涉及辨证施治。辨证施治的来源是什么呢？正是下面这句话：“观其脉证，知犯何逆，随证治之。”意思是说，要观察患者的脉象和症状，了解病情的逆顺变化，根据具体症状进行治疗。

这就是《伤寒论》和《金匮要略》的核心理念 12 字真诀。虽然《伤寒论》中并没有直接写出“辨证施治”这四个字，但它所蕴含的精髓正是这 12 个字所体现的原则。

我们在治病时，需要“脉症合参”，这里的“证”指的是患者所有症状表现，而不仅仅是单一的症状。除了切脉之外，还包括望、闻、问、切等手段，全面搜集证据。这里的“证”是“证据”的“证”，而不是“症状”的“症”。例如，我们说“柴胡汤证”，指的就是证据的证，而不是单一的症状。症状只是患者的一种主观感受，比如“头晕”，这只是单一的症状，不能算作完整的证据链。我们所说的“证据链”或“证据网”，是通过全面搜集并整合各种信息后形成的完整体系，就像拼乐高玩具一样，将各个零件组装起来，才能形成一个完整的证据体系。而单一的零件，只能称为“症状”。“观其脉证”中的“证”指的是通过望、闻、问、切等手段全面搜集的证据。具体来说：望就是观察患者的外貌、气色、姿态等。比如，观察患者是否有印堂发黑、气色不佳、身体佝偻、肩膀倾斜等情况，甚至观察患者是否经常不自觉地揉捏某一部位，这些都可能是偏头痛或其他疾病的外在表现。闻就是闻患者身上的气味，判断是否有异常的发酵味或其他特殊气味。同时，倾听患者描述自己的痛苦，了解其主观感受。问就是通过详细的询问，锁定患者的具体问题。比如，询问患者是否有其他不适，进一步明确症状。最终，通过综合这些信息，确定患者适合使用哪种方剂。这种综合的证据体系，才是中医所说的"证"。所有证据的总和构成了中医的"证"，它是辨证施治的基础。

脉是什么呢？它指的是患者的脉象。通过脉象，我们可以判断病情的位置和趋势：浮脉表明病情在表，弦脉表明病情在半表半里，沉脉表明病情在里。一旦我们确定了脉象，就能迅速判断病情所在的位置，并推断出适合的治疗方法。

那么，为什么是"脉证"，而不是"证脉"呢？为什么"脉"在前面，"证"在后面呢？"脉"和"证"到底是什么关系呢？证代表的是现在，是患者当前的具体状况。它就像地理坐标一样，可以精准地定位病情的位置。例如，北纬 37 度、东经 120 度，一下子就能锁定你在地球上的具体位置。这就是"证"，是我们通过观察、询问、聆听后总结出来的病魔所在的具体位置。脉代表的是未来，是病情的趋势和发展方向。

证代表现在，而脉代表未来，即病情的下一步发展。仅仅知道病情的现状是不够的，我们还需要了解病情将如何演变。它是朝东、朝南还是朝北发展？我们不仅要清楚病情的现状，更要掌握其未来的发展方向。我们的任务是什么？是截断病势，这至关重要，这才是真正的治未病。当我们通过脉象了解到病情的现状和未来走向时，我们就能提前做好准备，有效拦截病势的传变。这就像是防空导弹系统一样：我们知道导弹当前的位置和飞行方向，通过精准计算，提前发射拦截导弹，将其在空中击落，从而避免对本土造成伤害。

通过“观其脉证，知犯何逆”，我们就能明确病因。例如，当我们发现脉象沉陷，身体的水分过度代谢，甚至出现大量出汗、呕吐或腹泻，排出的都是水分，导致身体虚弱，我们就能判断出这是由于过度发汗或吐泻所致。这就是“知犯何逆”，即明确病因和病情的发展过程。“随证治之”则是根据病情的现状和未来趋势，采取针对性的治疗措施，截断病势的发展。这种方法就是中医的辨证施治法。以往我们可能从未如此清晰地解释过这一理念，导致很多人听后仍感到困惑，仿佛云山雾罩。但现在，当我们真正理解了“观其脉证，知犯何逆，随证治之”这 12 个字时，一切就变得豁然开朗了。

“观其脉证，知犯何逆，随证治之。”这就像在一场搏斗中，对手的每一个动作都被我们精准预判。我们知道他现在的位置，他的拳头要往哪里挥，我们如何躲过这一拳。同时，当对手凑过来，离我们最近的时候，我们找准机会，一下打到他的腋窝，打到他的要害位置。这就是中医的辨证施治法，通过精准的预判和应对，截断病势的发展。

这是否让你联想到打篮球？教练要教给球员两件事情：除了正常的体能训练之外，更重要的是基本功的培养。球员必须学会运球、投篮、传球，这些基本动作要形成肌肉记忆。哪怕不看着球，在对抗的过程中，球员也能自如地运球，投篮时也能保持良好的手感，这叫作基本功。在经方广用课程的教学中，我们强调了基本功的重要性。例如，柴胡汤应该在什么情况下使用？这就需要我们了解方剂中每一味药的作用：柴胡是什么作用？黄芪是什么作用？半夏、生姜、党参的作用是什么？大枣和甘草又起到了什么样的支撑作用？当我们把这些内容进行分解时，会发现越熟练，基本功就越扎实，战术动作就越不会走形，这就是基础。只有当我们的基本功扎实，才能在面对复杂病情时，迅速准确地做出判断和应对，就像篮球运动员在比赛中凭借扎实的基本功完成高难度动作一样。中医的辨证施治也是如此，只有掌握了扎实的基本功，才能在临床实践中灵活运用，截断病势，达到治疗的目的。

现在外面有很多人，学了一点方剂，会说几个方子，就做出了一些违背祖宗的决定，卖点偏方什么的，这种人大有人在。但我们必须明确，中医的复兴绝对不能依靠这些人。要想在这场“比赛”中取得胜利，必须依靠那些业务精纯、天天琢磨如何才能赢的人。只有依靠这些真正热爱中医、努力钻研的人，我们才能赢得比赛，而不是靠那些只想体面地熬完比赛的人。

“观其脉证，知犯何逆，随证治之”，这是中医的核心原则。就像在篮球比赛中观察场上的所有变化一样，我们需要仔细观察患者的症状：他是吐了，还是大发汗了，还是泻下了，还是用过温针之后出现了萎靡？无论哪种情况，我们都有办法克制和挽回。关键在于，我们必须清楚这些方剂在什么情况下使用最为恰当，其比例和架构如何才能最具力量和针对性。这不仅需要扎实的基本功，还需要灵活的应变能力。只有这样，我们才能在面对复杂多变的病情时，迅速做出正确的判断和有效的应对。

我们再来看下一句：

“桂枝本为解肌，若其人脉浮紧，发热汗不出者，不可与之也。

常须识此，勿令误也。”

这段话是什么意思呢？桂枝并不是单纯用于打开毛孔的药物，而是用于促进血液循环，使动脉和静脉更好地旋转起来，让血液真正流动起来。而且，这个桂枝汤中还包括生姜、大枣和炙甘草，这些药物都是“守中之品”，有助于维持身体的平衡。它们对血液循环有很好的促进作用，同时可以温煦和滋养肌肉。桂枝汤适用于身体有汗的情况，哪怕不是全身出汗，只是手掌心、鼻子、腋下或后背有汗。例如，有些小孩虽然手上和脸上没有出汗，但你从后脖颈的那块进去摸一把，建议先搓热手，别凉津津地摸孩子。手搓热后伸进去一摸后背潮乎乎的，像这种情况，我们说它的毛孔有一部分是张开的，所以一直在出汗。像这种出汗呢，患者同时又怕冷，因此适合用解肌之法桂枝汤。

如果患者的脉象浮而紧，这通常意味着患者发高烧、不出汗。这种情况下，说明毛孔是闭塞的，患者可能会感到身体疼痛、咳嗽，甚至关节疼痛。当毛孔完全闭上之后，患者会咳嗽，而且会身上疼，不仅皮肤疼痛，肌肉和骨关节也可能疼痛。例如，一些患有风湿性关节炎的人，在感冒时会感到全身关节疼痛难忍。在这种情况下，适合使用麻黄汤来打开毛孔。如果脉象相对沉，可以使用麻黄加术汤或麻黄加白术附子汤。这些方剂能够有效打开毛孔，促进汗液排出，缓解症状。在这种情况下，不能使用桂枝汤，因为桂枝汤主要用于解肌，而不是直接打开毛孔。

桂枝汤中的生姜、大枣和炙甘草，这三味药主要作用是健运脾胃，促进脾胃的运化功能，从而不断生津，产生新的津液。这些津液可以支持身体的出汗功能。如果患者本身已经有出汗的症状，适当使用桂枝汤可以使其稍微多出一些汗。这种“润汗”作用有助于将体内的病邪（如病毒）排出体外。然而，如果患者的毛孔完全闭合，此时使用桂枝汤会适得其反。因为桂枝汤会增加体内的津液，而这些津液无法通过毛孔排出，反而会积聚在体内，导致身体更加疼痛，这就是所谓的“实实之祸”。这种情况下，患者本身已经存在表实证，即毛孔完全闭合，且闭合的部位已经开始疼痛。如果继续使用桂枝汤，症状会进一步加重，因为药物又增加了更多的津液，使患者更加难受。

在这种情况下，如果患者的脉象浮紧，发热但完全不出汗，身上干绷绷的，没有任何地方有汗，且伴有严重的头痛和身体疼痛，切勿使用桂枝汤。因为这些症状表明患者不符合桂枝汤的使用范围。此时，应考虑使用麻黄汤或其他适合发汗解表的方剂。

“太阳病三日，已发汗，若吐，若下，若温针，仍不解者，此为坏病，桂枝不中与之也。”

患者经过误治后，病情变得更加复杂，桂枝汤已经不再适用。此时，我们该怎么办呢？“观其脉证，知犯何逆”，这是中医辨证施治的核心原则。我们需要仔细观察患者的脉象和症状，了解病情的现状和变化。患者是持续腹泻，还是出现了高热（阳明热证），或者是发狂（阳明腑实证），抑或太阴或少阴病？我们必须根据患者当前的症状和脉象，判断病魔的走向，明确病因和病情的发展过程。随证治之，贴着它打。

今天，我们只要讲清楚这一句话，这堂课就值了！

请大家仔细品味《伤寒论》的原文，你会发现古文有一种独特的美感。这也是为什么我不太喜欢读唐诗、宋词、元曲。虽然这些文学作品也很美，但它们不具备实用价值。对于我这种实用型的人来说，这很痛苦。花费一整天的时间，只是学会读些诗词。但如果我的妈妈生病了，我光靠给她朗诵诗词，她最多愉快一下，挤出笑脸表扬我，但病痛依然存在。我既想要这种古文的美，又想要从中吸收真正的营养。现在，没有人去深入研究《伤寒论》，没有人去读这样的经典："太阳病三日，已发汗，若吐，若下，若温针，仍不解者，此为坏病，桂枝不中与之也。观其脉证，知犯何逆，随证治之。桂枝本为解肌，若其人脉浮紧，发热汗不出者，不可与之也。常须识此，勿令误也。"

言之谆谆，此乃真学问。既能欣赏古文的美，又能从中获取实用的知识。当你真正吃透这些内容后，你会发现这些知识真的可以用来治病，而且是治病的最高原则。慢慢地，你不再惧怕很多人间疾苦，你会渐渐成为一个不可思议、高深莫测的奇人。

让我们继续往下看。

第 17 条：若酒客病，不可与桂枝汤，得之则呕，以酒客不喜甘故也。

酒客，指的是那些长期饮酒，甚至从早到晚都在饮酒的人。在古代东汉时期，由于蒸馏技术尚未出现，当时的酒大多是低度的粮食酒。这种酒口感甘甜，度数较低，因此人们可以一大碗一大碗地饮用。元朝之前没有高度酒，古代的酒大多是真正的粮食酿造，不仅好喝，还带有甜味。此外，古代人习惯喝温酒，通常会用热水烫一烫或稍微加热，这样不仅能增加酒的口感，还能起到暖身的作用。

我们从《水浒传》中林冲在山神庙的情节可以看出，古代人在寒冷的天气里，会通过喝温酒来暖身和驱寒。这种温热的酒不仅能让身体感到温暖，还容易让人出汗。这种出汗与感冒后身上那种黏腻的汗不同，它是因为内热和酒精的作用，让人感到有些迷迷糊糊的，类似于感冒时的迷糊状态。在这种情况下，患者的脉象可能会偏大，但这并不意味着应该使用桂枝汤。在这种情况下，使用桂枝汤是不合适的，正确的选择应该是葛根黄芩黄连汤。

葛根具有解酒的作用，能够将体内摄入的水分和酒精中的水分提取出来，稀释脑中的酒精浓度。这种稀释作用有助于降低酒精对大脑的抑制作用，从而使人更容易醒酒。此外，葛根不仅具有稀释作用，还具有发散和辛凉发汗解表的作用。在葛根黄芩黄连汤中，葛根的用量可以达到半斤（125 克），这样可以迅速通过发汗将酒精排出体外，先稀释再蒸发，效果显著。

黄芪能够清除胆热，黄连则可以消除胃热以及胃肠道中的所有热邪和炎性物质。因此，针对酒客病（因长期饮酒导致的不适），不应使用桂枝汤，而应选择葛根芩连汤，这是汉朝时期的一种常见治疗方法。如果酒客误用了桂枝汤，可能会出现呕吐的情况。这是因为桂枝汤本身具有辛温解表的作用。酒客本身已经内热较重，如果再服用桂枝汤，就好比在已经很热的环境中又加了一个火炉，身体自然会排斥这种“火炉子”，从而通过呕吐将药物排出体外。这就是所谓的“得之则呕”，即服用后会立即呕吐出来。这是因为酒客不喜欢甘温的药物，他们更倾向于喝凉酒或使用一些清凉的药物来缓解不适，因为他们已经摄入了大量温酒。

但是，这种说法在当今已不完全适用。现在，我们需要根据个人的饮酒偏好来选择治疗方法。比如，如果一个人喜欢喝啤酒，尤其是冰镇啤酒，甚至每天从早到晚都喝冰啤酒，还搭配凉菜，那么在这种情况下，使用葛根黄芪黄连汤可能就不合适了。这说明，随着时代的变迁，我们在应用这些方剂时也需要做出相应的调整。

在汉朝，哪有啤酒，更别提冰镇啤酒了。如今，喜欢喝冰镇啤酒的年轻人，其实更适合用葛根汤，或者桂枝加葛根汤。在这种情况下，桂枝汤作为基础方剂是非常合适的，其中的生姜可以暖胃。很多人喝冰啤酒后会拉肚子，这说明胃里有点寒气。一摸肚子，可能是喝冰啤酒喝多了，导致肠胃不适。此时，用生姜、大枣、炙甘草，再加上桂枝和白芍，可以促进血液循环。身体受凉后，血液循环会变慢，而葛根可以帮助解酒。

所以，对于现代的酒客，麻烦您先问问他们喜欢喝白酒还是啤酒。根据他们的饮酒偏好，选择相应的方剂进行调理。如果他们偏热，就用凉性的葛根黄芩黄连汤；如果他们偏冷，经常拉稀，肚子摸起来凉凉的，那就用桂枝汤打底，加上葛根，既能解酒又能温暖身体，让他们全身暖乎乎的。所以说，时代变了，我们的治疗方法也需要相应调整。

其实，我们在这里讨论的内容，正是前面提到的那句话："观其脉证，知犯何逆，随证治之。"我们来看看患者的具体症状：他们是怕冷还是怕热？是拉稀还是不拉稀？属于哪种类型？脉象又如何？根据患者的实际症状，灵活运用方剂。所以，当我们看到"若酒客病，不可与桂枝汤，得之则呕，以酒客不喜甘故也"时，要明白这并非绝对。经常喝啤酒的人，可能会觉得桂枝汤加葛根很舒服；而喝白酒的人，再给他们喝桂枝汤，他们可能会感到不适。我们需要准确把握患者的具体情况。

第 18 条：喘家，作桂枝汤加厚朴杏子，佳。六。

这句话在提示我们什么呢？

当我们全面掌握了桂枝汤这个基本功之后，如果患者本身有基础病，比如“喘家”即长期患有哮喘、咳嗽、呼吸困难等慢性呼吸道疾病，又因外感风寒出现脉浮、头项强痛而恶寒等症状时，单纯使用桂枝汤可能不够。因为患者本身就有喘咳症状，需要宽胸理气、润肺止咳。此时，可在桂枝汤的基础上加入厚朴、杏仁，以增强宽胸理气、降逆平喘的作用。“佳”指的是什么呢？就是“这样好”，桂枝汤加厚朴、杏子，佳。

各位，如果我们进一步拓展一下思路：如果患者不喘，而是痰多，比如患有慢性咽炎，或者是老烟民，经常觉得嗓子不舒服，咽喉不利，那该怎么办呢？这种情况下，还适合用厚朴和杏子吗？其实，更适合用桂枝汤加桔梗，这样效果会更好，对不对？然而，如果不仅仅是咽喉部位有问题，患者体内也有痰湿，那该怎么办呢？桂枝汤加半夏也是很好的选择，对吧？如果症状更严重一些，那桂枝汤加浙贝母是不是也很合适呢？这就是所谓的“痰家”，患者总是痰多，没完没了，每天早上起来都要先清清嗓子，说几句“啊啊”这样的话，那这种情况就应该用桂枝汤加桔梗、半夏和贝母。所以说，我们要根据症状的具体定位来选择药物，桂枝汤加厚朴、杏子并不是说桂枝汤就一定要同时加厚朴和杏子，不是这样的。

叶天士就是桂枝汤常常加杏子，不加厚朴，因为那个人就没很明显胸闷，他只是咳嗽啊，只是喘。

在中医中，所谓的“什么家什么客”，用现代的话来说，其实就是慢性病。如果患者有呼吸系统的慢性病，比如长期喘息、咳嗽，这种情况被称为“喘家”。如果患者咽喉部位经常有痰，这种情况被称为“痰家”。如果患者经常拉稀，尤其是每天早上五更时腹泻，这种情况被称为“下家”，即泻下的“下”。对于这些慢性病患者，如果他们又感冒了，出现脉浮、头项强痛、恶寒等症状，单纯使用桂枝汤可能不够。比如，对于经常拉稀的患者，可以在桂枝汤的基础上加上山药、赤石脂或肉桂，帮助肠道恢复功能。如果腹泻伴有黄臭、黏腻，可能是肠道有炎性物质，这时可以加入黄芩、黄连来清热燥湿。所以当我们看到“喘家，作桂枝汤加厚朴、杏子，佳”的时候，要深刻领悟其意义。首先，要掌握桂枝汤的基本用法；其次，要了解患者本身的基础病，然后针对性地加入一些配套药物，这样才能达到很好的治疗效果。

在使用厚朴和杏仁时，我们通常会根据患者的具体情况来调整用量。对于成年人，厚朴的用量一般较大，通常为 20 克或 30 克；而杏仁一般用 15 克即可。如果患者是儿童，应根据体重适当减少用量。厚朴具有宽胸理气的作用，适用于胸闷明显、气管狭窄、呼吸不畅的情况。当患者感觉胸闷严重、气管狭窄、呼吸困难时，厚朴可以帮助缓解这些症状。杏仁则具有润肺止咳的作用，适用于干咳、肺燥、嗓子干燥、鼻子干燥等情况。这里指的是苦杏仁，苦杏仁比甜杏仁在润肺止咳方面效果更好。

第 19 条：凡服桂枝汤吐者，其后必吐脓血也。

这段话什么意思呢？我想问问大家，当我们遇到一个人，比如我们自己或者我们身边的家人，在服用桂枝汤后出现呕吐，甚至吐出脓血，这种情况是好事还是坏事呢？我们有很多老前辈都认为这是坏事。但是我有过这样的经验，我认为这是好事。为什么呢？因为确实有人，他是典型的桂枝汤证，表现为怕冷、脉浮且缓、汗出。给他服用桂枝汤后，他开始出汗，但很快出现了呕吐，呕吐之后仍然在出汗，发烧也逐渐随着汗出而退去，身体确实感觉舒服了。然而，他后来又呕吐，吐出的是黑色血块和脓血。这证明了什么呢？其实后来才知道，这位先生以前有慢性胃溃疡。他一直使用的是焦三仙，也就是三仙炭，包括炒神曲、炒麦芽和焦山楂。

三仙炭是什么概念呢？三仙炭是指将神曲、麦芽、山楂这三味中药炒焦后的一种特殊炮制品。炒焦后的药物颜色发黑，具有止血的作用，临床上常用于治疗消化道出血。血，遇黑则止。在中医理论中，有“血遇黑则止”的说法。当消化道出血时，我们通常会使用焦三仙来治疗。焦三仙中的“焦”指的是炒焦的意思，而不是普通的炒制。我们需要使用已经炒到发煳、发黑的药物，而不是炒得不够焦的，这种炒焦的药物被称为三仙炭。三仙炭中的“三仙”指的是神曲、麦芽和山楂这三样东西，将这三味中药炒成炭，炒到发黑、发煳，这样处理后的药物具有更强的止血效果。当血液遇到这种黑色的药物时，会迅速凝结，从而止住出血。如果不使用这种炒焦的药物，虽然脓血可能被吐出，但新的血丝仍会慢慢渗透出来，这种情况如果不加以控制，是无法好转的。

所以，凡服桂枝汤而呕吐者，其后可能会吐出脓血。桂枝汤性质平和，几乎人人都可以服用，大家应大胆使用。现在有些人，还没学会桂枝汤能帮我们做什么，就先去琢磨什么人不适合用桂枝汤。其实，桂枝汤的适用范围很广，即使是酒客病（因饮酒过量导致的不适）也不是绝对禁忌，喝凉啤酒的人也可以用桂枝汤。尤其是当桂枝汤用对了，患者出了一点汗，退了烧，即使出现呕吐，那也无妨。呕吐后，我们只需解决呕吐的问题。如果吐出脓血、黑血块，甚至一些脏兮兮的东西，那也没关系。如果不把这些有害物质吐出来，长期积累在体内，实际上可能会增加患胃癌的风险。所以，吐出来是好事。在这种情况下，可以先使用焦三仙来止血。之后，再用鸡内金、党参、山药等药物进行调理和保养。或者也可以使用李可先生的三畏汤，清理那些未被清除干净的黏膜组织，如烂掉的肉等，清理干净就可以了。

这个吃了桂枝汤头晕，那就太对了，这是属于瞑眩反应，说明对路了。我们如果吃完了一个药之后，感觉晕晕的，这是对的。不要害怕这种晕晕的感觉，不要觉得好像有点难受，有些人会吐出来，有些人会头昏，有些人会拉稀。我之前给大家分享过，曾经有一个东北的老爷子，他特别爱喝酒，然后喝得肝有点不好了，面黄肌瘦的，身体很难受。那时候给他吃的是理中汤，纯纯的理中汤党参、干姜、白术、炙甘草，用的全是热药。我跟他儿子说，你把这张方子抓好了之后给你爸爸吃，有可能第二天叔叔可能会出现什么呢？会拉稀。因为他老是喝凉的啤酒，里边可能有很多寒气，所以给他用完热药之后，他可能会排出很多寒气，会拉稀的，你不要害怕啊。

第二天他告诉我，老头没撑到第二天白天，半夜就开始拉稀了，然后一宿没睡好。但是老爷子很舒服，因为我提前也告诉他了，这个说明那个“冰化了”之后会出现那种情况。你说要是一般人的话，他得有多害怕呢？如果不是我们有经验的人，哎哟，我是不是用错了？用的是一派热药，党参是温性的，白术是温性的，而且是燥湿的，它应该是治便溏的，再加上干姜不用说了，肯定是热性的，炙甘草也是温性的，全部没有一个寒凉之药，怎么吃完之后会拉稀呢？那肯定是坚冰得暖则化。这个就是我们讲到的反应，他用完了之后拉稀，包括还有一些人会觉得头晕晕的，会恶心等，这个叫作瞑眩反应。

瞑眩反应跟毒副作用的区别是什么呢？毒副作用也是难受，瞑眩反应也是难受，这两个都是难受，怎么去鉴别呢？

毒副作用是指无论是中药还是西药，刚开始吃感觉不到太难受，吃得时间越长，如吃了半年之后就开始发现自己好像掉头发了，然后身体虚弱了，或者是肌肉萎缩了，就是你越吃的时间长，你的危害就越大，难受的那种情况就越重，它是呈现这样的典型的上升趋势。随着时间的推移，它会越来越重。

瞑眩反应则是一上来就很重，要不就吐了，要不就是拉稀了，要不就是头昏昏的感觉，但是第二天、第三天过去了之后，你会发现好像比刚开始要轻了一些，再加上差不多六七天的时候基本上就快没了，这就是所谓的瞑眩反应。它是典型的“虎头蛇尾”，来的好像挺厉害，一下子就起来了，但是后边就没有耐力了，下滑的还很凶。还是吃这个药，接着吃，不头昏了，不拉稀了，不吐了，说明这是瞑眩反应。

一个从轻到重，一个从重到轻。一个是长年累月的堆积，另一个是基本上在六七天之内结束，这就是瞑眩反应。

所以有患者用药后说："哎呀！好难受，我心慌呕吐。"这太对了，说明这药用对了，"药不瞑眩，厥疾弗瘳"，真的是这样，所以这就是看您自己的认知了。如果说咱们以前没有听过这种情况，遇到了可能会吓一大跳，然后停止用药。现在我们已经讲过了，至于敢不敢吃，那在于您了。

我们今天就讲到这儿，感谢大家的陪伴。

第五讲

上节课讲了：“喘家，作桂枝汤加厚朴杏子，佳。”

对于痰家，可以加入一些具有祛痰作用的药物，如桔梗、贝母等。如果患者还有其他慢性疾病，应结合这些慢性病的情况来使用桂枝汤。中医治疗的原则是有是证用是方，即根据患者的具体症状和体质来选择合适的方剂。如果患者本身有慢性病，治疗时应综合考虑这些基础疾病，进行综合调理。

举个例子，如果患者本身患有风湿或类风湿性关节炎，关节已经变形，单纯使用桂枝汤虽然有一定的效果，但你可能会发现关节症状一次比一次加重。在这种情况下，我们需要根据患者的具体症状进行调整。如果患者怕凉风，凉风一吹就感觉难受，可以在桂枝汤的基础上加入白术，甚至白术、附子，以增强温阳祛湿的作用。如果患者怕热风，舌苔干燥发黄，可以在桂枝汤的基础上加入生薏仁，以清热利湿。仲景先师通过这些方剂给我们做了示范，教导我们要学会举一反三。

“凡服桂枝汤吐者，其后必吐脓血也。”很多人说这就说明误治了，但是您知道他吐的不是鲜血，就证明他其实吐出来是陈旧性的不好的脏血，甚至可能都已经是有一些化脓的血。在这种情况下，实际上我认为它反倒是一件好事儿，给我们一个提醒，他胃肠道里边有一些溃烂组织。

桂枝汤因其配方中的生姜和桂枝等成分，具有强胃的作用。那么，适合使用桂枝汤的人群是怎样的呢？通常来说，那些平时胃口不佳、对食物缺乏兴趣、觉得吃什么都没味道的人，会从桂枝汤中受益。我们需要用那些奇奇怪怪的方子，或者是很深奥的方子吗？不需要。其实，桂枝汤本身就是一个简单而有效的选择。

只要定期服用桂枝汤，就会发现其食欲逐渐改善，吃饭变得越来越香。

桂枝汤的配方中包含生姜、大枣、炙甘草，以及外围的桂枝和白芍。这些成分共同作用，形成了一个独特的调理系统。那么，这个配方的概念是什么呢？对于那些平时胃口不佳、吃什么都觉得不香的人，桂枝汤可以起到显著的改善作用。就像让一个人去运动、跑步、上田里干活一样，经过体力消耗后，回来会觉得什么都想吃。这是因为运动促进了血液循环，增加了食欲。同样，桂枝汤中的桂枝和白芍也具有类似的作用，它们通过催动血液循环，促进体内的新陈代谢。在这种情况下，桂枝汤形成了一个良性的循环。生姜、大枣、炙甘草在后方推着，桂枝和白芍在前方拉着，就像一个发动机带动整个系统运转一样。这样一来，人的体质就能逐步提升，越来越强壮。正如倪海厦老师所说，体质差的人有事没事经常喝桂枝汤，可以逐步增强体质。这是因为桂枝汤通过调理脾胃、促进血液循环，能够改善整体健康状况，使体质逐渐增强。

在临床实践中，我们常常会发现，尽管桂枝汤是最基础的方剂之一，但它的应用范围非常广泛。许多名医在其职业生涯中，主要依靠桂枝汤的加减化裁，就能造福一方，守护一方。同样，有些医生仅通过小柴胡汤的加减化裁，也能取得不错的治疗效果。

有一位先生的话说到了我的心坎里。他认为，我们在学习中医时，应该全面学习各种经典方剂，如桂枝汤、小柴胡汤、葛根汤、承气汤、四逆汤、理中汤等。然而，当我们全面掌握了这些方剂后，会发现实际应用中，60% 以上的情况都可以通过一两个方剂的加减化裁来解决。这说明，尽管中医方剂众多，但掌握几个核心方剂并灵活运用，就能应对大多数常见病证。

这段话说到了我的心坎里，确实是这样的。为什么我一开始的时候非常喜欢用小柴胡汤？因为你会发现，几乎所有的人，无论男女老少，都有一些腺体的问题。要么是腮腺出问题了，要么是胰腺出问题了，要么是乳腺出问题了，要么是甲状腺出问题了，要么是男性的前列腺出问题了，有些人是脑垂体出问题了，也属于腺体问题。所以你会发现，几乎每个人都需要用到小柴胡汤。当我深入研究封髓丹的时候，我也觉得好像每个人多多少少都有点封髓丹的症状，有时候会有这种感觉。

学来学去，到最后发现这些知识都融入了血液里，应用起来就会非常自如。

我们继续往下看。

第 20 条：太阳病，发汗，遂漏不止，其人恶风，小便难，四肢微急，难以屈伸者，桂枝加附子汤主之。方七。

桂枝三两（去皮），芍药三两，甘草三两（炙），生姜三两（切），大枣十二枚（擘），附子一枚（炮，去皮，破八片）。

上六味，以水七升，煮取三升，去滓，温服一升。本云桂枝汤，今加附子。将息如前法。

这个是我们讲到一个比较关键的地方了。太阳病，我们应该用解肌或者发汗之法。从《伤寒论》和《金匮要略》的用语习惯来看，发汗特指的是用麻黄剂。

大家学到后面就会很清楚了，说太阳病发汗不是正常的吗？但这里指的是大发汗，指的是用了麻黄剂来发汗，遂漏不止。也就是说，这个人发汗发得有点过头了，有点漏汗了。毛孔正常来讲，闭合的或者是开合不利的都不行。毛孔老是关着的人，肯定容易出现湿疹。夏天的时候为什么那么多人会出湿疹呢？是因为你热，热就一定会出汗。但是汗离开了汗腺之后，它有那么一点距离。毛孔是闭合的，汗腺这块儿又是打开的，感觉好像刚跑完步、打完球，一下子冲个凉水澡之后，这人满脸通红，身上会觉得非常难受，很容易刺痒长疹子，这说明毛孔一下闭合上了。

如果出现了这种情况，很多人就会有终身性的皮肤湿疹，或终身性的荨麻疹，每次都只能抹药膏。那么这种情况之下，我们应该怎么办呢？

如果患者身上干巴巴的，完全不出汗，这可能是汗腺闭合症。在这种情况下，我们应该使用麻黄剂来发汗。具体选择如下：怕冷就使用麻黄汤；不怕冷且有点咳嗽就使用麻杏石甘汤；烦躁且容易高热就使用大青龙汤。这些方剂都属于麻黄剂。

但是如果患者手脚有汗，或者腋下有汗，或者后背上后脊下是潮湿的，身上只要有任何一个部位有汗出，这种情况就不适合使用麻黄汤（同麻黄剂），麻黄汤的这一系列方剂都应该避免使用。相反，我们应该使用桂枝汤来调和营卫。

各位，现在我们发现一个很常见的问题：很多人感冒后并没有第一时间来找你看病，而是在其他地方先进行了治疗，通常是大量发汗。结果现在一动就一身汗，这种情况这几年特别多。这种现象通常是由于患者在感冒后服用了退烧药。退烧药的原理是先让患者郁热，然后突然发汗，半小时到一小时后，汗出热退。无论是儿童还是成人的感冒药，很多都是这种机制。通常还会结合消炎药（抗生素）来缓解嗓子肿痛，这两种手段结合使用。如果患者同时输液，补充生理盐水，效果会更好，因为输液可以帮助患者更好地承受发汗，否则容易出现干烧。这就是为什么输液比口服退烧药的效果更好一点的原因。

各位想想看，是不是这么个道理？

首先，退烧是否要通过发汗来蒸发带走热能？答案是肯定的。无论是中药的麻黄剂还是西药中的退烧药，其主要作用机制都是通过发汗来降低体温。当患者口服退烧药后，药物会促使身体发汗，通过汗液的蒸发带走体内的热能，从而达到退烧的效果。然而，这种退烧方法在短期内虽然有效，但可能会导致患者体内的津液过度消耗。通常情况下，患者在第一次服用退烧药后能够退烧，第二次也能退烧，但到了第三次，可能会发现烧退不下去了，出现“干烧”的情况。这是为什么呢？因为体内的津液已经被大量消耗，没有足够的水分来继续发汗了。此时患者不仅会感到虚弱，烧也难以退下去。在这种情况下，如果继续使用同一种退烧药，但通过静脉注射的方式给予生理盐水补充水分，患者又能退烧了。这是因为退烧药仍然在带走热能，同时静脉注射的生理盐水不断补充体内的水分，使身体有足够的津液来继续发汗。这种一边蒸发退热一边补充水分的方法，效果会更好，操作起来也并不复杂。

近年来，无论是小孩儿、大人还是老人，很多人频繁感冒。感冒后服用感冒药，毛孔张开得过大，导致出现漏汗的情况。

“遂漏不止”和“其人恶风”是中医术语，描述的是患者出汗过多且怕风的症状。具体来说，患者只要一动就一身汗，一喝水也是一身汗。比如搬个桌子，按理说大小伙子不至于这么虚弱，但从一个房间搬到另一个房间就出汗了。更夸张的是，吃碗面都满头满脸都是汗。这种情况表明，患者的毛孔张开得太大，已经无法正常闭合。这种情况通常是因为患者在感冒后使用了大量发汗的药物，导致毛孔过度张开。就像门本来是闭合的，需要开一下锁才能打开，但有些人相当暴躁，直接把门拆了，结果门完全关不上了。晚上睡觉时，小偷随便进来，毛孔彻底张开，无法闭合，这确实是个麻烦的问题。

此人畏风，且小便困难，四肢僵硬到难以屈伸。小便困难的原因是什么呢？这是因为在大量出汗之后，体液已经丧失，导致小便控制不住，表现为尿滴答答的尿等待，且尿量不多，还憋不住。像这种情况属于小便困难，不是完全没有尿，而是尿量少，且伴有尿等待和尿滴沥，同时还容易漏尿。很多老人在感冒时没有得到及时治疗，使用了大量发汗的方法，便会出现这种情况。

那么，“四肢微急”是什么意思呢？简单来说，就是四肢无力，甚至无法完成一些简单的动作。别说掰手腕了，就连想拿个水杯，都会感觉手上没有力气。为什么会这样呢？从医学角度来讲，这可能是因为身体气血不足，血液无法充分濡养四肢，导致力量下降。这种情况有点像你趴在桌子上，手臂被压久了之后，手部发麻，甚至拿东西时都会感觉需要缓一缓，因为血液暂时无法顺畅流通。

我们的血液中含有大量的水分，因此当大量出汗导致水分过度流失时，血液会变得黏稠。这种黏稠的血液更容易形成斑块，从而引发一系列严重的健康问题。临床上，我们常常会看到这样的情况：患者感冒痊愈后，却出现了脑血栓，或者深层静脉血栓，甚至肺动脉栓塞。这些并发症的出现，往往与过度发汗导致的血液黏稠密切相关。因此，我们建议大家多了解一些医学常识。

你说你不懂这些，只想研究升官发财，或者沉迷于娱乐活动，这当然无可厚非。然而，当健康问题降临到我们自己或亲人身上的时候，我们却可能无能为力。我们最多只能花钱请医生看病，但医生的水平究竟如何，当天的状态是否良好，是否因为被领导批评或同事排挤而心情不稳定，这些因素都是未知的。这种无奈，张仲景就在《伤寒论》中发出过感慨：“委付凡医，恣其所措。”

我们常常把自己的身体这台至贵之重器，交给那些水平参差不齐的“凡医”。其实，无论我们多么平凡，身体的每一部分都是极其珍贵的。你的眼睛、眉毛，甚至是头发，都价值不菲。如果植发，需要花费高额的费用；而皮肤一旦烧伤或烫伤，植皮手术的费用更是不菲。这还只是皮肤，更不用说内脏器官了。事实上，我们每个人的身体都是无比贵重的。因此，我们应当像保养一台精密而贵重的机器一样，去精心呵护自己的身体。健康是人生最重要的财富，没有健康，一切都将失去意义。医学知识固然需要专家掌握，但我们自己也应当懂一些基本的健康常识。只有这样，我们才能在面对疾病时，做出更明智的选择，更好地保护自己和家人。

当患者出现四肢危急、难以屈伸、不能用力甚至抽筋等症状时，中医认为这可能是由于组织过于干燥而引发的抽搐现象。这个时候用桂枝汤加炮附子。

看一下方子的构成：

桂枝三两（去皮），芍药三两，甘草三两（炙），生姜三两（切），大枣十二枚（擘），附子一枚（炮，去皮，破八片）。

我们讲到这里时，大家有没有发现什么奇怪的地方？我提示一下，有哪味药的用量和平时桂枝汤的用量不太一样？是的，大家都发现了，甘草的用量明显增加了，从二两直接上升到了三两。

二两上升到三两，为什么呢？原因有两个方面。首先，现在患者是缺水状态，甘草具有蓄水之性。平时我们不建议大家长期随便服用甘草，但如果现在嗓子疼，黏膜受损，用甘草是很合适的。甘草确实能修复黏膜，对咽喉的炎性肿痛有很好的帮助，甘草汤就是只用这一味药。

平时有人会天天用甘草泡水喝，那么这样做可以吗？我不建议这样做。我建议大家可以换成黄芪，或者是枸杞，这些都有助于抗疲劳。但甘草不能长期无节制地饮用，因为它具有蓄水的特性。如果长期饮用，可能会导致眼袋浮肿，身体感觉沉重，甚至体重还会增加。这是为什么呢？这是因为甘草把喝进去的水分都像大坝一样蓄积起来了，导致了身体水肿。

那么，为什么我们现在需要用到甘草呢？当出汗过多，体内的津液都流失了，这时候我们希望把喝进去的水留在体内，那么就应该用到甘草了。而且最好是用炙过的甘草，因为它具有温热之性，类似于凉白开经过加热后，更容易气化，也更容易被人体吸收。这也是为什么在一些方剂中会用到三两炙甘草的原因。

那么，第二个原因是什么呢？我们在配方中还加入了炮附子。炮附子的大小不一，大的一枚有 20—30 克，小的则基本在 15—20 克。在古代的炮制过程中，附子是要去皮的，但现在很多附子都没有去皮。不去皮的附子可能会对身体产生一些不良影响。此外，现代的附子与古代的附子相比，药性也有所降低。附子本应生长在背阴面、阴寒的地方，终年积雪不化的环境中，这样的附子才具有温阳散寒的能力，能够提振我们的新陈代谢。然而，现在很多种植出来的附子并没有这样的生长条件，只要能种的地方都会种植，导致附子的药性、毒性以及所有性能都有所下降。

因此，李可老中医在使用附子时，常常会加大用量，比汉代的用量增加一倍，甚至可能还要增加两倍。这是老前辈的一个发现，他发现炮附子用量少了之后效果不佳，起不到应有的作用。

这种情况我也有所发现，所以附子一枚我们通常用量是15—20克，如果要翻倍的话，可能就需要用到30克左右，这样才能起到较强的作用。

我们在使用炮附子时，应该如何牵制它的毒性呢？炮附子的偏性是热的，因此当人体极度怕冷或新陈代谢放缓时，就需要使用炮附子。附子的热能有点像一下子把热气球吹起来，但如果热气球的材质很薄，就容易吹爆。为了让热气球既能吹起来又足够结实，就需要用足量的炙甘草来配合。炙甘草与炮附子配合得当，就好比热气球既被吹起又不会破裂。

当我们的身体感觉像漏气的皮球一样，不停地漏汗，整个人似乎虚弱不堪时，使用桂枝汤加炮附子，并且足量使用甘草，会发现身体的精气神迅速恢复，而且不再容易漏汗。这就是桂枝汤加炮附子的妙用。

这个汤方需要注意的用法：

“上六味，以水七升，煮取三升，去滓，温服一升。”

在现代剂量换算中，上述六味药用水七升进行煎煮。汉朝的一升相当于现在的 200 毫升，因此七升水即为 1400 毫升，大致相当于三瓶矿泉水。煮取三升，也就是煮剩下 600 毫升，过滤掉药渣后仍剩 600 毫升，温服一升，即每次服用 1/3，也就是 200 毫升。

经方的用法其实很简单：用三瓶矿泉水煮至剩下略多于一瓶矿泉水的量，然后分三次服用即可。

炮附子的剂量可以达到 30 克。开锅后煮一个小时，基本上就能剩下 600 毫升。张仲景先生已经明确指出这一点，虽然他没有详细解释，但我们只需按照他的方法去做即可。他似乎是一个比较内敛、不太喜欢过多解释的人。

然而，我曾经走过弯路。在不同的汤方中，只要加入炮附子，我都会重新测试一遍，比如先煎两个小时或一个小时，然后再放入其他药物。因为我看到许多前辈都是这样做的，觉得他们肯定有他们的道理，于是我也去尝试。但最终发现，按照张仲景先生的方法去做，才是最优化的方式。

其实，所有药材一起煮就可以，无须先煎。根据我个人的经验，无论使用多大剂量的附子，从沸点开始计时煮 70 分钟左右（开锅后调小火力，保持微沸）就足够了。这样的煮法能使药效释放得最好，对人的帮助最大，又不会出现药力释放不完全或偏性过强等问题。

听完这堂课的朋友应该明白，附子并没有什么可怕的，也没有什么毒性。它无非就是振奋新陈代谢，有一点热性而已。而且在方剂中，附子的“毒性”已经被充足的炙甘草制约了。

在《伤寒论》中，三两相当于现在的 15.625 克。我们平时可以简单地将一两换算成 5 克，例如桂枝三两就按 15 克计算，芍药三两就是 15 克。

接下来，我们来看一下它的适应人群：

第一个适应人群是异常出汗者。我们身边一定会有这样的人，而且这样的人还不少见。可能今天是我的岳母，明天是我的邻居，后天是我的领导。他们身份尊贵，受人尊重，但就是这样的人，却把自己的身家性命交给了不太懂医的人。或许是很有文化的文学大家，又或许是地位很高的画家，他们可能稍微动一动笔，就会异常出汗。这种情况下，或许只有你能帮到他们。

今天学到这里，我们就掌握了一项技能：帮助身边那些一动就出汗不止的人。他们不仅白天出汗，晚上也出汗；人恶风，这风一吹过来就很难受；小便难，就是小便不是特别的好；甚至四肢活动不灵便，担心自己是不是中风或脑血栓的前兆。

这是为什么呢？因为血液过于黏稠，大量出汗后，人体很容易出现深层静脉血栓，颈动脉斑块可能在半个月内形成并迅速增大。这就是为什么我们要懂一点医学知识，桂枝加附子汤专门用于治疗漏汗。

近年来，新冠之后，很多人频繁感冒，每次感冒都大量出汗。几次大发汗之后，就变成了“汗家”，天天都在出汗，不知道该怎么办。那么今天讲的这段内容就非常适合这些朋友。

我们已经知道了用法，现在再做一个鉴别使用。与谁作类比鉴别呢？与芍药甘草汤。芍药甘草汤也用于治疗四肢挛急，尤其是有静脉曲张或小腿抽筋的情况。这种情况下，我们一般使用芍药甘草汤，又名“去杖汤”，它也能治疗四肢难以屈伸。

那么，这两个汤方有什么区别，或者如何鉴别使用呢？首先，芍药甘草汤的使用一般伴随比较剧烈或明显的腹痛。虽然桂枝加附子汤和芍药甘草汤都能治疗抽筋，但芍药甘草汤的患者常伴随明显的腹部疼痛。其次，看是否有漏汗不止的情况。如果出现漏汗不止，患者怕风、小便困难，说明还有外感，此时应以桂枝汤为基础。芍药甘草汤一般没有这些症状，只是单纯抽筋，不会白天黑夜冒汗，也不怕风。

因此，同样是调节四肢难以屈伸或腓肠肌痉挛，桂枝加附子汤和芍药甘草汤都能治疗，但两者的区分点在于是否有腹痛、漏汗不止、怕风等症状。

再来看下一个关于附子的使用。一般情况下，附子会被单包先煎。药房里有这样的规矩，我认为主要有两个出发点：一是规避风险；二是不求有功，但求无过。然而，这种做法却忽视了中药的一个重要原则以偏纠偏。谁闲着没事会去吃药呢？当一个人正在漏汗的时候，就一定要用炮附子，一定要用桂枝汤加炮附子。那么，为什么要用炮附子呢？

炮附子能够恢复我们新陈代谢的机能，新陈代谢机能指的是什么呢？当我们使用桂枝汤加炮附子时，桂枝汤会把炮附子的力量全部带到体表。炮附子恢复新陈代谢的机能，主要体现在它能够调节毛孔的开合。当一个人一直在漏汗时，毛孔就像大门被拆了一样，无法正常关闭。炮附子的作用就是恢复毛孔的正常机能，让它在该出汗的时候出汗，不该出汗的时候就关闭，从而恢复正常。

人体的新陈代谢是自发进行的，不需要大脑刻意下达指令。

比如当我们睡觉时，不需要提醒自己新陈代谢不要停、心跳不要停、呼吸别停、泌尿系统不要停，这些生理过程会自发地进行。新陈代谢的动能可以通过附子来推动和恢复。

既然附子有这么强大的作用，当体表出现问题时，我们用桂枝汤把炮附子的力量带到体表，让它发挥对毛孔开合的恢复机制。这就是为什么对于漏汗不止的人，不应该采用滋阴或输液的方法。因为输液相当于给身体补充水分，但这些水分又会通过漏汗流失，就像一个花钱大手大脚的人，你给他多少钱他都会花掉，有点像赌徒。在这种情况下，我们必须让身体停止这种无谓的消耗，让毛孔该关的时候就关上。这就是桂枝汤加附子的方义。

为什么要使用这个方剂呢？原因正如我前面所说。然而，药房并不理会这些，他们要规避风险。因此即使你需要 30 克附子，他们也只会给你 9 克，并且反复叮嘱你一定要先煮两个小时。他们声称这是为了你好，但实际上是为了规避风险。

那么，附子单包先煎到底是不是必要的呢？这其实是一个陋习。在《伤寒论》中，张仲景是这样写的："以水七升，煮取三升，去滓，温服一升。"也就是说，用水 1400 毫升煮至剩下 600 毫升，去掉药渣，分三次温服，就这么简单。医学本来应该是简单易懂的，但现在却成了少数人掌握的深奥的专业知识。我们要打破这种壁垒，让来自民间的知识回归民间。中医本身就是一门"草根学问"，应该是老百姓人人都能听得懂、用得上的实用知识。我们是为人民服务的，什么是为人民服务？就是当人们需要时，他们能够用得上。生病是每个人都会遇到的事情，这些知识是大家的刚需，而且你一定能用得上，没有那么复杂。

第 21 条：太阳病，下之后，脉促胸满者，桂枝去芍药汤主之。方八。促，一作纵。

桂枝三两（去皮），甘草二两（炙），生姜三两（切），大枣十二枚（擘）。

上四味，以水七升，煮取三升，去滓，温服一升。本云，桂枝汤今去芍药。将息如前法。

接下来，我们来谈谈脉象的问题。这里提到的脉象是促脉。促脉有两种含义：一是脉搏跳动急促，像是在催促；二是气血往上涌，导致气往上冲，从而引发胸闷。为什么气会往上冲呢？因为身体的下部空虚了，气血开始往上冲，顶在胸口，导致胸闷严重。这种情况下，患者很容易被诊断为冠心病，而桂枝去芍药汤常被用来治疗冠心病。

刘渡舟先生也有类似的经验。他体型较胖。晚年时，他经常感觉胸闷，检查后发现冠状动脉有点问题，刘老师给自己开的方子就是桂枝去芍药汤。

他的症状表现为胸闷，脉象促，脉搏跳动得比较快。用现代医学术语来说，这就是早搏，甚至可能伴有轻度房颤。这种脉象的特点是跳动节奏不规律，快慢不均，就像在“紧赶慢赶”，容易出现跳跳停停的情况。但这种脉象并不属于炙甘草汤证所对应的脉结代，因此它被归类为脉促。脉促的第一个特点是跳动速度快，且不规律，有时会出现所谓的早搏或房颤，表现为脉搏快速跳动几下后又突然变慢。

那么，促脉的促是什么意思呢？简单来说，就是在寸关尺三部脉象中，只能明显感受到寸脉和关脉，而尺脉则很难摸到。很多人觉得号脉很复杂，其实促脉是一种比较常见的脉象。当你去摸一个人的脉象时，从桡动脉的位置开始，即靠近虎口的寸脉位置，你能明显感受到脉搏；中间的关脉也能摸到；但到了尺脉的位置，也就是最靠近手腕内侧的部分，却很难摸到脉搏。这种情况在两只手上基本都是一样的，有时虽然能摸到尺脉，但需要用力按压，甚至按得患者生疼才能感受到。这种“尺脉无根”的现象，常常让人联想到肾虚。很多人会自己摸脉，发现尺脉较弱或难以触及，就怀疑自己肾虚，甚至去问医生时也会提到这个问题。医生们有时会根据这种情况开一些补肾的方子，比如六味地黄丸、金匮肾气丸、肾四味等，这在临床上是比较常见的处理方式。

但是，我们需要确认一件事情：如果患者的脉象表现为摸不到尺脉，同时寸脉跳动得非常快，跳动过程中还偶尔会“抖”那么两下，即脉搏跳动得不够稳定，类似早搏或房颤的情况，那么我们通常需要进一步询问患者平时是否容易拉肚子。如果患者经常出现腹泻或拉稀的情况，这往往提示下焦（从胸膈以下至胃肠道）受到了一定的影响，导致体液不足。

我们要知道，寸关尺脉象首先反映的是人体的上、中、下三焦情况。你不需要去管它什么左手心肝肾，右手肺脾命门这些具体的脏器。从粗略的角度来讲：寸脉代表胸口以上的区域；关脉指胸部到胃部，即从胸部到肚脐眼的区域；尺脉指肚脐以下的区域。

寸关尺分别对应人体的上、中、下三焦。如果寸脉很强劲，而关脉已经很弱，到了尺脉则几乎摸不到或非常微弱，这种情况通常表明下焦（胃肠道）功能较弱，体液不足。结合患者脉促（脉搏跳动较快且不规律）、胸闷等症状，这种情况通常适合使用桂枝去芍药汤进行治疗，这是一个重要的判断标准。

在这种情况下，正是使用桂枝去芍药汤的时机。从症状表现来看，患者主要表现为胸闷；从脉象上看，只能明显摸到寸脉，而关脉非常弱，尺脉有时能摸到，有时则摸不到，即使能摸到，相对来说也比较弱。这意味着在患者的关脉位置，也就是胃肠道这一区域，我们在摸脉时需要进行细致的检查，包括上按、下按和左右推寻。轻轻按压，然后逐渐加重力度，慢慢往下按，感受脉象在不同力度下的变化，这叫上按和下按；从左到右轻轻推动，观察脉象在中间、左侧和右侧的变化，同时感受脉象的上下、左右以及中间位置的差异，看看里面是否还有其他异常，这是左右推寻。这就是号脉时一个很有意思且重要的细节。

号脉是一种很科学且实用的方法，寸关尺脉象分别代表着人体的上、中、下三焦。如果你现在有拉稀的情况，那么你的中焦和下焦一定会有些虚弱，尤其是中焦的关脉会显得很虚，你的尺脉也可能因为整体气血不足而显得较弱，但寸脉却很强劲，这表明气机上冲。这就是我们之前提到的，即使我们不会号脉，但通过今天的学习，再去多摸摸脉，你会发现确实有人的脉象是这样的。这时，你问问他是否有胸闷，他会惊讶地说："你怎么知道我胸闷呢？好厉害呀！"这正是《伤寒论》中提到的"脉促胸满者"的情况。

所以脉促指的是寸脉跳动急促，关脉很弱，尺脉需要重重按压才能摸到，或者本身也比较虚弱。至于"胸满者"，无须过多解释，我们可以直接理解为“胸闷”。对于胸闷的情况，桂枝去芍药汤是主要的治疗方剂。

桂枝去芍药汤是中医中药学中的一个基础方剂。其核心原理是：对于胸闷的患者，不使用芍药。因为芍药主要用于缓解腹痛，它在下肢和腹腔发挥作用，能够促进静脉血回流。当患者已经胸闷时，心脏已经负担过重，脉搏急促（脉促），心脏已经忙不过来，无法正常运转。此时如果再使用芍药加速静脉血回流，患者会更加难受。因此，桂枝去芍药汤的核心在于去除芍药，避免加重心脏负担。

桂枝去芍药汤的核心作用是增强心脏的泵血功能，让血液能够顺利流出，而不是堆积在心脏附近。心脏肥大症的发生，往往是因为局部慢性充血，导致心脏长期处于充血状态。这种情况下，患者会感到胸闷，甚至心肌肥厚。心肌肥厚本质上也是一种充血状态，会导致心悸和严重的胸闷，仿佛有大石压在胸口。在这种情况下，我们需要快速将血液泵出，避免血液堆积。桂枝去芍药汤正是针对这些症状的首选方剂，这就是它的用法。

介绍完桂枝去芍药汤的用法后，我想分享两个实际案例。

第一个案例是关于刘渡舟先生的。由于他体型较胖，晚年时经常感觉胸闷，尤其是在每个季度换季的时候。因此，他经常使用桂枝去芍药汤来缓解症状。可以说，桂枝去芍药汤成了他晚年不可或缺的方剂。

第二个案例是郝万山老师在讲课时提到的。有一位女士，她经常在半夜突发急性胸闷，这种胸闷让她感到非常恐慌。她找到刘渡舟先生时，刘老师给她开的方剂也是桂枝去芍药汤。经过检查，这位女士被诊断为冠心病、冠状动脉粥样硬化。在实际观察中，我们发现很多患者存在心肌肥厚、心室肥大等问题，这些情况都表明桂枝去芍药汤具有广泛的适用性。心肌肥厚和心室肥大的原因在于局部长期充血，就像一个人倒挂起来后，脸部和颈部会因为充血而变得红肿，血液都堆积在这些部位。同样当心脏长期处于充血状态时，就会导致心肌肥厚，这种情况下就是用桂枝去芍药汤的时候。

桂枝去芍药汤在临床应用中，对于长期慢性胸闷、心悸等症状，效果显著。根据我的经验，如果患者症状持续时间较长，建议在方剂中加入红参。红参不仅能快速恢复胃气，还能增强脾胃功能，促进食欲和肠胃蠕动。桂枝去芍药汤中保留生姜、大枣和炙甘草，是为了保护胃气，避免因胃气虚弱导致的食欲不振或消化不良。如果患者因长期拉稀或使用泻药导致胃肠道虚弱，这些成分是必不可少的。你不能单纯使用桂枝甘草汤，因为这需要看患者的胃气是否良好，是否愿意进食。红参的加入，一方面可以健运脾胃，让患者有胃口吃饭；另一方面还能强化心脏功能，对心脏有很好的保养作用。因此，对于胸闷、心悸、心肌肥厚、心室肥大等症状，桂枝去芍药汤加红参是很好的选择。如果患者出现胸闷，晚上睡不好觉，经常心慌，感觉胸口堵得慌，检查发现有堵塞或心肌肥厚等情况，我们应该使用桂枝去芍药汤加红参。我一般情况下红参用量为 10—30 克。

我们继续往下说。这里提到的“将息如前法”，其实就是按照前面提到的桂枝汤的用法来操作。桂枝汤的用法是什么呢？如果你手头有相关书籍可以参考的话，你会发现它最初的设计是让患者发汗。现在，我们可以选择让患者喝粥来发汗，这当然是鼓舞胃气的最好方法。但如果实在没有这个条件，那么请务必记住一点：对于病情较重的患者，一日一夜之内，服粥时官之服一剂尽，若病证仍在，应继续服用。

具体来说，就是当你看到患者的病情比较重，喝完药后症状有所缓解，但还没有完全恢复，不要死板地按照一天早晚各一剂的方法来。常规用法是七升水煮取三升，去滓后温服一升，即分成早、中、晚三回服用。如果服完后感觉效果不明显，再次把脉确认确实是桂枝去芍药汤证，那就说明病情重而药力轻。此时，应该毫不犹豫地接着喝第二碗，不需要非得等4—6个小时。可以在两个小时后接着喝第二碗，再过两个小时喝第三碗，也就是在六个小时内把一服药的三碗都喝完，这才是标准的用法。这并不难，这就是所谓的“将息如前法”，前面的桂枝汤用法里就明确写着“后服小促其间”……

因此当看到患者病情危重，比如冠心病非常严重，或者心脏极度不适，甚至嘴唇发紫时，准备使用桂枝去芍药汤时，一定要有心理准备。如果效果好，就按部就班地一天三顿服用，不用慌张。但如果服完后感觉效果不明显，药又不难喝，那就让他两个小时喝一次，一日一夜之间可以服二三剂，一天之内用三服药都没问题。此外，还要注意饮食禁忌，避免食用生冷、粘滑、肉面、五辛、酒酪、臭恶等物。此时，别吃臭豆腐，别吃那么多难消化的东西。如果想吃肉串、喝凉啤酒，或者吃其他刺激性食物，都得忍一忍。饮食上要适当选择好消化、暖暖和和的食物，这就是“将息如前法”。需要注意的两个重要点：一是饮食上要选择易消化的食物；二是在用药时要有灵活的思想准备，不要死板地一天三顿，或者早晚各一顿，没必要那么节省。

我们调理身体的目的是驱赶病痛，而不是单纯为了喝药而喝药。就像我打出一拳，是为了赶跑欺负家人的流氓，而不是为了展示一个优美的姿势。如果这一拳没有达到目的，那么姿势再美也没有用。大家一定要记住，目标永远是第一位的。为了实现这个目标，我已经告诉大家具体的方法：在病情需要的情况下，可以在一天一夜之内连续服用三服药，这就是我们所说的“将息如前法”。

第 22 条：若微寒者，桂枝去芍药加附子汤主之。方九。

桂枝三两（去皮），甘草二两（炙），生姜三两（切），大枣十二枚（擘），附子一枚（炮，去皮，破八片）。

上五味，以水七升，煮取三升，去滓，温服一升。本云，桂枝汤今去芍药，加附子。将息如前法。

在讲这个之前，我想再分享一个案例。有一位来自东北的老朋友，患有二十多年的心脏病。他患的是冠心病，主要症状是早搏和房颤。他常年服用维持性药物和一些保健品，但效果并不理想。当他来找我调理时，我建议他使用桂枝去芍药汤。他服用后效果显著，但病情容易反复。后来我在方剂中加入了一味红参，他间歇性地服用了一段时间后，病情就再也没有复发。

为什么我选择桂枝去芍药汤加红参，而不是给他用瓜蒌薤白白酒汤或枳实桂枝生姜汤呢？原因是我比较了解他。他平时不抽烟、不喝酒，血液中不会有杂质或黏痰，这些因素不会导致心包膜包裹而引发胸闷。

如果患者喜欢应酬，经常大量摄入脂质、烟酒等，使用桂枝去芍药汤的效果会相对较差。在这种情况下，我们更多地会采用攻邪的方法，比如使用全瓜蒌、冬瓜籽、枳实、半夏和薤白等药材，以清除体内浓痰、脂质等黏腻物质。同时还会加入川芎等活血化瘀的药物，因为这类患者可能存在实质性的心血管堵塞。

然而，这位东北老朋友的情况不同。他的生活习惯良好且有节制，没有上述那种堵塞问题。我认为他的心脏泵血能力下降属于虚损型，这与他的性格有关。他性格开朗，特别爱表达，不太可能“憋出内伤”。他不抽烟、不喝酒，但因为爱表达、爱胡思乱想，导致心血消耗。因此，桂枝去芍药汤加红参更适合他。

“若微寒者，桂枝去芍药加附子汤主之。”这个针对的类型是什么呢?

若微而寒者是什么情况呢?前面提到的是脉促胸闷，那是关于脉象和症状的描述。那么“微寒者”呢?“微”指的是脉象微弱，“寒”则是指症状，即怕冷。在这种情况下，患者的脉象微弱且伴有怕冷的症状，这时就需要使用桂枝去芍药加附子汤，附子能够振奋新陈代谢。

很多人都知道麻黄附子细辛汤，它用于治疗少阴病。少阴病的表现是患者极度怕冷，身体哆嗦，哪怕只是感冒，或者是在糖尿病晚期，都可能出现这种症状。患者完全没有精气神，每天最重的活动就是起来吃点饭，这对他们来说已经是很累的事情了。他们整天在沙发上哆嗦，又冷又没精神，总是想睡觉，但又睡不踏实。“寐”指的是半睡半醒的状态，患者能听到自己打呼噜，他没有真正睡着。这种少阴病表现为只怕冷，不怎么发烧，身体一片衰败，极度疲劳，总是想睡觉，但又睡不着、睡不踏实。如果患者身上没有汗，我们可以使用麻黄附子细辛汤。但如果患者有汗，我们还应该使用麻黄附子细辛汤吗？

如果患者有汗，但同时又感到疲劳，腋下或其他部位经常出汗，我们是否还应该使用麻黄附子细辛汤呢？在这种情况下，更合适的选择是桂枝去芍药加附子汤，或者桂枝加附子汤。桂枝汤证陷入阴经，表现为疲劳、阴寒和衰败时，我们会在桂枝汤的基础上加入附子。芍药略偏阴，因此有时我们会去掉芍药，使用桂枝去芍药加附子汤，这在临床上是比较常见的用法。老年人感冒时很容易病情突然加重，这通常是因为太少两感。太阳病表现为脉浮、头项强痛、恶寒，患者仍有抗争能力，就像被人欺负时还能反抗。然而还有另一种反应，即患者比较懦弱，被人骂几句就退缩、躲避，甚至崩溃。在这种情况下，就需要使用附子。如果患者有汗，应使用桂枝汤加附子；如果没有汗，应使用麻黄附子细辛汤，以帮助患者微微出汗。这是治疗这类症状的常规方法。

如果真正综合起来看，这种情况可以称为“若脉微而恶寒者”，这是因为在服用泻药后，胃气受损。这被称为“太阳病下之后，脉促胸闷者，桂枝去芍药汤主之”。紧接着的描述是，“若恶寒者，桂枝去芍药加附子汤主之”。其实，这两种情况的前提都是在“下之后”。当人体大量发汗后，津液会变得空虚，体液丧失，血管中的血液量减少，脉象变得微弱，难以触摸到。在这种情况下，如果脉象微弱且患者怕冷，就需要使用桂枝去芍药加附子汤来治疗。

其方剂的构成如下：桂枝三两（去皮），甘草二两（炙），生姜三两（切），大枣十二枚（擘），附子一枚（炮，去皮，破八片）。

用法是：将上述五味药材，用水七升煮取三升，去滓后温服一升。遵循前面提到的用药原则，不要死板地按照早一顿、晚一顿，或者早、中、晚各一碗的方式。只要有效，病情有明显改善，就可以按照早、中、晚各一碗的方式服用。但如果方向明确，但起效较慢，可以每隔两个小时服用一碗，一天之内可以服用两服甚至三服药。这是其“将息如前法”的用药原则，同时要避免伤害胃气。我额外补充一句，这种用法常用于治疗风湿和类风湿疾病，许多风湿和类风湿患者通过服用桂枝去芍药加附子汤能够得到治愈。

我们来看看桂枝去芍药汤及其加附子汤的适宜人群：

首先，适合老年人。

老年人在感冒后很容易直接陷入“沉衰”，就是完全“但欲寐”，没有精神，脉象也非常沉细，这种情况非常危险。此外，他们还可能会出一些虚汗。现在有很多人在大量发汗后，实际上就处于这种状态。

例如，有的患者家的老太太，七十多岁了，这次感冒好像比较严重，还有些心脏问题，感冒期间经常感到胸闷，异常出汗，既有胸闷又有外感症状。这是否适合用桂枝去芍药汤呢？在这种情况下，患者几乎没有精气神，总是犯困，是否应该加附子呢？加上附子后，你会发现你可能救回了一条人命。如果不懂这些，只是不停地输液、退烧，而患者本身并没有发热，只是感染性感冒，单纯使用寒凉的消炎药，病情只会越来越严重，最终可能因为一场感冒导致心衰而离世。这种情况并不少见。

今天讲到桂枝去芍药汤，我想多说几句，希望大家一定要掌握它，尤其是老年人要时刻牢记。只要感冒后，观察患者是否有心脏病发作，是否伴有心肌肥厚、胸闷严重、心脏突突跳，且毫无精神，桂枝去芍药加附子汤和麻黄附子细辛汤就要随时待命。看患者是否有汗：无汗用麻黄附子细辛汤，有汗用桂枝去芍药加附子汤，这能保住性命。

另外，很多人平时患有风湿或类风湿基础病，也常会胸闷，甚至被诊断为风湿性心脏病。面对这种情况，有朋友可能会想，王老师，你是不是要说应该用桂枝去芍药加附子汤呢？答案是肯定的。这真的有这么简单吗？确实就这么简单。不过，在《金匮要略》中有桂枝附子汤，它和桂枝去芍药加附子汤只有一点点差别，就是把桂枝加到四两。如果患者特别怕风，且游走窜痛非常明显，此时要追赶风邪、驱除风邪，就把桂枝加量到四两。如果不那么明显，我们就用桂枝汤去掉芍药，加上附子，就这五味药搞定，“打完收工”。想想看，这五味药能花多少钱呢？现在中药涨价，涨的都是那些稀奇古怪的药材，像柴胡汤、桂枝汤这类常用药都没怎么涨，大家还是可以用很少的钱买到。桂枝去芍药加附子汤，如果正好你的父亲常年患有风湿类风湿，还有风湿性心脏病、早搏房颤，经常胸闷突突跳，那么今天学到的这个知识，希望你能够掌握。想想看，又省钱又利索又快速发挥作用。我始终牢牢记住为人民服务一定要落到实处：我们如果是搞金融的，就要让国家更有钱；如果是搞建设的，就要让楼房人人都买得起，而且结结实实；包括搞工程、搞建筑、修高速公路的，就应该让道路平坦，汽车跑在上面不容易爆胎。像我们这个专业的，就是要给人分享真正的知识，真的能够帮到人。

关于桂枝去芍药加附子汤，讲到风湿、类风湿时，我会越讲越深入，还会给大家分享一些具体的案例，既好玩又简单省事，而且非常实用。

来看下一段。

第23条：太阳病，得之八九日，如疟状，发热恶寒，热多寒少，其人不呕，清便欲自可，一日二三度发。脉微缓者，为欲愈也；脉微而恶寒者，此阴阳俱虚，不可更发汗、更下、更吐也；面色反有热色者，未欲解也，以其不能得小汗出，身必痒，宜桂枝麻黄各半汤。方十。

桂枝一两十六铢（去皮），芍药、生姜（切）、甘草（炙）、麻黄（去节）各一两，大枣四枚（擘），杏仁二十四枚（汤浸，去皮尖及两仁者）。

上七味，以水五升，先煮麻黄一二沸，去上沫，内诸药，煮取一升八合，去滓，温服六合。本云，桂枝汤三合，麻黄汤三合，并为六合，顿服。将息如上法。

这个时候会涉及一个禁区：桂枝汤通常用于有汗的情况，而麻黄汤则用于无汗的情况，那么这两个方剂怎么还能结合使用呢？在什么情况下应该将它们结合使用呢？今天时间有限，只剩下五六分钟，来不及给大家仔细分析了。我们会在下一堂课中详细讲解。

先给大家简单介绍一下桂枝麻黄各半汤适合什么样的人。对于皮肤过敏的人来说，这种方剂特别有效，这类患者往往容易起小疙瘩。桂枝麻黄各半汤的作用机制在于，患者本应出一点小汗来疏通身体，但实际情况是汗腺管没有完全张开，毛孔也没有均匀地打开。人体有十万个毛孔，但可能只有1000个毛孔是开着的。这有点像高速公路的收费口，如果大部分收费口都关闭，只留下两个，那么所有车辆都得挤在这两个口，就会造成拥堵，进而引发各种问题。同样如果毛孔不够通畅，身体也会出现问题。此时，我们需要解肌的同时打开毛孔，桂枝麻黄各半汤就能起到这样的作用。

我们来看看什么样的人适合使用桂枝麻黄各半汤。

第一个，身上老是刺痒的人。这种人身上的疹子一会儿有，一会儿没有，不是一直存在的。发作时，一挠就起一片，不挠一会儿又自然消退。这种情况被称为隐疹，疹子藏在皮肤里，有时突然冒出来，一会儿又消失。有人觉得这种病很奇怪，一挠就出来，不知道怎么回事就冒出来了，一会儿又回去了。对于这种隐疹，我们可以使用桂枝麻黄各半汤。这种隐疹常见于过敏性皮肤炎、牛皮癣、荨麻疹或风团疹等。无论它叫什么名字，中医上称之为隐疹，即平时不明显或藏在皮肤底下的疹子，时不时冒出来又消失，折腾人。对于这种情况，桂枝汤和麻黄汤各用 1/3 的量合在一起，这就是桂枝麻黄各半汤。实际上是各用了 1/3 的量，只需微微发一点汗，因为患者本身难以自行排出少量汗液，所以我们只需轻轻促使其发一点小汗即可，无须大动干戈。既然它总是反复出现又消失，我们就在不动声色之间，像在脚底下轻轻踢它一下，就能搞定。这就是在悄无声息中将问题化解于无形，病就好了，就这么简单。

这就是我们讲到的桂枝麻黄各半汤，它非常有趣。我们在下一讲中会详细介绍这张方子的深层次含义，以及使用这张方子时需要理解的一些有趣的深层次内容。下一堂课会给大家详细介绍。

第六讲

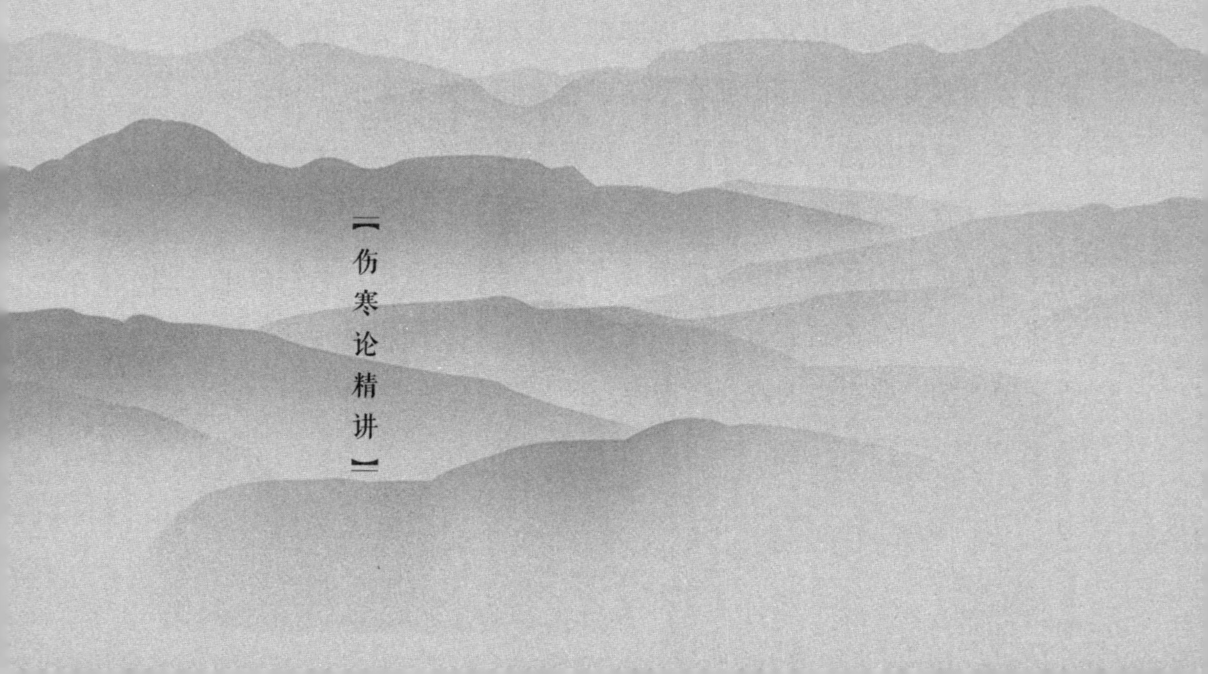

第 23 条：太阳病，得之八九日，如疟状，发热恶寒，热多寒少，其人不呕，清便欲自可，一日二三度发。脉微缓者，为欲愈也；脉微而恶寒者，此阴阳俱虚，不可更发汗、更下、更吐也；面色反有热色者，未欲解也，以其不能得小汗出，身必痒，宜桂枝麻黄各半汤。方十。

桂枝一两十六铢（去皮），芍药、生姜（切）、甘草（炙）、麻黄（去节）各一两，大枣四枚（擘），杏仁二十四枚（汤浸，去皮尖及两仁者）。

上七味，以水五升，先煮麻黄一二沸，去上沫，内诸药，煮取一升八合，去滓，温服六合。本云，桂枝汤三合，麻黄汤三合，并为六合，顿服。将息如上法。

这一大段内容实际上需要分成三部分来介绍。上一次结尾时我提到，很多的隐疹、风团疹、荨麻疹或其他各种风疹，其实都是桂枝麻黄各半汤的适应证。在真正介绍这个汤方之前，先看一下前面两条的具体意思。

“太阳病，得之八九日”，太阳病的典型症状是脉浮、头项强痛和恶寒。有人问太阳病是不是炎症，我说不是。太阳病是一种什么样的病呢？中医上讲的病分为六大类，六经统管万病。

也就是说我们可能称这个为上呼吸道感染，那个为下消化道溃疡，或者用一堆具体的病名来描述。但中医尤其是经方上讲的六经病，实际上是指人体的三个部位：表、里和半表半里。除此之外没有其他空间了，我们的人体内环境就是这样的。

那表指的是什么呢？表指的是皮肉骨，即皮肤、肌肉、骨骼都属于表。所以在这些位置上发病，就会是表证。如果表证是亢进性的，我们称之为太阳病，即在皮肤、肌肉、骨骼上出现问题的亢进型疾病。比如说，你老公和别人争吵起来，因为对方确实太不讲道理，结果弄得家里杯盘狼藉或家具摔碎了，这种情况虽然不好，但它是亢进型的，这叫太阳病。

另一种情况是，有人不讲道理过来欺负你家孩子，但你老公却缩头缩脑地躲在一边，连反抗的能力和勇气都没有，我们称之为少阴病。所以太阳病和少阴病这两个都是在皮肉骨层面出现的，一个是亢进型的，另一个是衰减型的，这个就是太阳与少阴相表里。

第二个是里，里指的是最里边的消化腺，即我们的胃肠道。为什么这样说呢？我们昨天在贵州掰开冬虫夏草给大家看里面的消化腺，最正中间的就是消化腺。人体也是一样，消化系统如食管、胃这些都是在最正中间的位置上。所以这就是最里边的核心，我们称之为里。在消化系统里边，亢进型的叫阳明病，衰减型的叫太阴病。

半表半里指的是除了消化道和皮肉骨之外的所有脏器组织。如果是亢进型的，比如出现口苦、咽干、目眩等症状，这些情况称之为少阳病；如果是衰减型的，则称为厥阴病。

所以，你看就这三个病位：一个是敢反抗的，敢正邪交争的；另一个是不敢正邪交争的。因此，只有这六种类型是病位之所在，六经统万病。能不能在这个身体外面还有一种病？不可能吧？这就是我们中医上讲的“六经统万病”，“统”是统御的意思，它可以概括所有疾病。因为你身上总共就这几个位置，就像我们家就这两室一厅，这里边发生的所有事都在这个内环境中，无论是在客厅还是在厨房，反正就这么个内环境。那么，我们现在来看一下。

“太阳病，得之八九日”，太阳病的提纲是：脉浮，头项强痛而恶寒。浮脉的特点是轻取即得，重按则无。患者会出现头疼或偏头疼，且怕冷、怕风吹。出现这种情况时，无论是吃药还是不吃药，正常情况下一般都能够自愈。现代医学也已经发现这是一种自限性疾病。皮肉骨的问题，大部分情况下，只要体质够强壮，壮年人基本自己也能好。不吃药，多喝点水，或者吃点热汤面，或者吃一点退烧消炎药，反正随便对付一下，大概八九天就能好了。但是如果这个人体质相对较弱，或者这一次的病毒比较厉害，外感侵入到皮肉骨，我们再看一下，“得之八九日”，按理说应该六七天就能好，但六七天还没好，七八天也该好了，可他现在到了八九天还没有好。他出现了什么情况呢？“如疟状”。

疟疾是什么呢？就是打摆子，一会儿怕冷，一会儿怕热。在中医中，疟疾一般对应小柴胡汤的适应证。所谓的“如疟状”，就是症状有点类似疟疾打摆子，但事实上并不是真正意义上的疟疾。疟疾的发作特点是每天只有一个循环，即今天冷一阵子热一阵子，这次发作结束后，当天不会再有第二次发作，要到第二天才会再次出现冷热交替的情况。然而，“如疟状”的症状有所不同。它可能一天发作两三次，甚至更多次。这种忽冷忽热的症状虽然类似疟疾，但发作频率更高，且相对较为轻微，不是那种典型的“大摆子”，而是“小摆”。虽然“小摆”的幅度不大，但发作频率比疟疾要高，这就是我们所说的“如疟状”。疟疾是每天只有一次冷热交替的循环，当天冷一次热一次，结束后就不再发作，直到第二天才会再次出现。

“发热恶寒，热多寒少”是指发热的时间比怕冷的时间更长一些，一会儿冷一会儿热，但怕冷的时间相对较少。这说明什么呢？这叫作“正邪交争”，即正气在与邪气抗争。当发热时，说明正气相对来讲在往外驱赶邪气，气势更足一些。而当怕冷时，邪气相对来讲会有所反扑，但总体上是“退两步进一步”，即“退二进一”。这种“热多寒少”的情况表明外感病正在逐渐好转，正气在恢复，身体在修复自身的机能。

“其人不呕”这句话指的是什么呢？它表明患者没有少阳病。因为从症状上看，患者一会儿冷一会儿热，我们很容易误判为小柴胡汤的适应证。但小柴胡汤证的一个典型症状是口苦、干呕、咽干、目眩等。如果这些症状没有出现，那就不是小柴胡汤的适应证。小柴胡汤证的一个最典型的表现是口苦，且容易干呕。这说明患者没有进入少阳阶段，因为如果症状持续八九天，又出现忽冷忽热的情况，极有可能已经进入少阳阶段了，从皮表开始进入半表半里，再往下就会进入里。但患者没有呕吐，说明邪气没有传变到里，即没有传经。

“清便欲自可”，“清便”有两种解释：小便和大便，即二便欲自可都是正常的。因为人一旦感冒，胃口通常会变差，随后大便也会受到影响，不是拉稀就是便秘，小便也会发黄。但如果到了八九天的时候，观察到患者的尿液是正常的浅黄色，大便每天一次且排便正常，没有便秘也没有拉稀，这就叫“清便欲自可”。这表明病情没有传经到阳明或太阴，没有出现因出汗过多导致的便秘。而“其人不呕”则说明没有传入少阳，没有里热，没有出现阳明热症。

“一日二三度发”就是我刚才讲的，是指正气开始驱赶外邪，但邪气也会反扑，就像前进两步后退一步，如此循环往复。

“一日二三度发，脉微缓者，为欲愈也”是什么意思呢？如果脉搏微微放缓，我们在前面讲到脉象时提到，脉数急者，即脉搏跳动得非常快且紧，像急行军一样，这种情况必然会传经。但如果发现脉搏慢慢放缓，说明邪气的气势不再嚣张，有点虎头蛇尾，逐渐失去后劲。这种情况我们称之为“欲愈也”，即病情即将结束，邪气即将被赶出人体内环境，已经边缘化，逐渐不再起作用。在这种情况下，背后还隐藏着一句话，那就是“将息”，即休养生息的意思。当出现“欲愈也”的情况时，如疟状发热恶寒、热多寒少，患者又不呕，清便欲自可，一日二三度发，脉微缓者，此时不需要用药。桂枝麻黄各半汤适用于身体瘙痒等症状，而前面提到的“欲愈也”的情况则完全不需要用药。此时，只需让患者饮食清淡、易消化，避免食用生冷、粘滑、肉面、酒酪、臭恶等难消化、刺激性的食物，这些食物可能会让患者感到不适。同时，保证患者有充足的睡眠，帮助其体力自我恢复。

今天我还建议儿子，不要只是一味地锻炼，比如做俯卧撑、跑步等，你还要保证充足的睡眠和营养供应。因为锻炼时实际上是在消耗自己的能量，锻炼后很容易感冒或出现其他问题，因为你是在透支自己的体力，把自己累到精疲力尽。但如果你有充足的睡眠，你会发现睡醒之后，就像充满了电一样。再吃一些高营养且易消化的食物，你会发现第二天你的肌肉又恢复了活力，如此循环往复，身体会越来越好，步步高升。

所以，当大家遇到刚才提到的“为欲愈也”的情况时，不要再吃药了。我一向反对过度用药，能不吃药就不吃药。可以吃点热汤、热面，或者清淡易消化的食物，保持充足的休息，避免吹凉风。可以适当活动活动，散散步，让自己逐渐恢复健康。

我们平时养护身体，也要保持稳定性。我给大家一些建议：首先，少言少语，不是不让人说话，也不是不和家人聊天，而是避免与人争吵，不要大声冲突。争吵时虽然很兴奋，但吵完后，人会感到疲惫，精神也会垮掉。这种过度的消耗对身体保养非常不利，而且在情绪上也要尽量避免过大的波动。无论是喜、怒、忧、思、悲、恐、惊，还是其他情绪变化，都会对身体造成剧烈的冲击。

开过车的朋友都知道，油门不能深一脚浅一脚地踩，这样会损耗发动机和变速箱。你不能一脚踩到底，然后又突然松开，随意急刹车，这对机器是一种损伤。对于人来说也是如此，不能让他随意骤起骤停。比如正熟睡时突然被叫起来参加激烈活动，这对身体是非常不好的。同样，在开车时，我们也不会急打方向盘急转弯，这很容易翻车。人也是一样，不能在极度兴奋时突然让他陷入悲哀或愤怒，这些都是我们应该注意的。老司机都知道，要对路况有预判，对所有事情都要保持稳定性，并及时进行微调。人也一样，中医就像是那个老司机。人体是一部非常精密且耐用的仪器。尽管我们常说车能开 20 年，但人不是只活 20 年的，我们能连续使用 120 年。虽然随着年龄增长，人会像旧机器一样出现一些问题，但只要保养得当，就能尽可能保持良好状态。当我们六七十岁、七八十岁时，还能比孙子站得更直、讲话声音洪亮，思维敏捷等。这靠的是什么呢？靠的是平时的保养。

保养并不是什么都不做，而是要积极主动地去做，去运动，去拥抱大自然，去活动，但永远不要把自己置于险境，永远不要把自己逼到极端。因此“将息”不仅仅是饮食方面，不是不吃饭，而是反对过饱；不是不喝水，而是反对过饮；以及反对过量的劳动和运动。这些就是“为欲愈也”后面隐含的意思。

张仲景先师给我们提供了这样一个词，他讲到这里就结束了。后面的隐藏含义，我给大家说一下。他的意思是说，患者马上自己就要好了，这个时候你就不需要再用药去刺激他，或者帮助他了。没必要了，不需要给他增加负担。

现在再来看下面这段话：

“脉微而恶寒者，此阴阳俱虚，不可更发汗、更下、更吐也。”

这段话很有意思。

“脉微而恶寒者”，这里有一个词不太一样。太阳病的脉，应该是怎样的呢？大家看出里面的端倪了吗？怎么是脉微而恶寒呢？一般太阳病的脉象应该是脉浮，浮于表面，这才是体表出现问题的正常脉象。但是我们来看这里，“脉微而恶寒者”，如果大家真正去体会的话，当你碰到一个人，他怕冷而且身体非常虚弱，这时候你给他搭脉，可能搭不到脉，你得使劲去给他摸，在底下非常微弱。这种情况叫作阴阳俱虚。

也就是说，血也虚，津液也虚，胃气也虚，所有的一切都虚弱了。一般来讲，这指的是脱水。比如大发汗，或者使用泻药导致身体脱水，在这种情况下，身体会出现脉微，脉管瘪下去，很难摸到脉。

“不可更发汗”你不能再给他发汗了，他已经虚掉了，血管里的水分已经被发汗发走了；“更下”就是让他再拉稀，再给他用泻药，他就会更脱水，脱水到一定程度时，他会出现抽搐；“更吐”让他频繁呕吐，这会进一步损伤胃气，食管和胃的功能会快速下降，到最后什么都不想吃，甚至连喝水都会吐。这种呕吐不是五苓散证，而是胃气彻底虚掉了，那就很麻烦。

所以，我们经常说汗、吐、下、和、温、清、补、消八法要用，但首先得掌握在什么情况下使用。汗法指的是病毒或外邪在体表，按照就近原则直接把它赶出去；吐法是当邪气已经到胸部，想吐又吐不出来时，我们用瓜蒂散帮助排毒；下法是指已经出现严重便秘，身体开始出现燥热，这时叫急下其邪、急下其热以保津液，否则身体会被烘干。

汗、吐、下是攻邪之法，霸道凌厉，但我们经常说要看患者是否具备相应的体质。那怎么判断呢？无论是感冒还是表证，总之对应的是浮脉。但现在你的体质连浮脉都没有，这时就不能用正常的汗法。

至于下吐，外面有一些不太正确的方法。那么，这时应该用什么方法呢？我们来看一下，如果是“脉微而恶寒者”，常用的两张方剂：第一个是四逆汤，因为脉微，完全没有阳气和热能，纯粹是一派恶寒、衰败之象，阴阳俱虚。这时不能用发汗的方法，而要用温补的方法。所以用四逆汤，即炮附子、干姜和炙甘草。这时可以小剂量使用，尝试给他用四逆汤。

如果此时还在异常出汗，而且有点抽筋，因为发汗太多而有点抽搐，出现所谓的柔痉，那么我们就给他用栝楼桂枝汤（同瓜蒌桂枝汤）。还是用桂枝汤，但因为体液已经被消耗掉了，所以脉象不容易摸到；这时用栝楼根（即现在的天花粉）来补充体液。

如果患者抽筋柔痉，又有汗，脸色蜡黄，那可能是纯粹脱水了，这时用栝楼桂枝汤。如果是纯粹一片衰败之象，而且出现病入少阴之后的但欲寐，脉微而但欲寐，总是想睡觉，精神恍惚，那我们可以及时考虑用四逆汤类方。

“面色反有热色者，未欲解也，与其不能得小汗出，身必痒，宜桂枝麻黄各半汤。”

“面色反有热色者”是指外邪与正气在体内交争，导致郁热浮于面部。这种情况下，患者的面颊通红，嘴唇也因发热而变得红润，就像抹了口红一样。这说明外感邪气仍在体表且浮于面部，此时“未欲解”，即患者自身难以恢复健康。患者脸红、怕冷，嘴唇通红，脸上频繁出现这种情况，是因为体内的细菌、病毒或外邪入侵体表，无法通过发汗排出体外，从而导致瘙痒症状。这种瘙痒通常是慢性的，会持续发生，而不是仅在感冒时出现。

面色反有热色者，说明邪气已经浮于体表，但由于无法通过小汗排出，邪气滞留在体内，给患者带来各种不适。虽然邪气最终难以获胜，但它不甘心失败，总是试图反扑，给患者制造麻烦。如果在这种情况下不采取积极的干预措施，患者可能会留下过敏性皮肤炎、过敏性紫癜、过敏性瘙痒、过敏性湿疹、风团疹、瘾疹等后遗症。这些症状可能会反复发作，如皮肤动不动就起疙瘩、过敏，晒太阳后过敏，吹风后过敏，洗热水澡后起疙瘩，甚至吃虾后也会过敏。这些过敏症状的出现，是因为当初没有彻底解决问题，留下了隐患。对于西医来说，更多是通过抗过敏治疗，寻找过敏源，如对芝麻、花生、鱼虾海鲜或阳光过敏等。但人真的会对阳光过敏吗？难道我们应该一直生活在地下室里吗？

虽然这些症状被称为过敏，但我们应该了解过敏的根源。同样的事情，发生在不同的人身上，反应可能截然不同，因为每个人的承受能力是不同的。我这家庭幸福美满和谐，所以懂你在跟我开玩笑，我们哈哈一乐挺好的，反正大家都是朋友。但另一个人就不行了，就像那辆二手车一样。你说人家是破二手车，人家马上就会着急，为什么呢？因为他真的买的是二手车，觉得你在揭他的短。同样，皮肤过敏也是因为当初没有通过小汗排出邪气，导致皮肤反复出现瘙痒和过敏症状。现在，我们应该使用桂枝麻黄各半汤来处理这种问题。

很多朋友说这不就是经常讲的，如果是脉浮而紧、汗不出者，应该用麻黄汤，不能用桂枝汤。这个一定要牢牢记住，千万别用反了。我给大家介绍一下，为什么该用桂枝汤的时候不能用麻黄汤，该用麻黄汤的时候不能反过来用桂枝汤，原因是什么呢？

比如，一个人感冒了，身上有汗，说明他的毛孔实际上是张开的，身体比较虚弱，胃口也比较小。我们给他用桂枝汤，其中的生姜、大枣、炙甘草是帮他强胃安中养液，也就是养胃的，大枣、生姜、炙甘草都在恢复胃气。我小时候最喜欢吃方便面，感冒之后一点也吃不进去，完全没有胃口，又有汗又怕冷的时候，这种发烧一般用桂枝汤。一定要给他养液，然后让他再盖上被子，喝一点粥，出一身润汗透汗，这样他就不会出现别的问题了。

假如一个人完全没有汗呢？身上本身毛孔闭合，就是不出汗，疼得很厉害，汗要出却出不去，离开汗腺了，毛孔又闭合了，“前不着村，后不着店”，他忘拿钥匙，已经关上门了，离开家门之后，发现单元门也是锁的。所以它在“楼道里”憋得正难受呢。

这个时候你又给患者用了桂枝汤安中养液，炙甘草、大枣、生姜所有的这些东西都给他用上，等于是家里人陆陆续续都出来了，而且都没带钥匙，所以一家子都在这里憋着，楼道单元门还出不去。这就是我们说千万别给他用反了的原因。麻黄汤和桂枝汤好像泾渭分明，彼此之间井水不犯河水，谁都不能混用。但在这里，我们偏偏要给他混用。为什么呢？

因为现在的情况是不能得小汗出，他现在出不来小汗，出不来这一层汗。的确毛孔是闭合的，所以才憋得脸蛋通红，嘴唇也像抹了口红一样，才会有一些身上莫名其妙的炎症。这种情况应该用麻黄汤，但又不能用纯的麻黄汤。为什么呢？因为他的身体已经有点虚弱了，病程时间已经达到了八九日，甚至用现在的时间来分析，可能已经达到了半年，时间有点过长，身体已经经不起麻黄汤这种猛烈的发汗药了。所以我们应该用小剂量的麻黄汤。而且，如果他的身体虚弱时间太久了，也就是他经历了一场漫长的持久战，邪气消耗得不行了，正气也消耗得不行了，这俩都消耗得不行了，这个时候就需要用桂枝汤，就是你时不时吃一吃桂枝汤，增强一下体质。你的体质下滑了，所以用小剂量的麻黄汤打开毛孔来宣肺解表，然后又用小剂量的桂枝汤来恢复一下自身的肠胃功能，帮助血液循环运转。所以这两个小小地结合一下，就是桂枝麻黄各半汤。

这个时候有点像什么时候呢？让我想起李连杰先生主演的功夫片《太极张三丰》。在电影里，他饰演君宝，还有一个师兄叫天宝。两人从少林寺被赶出来后，天宝想了个办法说：“咱怎么挣钱吃饭呢？”天宝提议让人打他，打一拳给一钱银子，打 100 拳就给一把铜币，靠这个来挣钱，反正他扛揍。有个财主问：“那要是把你打死了怎么办呢？”天宝回答：“打死了，我命都赔给你了，你打吧。”然后他就开始乒乒乓乓地挨打。如果你练过挥拳或者打沙袋就会知道，连续打上 100 拳、200 拳之后，全力打拳的人也会很累。这就有点像病邪在进攻过程中，打来打去，自己也没了力量，对方也承受不住了。这个时候进攻的病邪虚弱了，我们抵抗的这一方也虚弱了。那我们应该怎么办呢？虚弱就不能用重药，大家记住这句话。当人体质消耗到慢性病阶段时，常常会走平正轻灵的路线。比如叶天士，在治疗慢性病时候，他为什么有时用药少，用量也小？因为这个时候应该用小剂量的桂枝麻黄各半汤。桂枝汤用来扶正、安中养液，麻黄汤用来打开毛孔。两者结合后使毛孔张开，里面有源源不断的推动力，把病邪推出去。稍微出一层小汗，痒就止住了，过敏性皮炎也就好了。

我们再看下面的方剂：桂枝一两十六铢，芍药、生姜、甘草、麻黄各一两等。其实这是各 1/3，桂枝汤的 1/3 加上麻黄汤的 1/3，这才是真实的用法，这是小发汗和营卫的轻剂。而且它是顿服，顿服是什么概念呢？就是一顿喝完。更标准的用法我认为可能是《汤液经》里的方法，就是把桂枝汤和麻黄汤分别煮好，各用 60 毫升（因为一合是 20 毫升），桂枝汤用上 60 毫升，麻黄汤用上 60 毫升，加起来是 120 毫升，这就是六合。然后顿服，一口气喝 120 毫升。喝完后稍微盖盖被，喝点热粥，不要被风吹，出两个小时的细汗。很可能，我们身上的过敏性皮炎就好了。

从我们现在的经验来看，在应用桂枝麻黄各半汤的过程中，很多前辈已经把它扩展运用到其他情况。比如一位经方家调整一个男孩，这个男孩在一次感冒后一直皮肤瘙痒，这种情况持续了半年。最奇怪的是，他白天还好，晚上只要一盖被子，他就会浑身瘙痒，容易起小疙瘩，最关键的是他会感觉到一种郁热，就是身上皮肤有一种郁闷的发烧感，每天晚上只要一盖被子睡觉，他就睡不好，就会开始出现这种郁热。在他使用桂枝麻黄各半汤之前，先给他用了葛根汤和麻黄汤，但每次一用，胃口就没了。后来用了一些西药的退烧药和消炎药，但症状不仅没消失，反而加重了。有人说他属于是过敏型的，后来给他用了桂枝麻黄各半汤，仅仅三四天，他出了一身细汗，过敏的情况就完全消失了。

这个案例是记载在哪里呢？是日本的大冢敬节。当我看到他的医案时，一下子就打开了我的思路。因为我一直以为桂枝麻黄各半汤只是用于感冒十来天还没好透，身上有点不舒服的情况，用发汗解表的方法，给他用桂枝麻黄各半汤就完事了，稍微发发汗。我没想到它还能用于过敏、湿疹等情况。

我在上一讲中说桂枝麻黄各半汤调整过敏非常好使，各种瘾疹、风团疹等情况，尤其是诊断特点是皮肤上有痒，脸上有点郁热，怕冷，但脸蛋还是红扑扑的，嘴唇也像上火一样。这种浮郁在表、浮郁在面的情况，我们就用桂枝麻黄各半汤解除掉这个热象。

大家再看下一句。

第24条：太阳病，初服桂枝汤，反烦不解者，先刺风池、风府，却与桂枝汤则愈。十一。用前第一方。

当我们出现太阳表证时，如果一看是桂枝汤证，喝进去之后反而没好，甚至出现了烦躁、体温升高且没有出汗的情况，很多人可能会怀疑自己是不是弄错了。就像郝万山老师曾经讲过，他有时候用药后，患者反应没那么快，甚至反过来抱怨他。这时，他强调医生一定要沉住气，要有定力。我们深刻体会到这一点，包括倪海厦老师也说过，给一个脑血栓患者开麻黄汤，患者被家人用被子裹着送来，脉象浮而紧，浑身没汗，身上疼，还有点口眼歪斜，像脑血栓一样。他果断开了麻黄汤，心里虽有嘀咕，但第二天早早地跑到办公室给患者打电话，患者家属说患者已经出去散步了。因此，他坚信要相信张仲景，要有定力。像郝万山老师和倪海厦老师这样的高水平中医大夫，也都有这种“我得有定力”的时候。大家用桂枝汤时我告诉大家，太阳病，“脉浮头项强痛而恶寒”，且是恶风有汗、没有胃口的情况，该用桂枝汤，就一定要用桂枝汤，一定要有定力。

但为什么我要说这句话呢？因为我们有时候真的会碰到用完桂枝汤后，患者反而不解，一点汗都没出来，不出汗的话，体温就会升高。因为汗出热退，脉和身凉，身体才会凉下来，不那么高热，因为蒸发会带走热能。如果没有出这一层汗，或者出汗出得不透彻，患者就会出现反烦不解的情况。这时需要先刺风池、风府穴，这两个穴位都在颈部后面，后脑勺颈椎两侧的位置。先进行针刺，再给患者喝桂枝汤，患者就会好起来。这句话说明了什么问题呢？说明穴位和经络是人体真实存在的，不是虚拟的。

在新中国成立初期，我们曾做过专项测试。有一位在物理、声学、光电等方面非常优秀的科学家，当时周总理提出中医到底行不行、是不是科学、是不是真正管用等问题，引发了论战。周总理要求中国科学院的科学家做一个测试，证明或证伪中医到底行不行。祝总骧院士当时不太相信中医，他说既然让我证实，我就做一个证伪，证明它是不科学的。他用小锤子来回敲，让助手记录，当身上出现高频震动时，说明里边是空的，这时就画一个点。结果真的有声音不一样，接着往下敲，有高频震动时就画个点，最后连起来发现这就是人体的穴位图，和针灸挂图一模一样，能完全对照上。他担心助手是中医派来的，于是去掉助手，换成机器以均匀力量敲打，结果点出来还是完全一模一样，这证明了中医的经络穴位是真实存在的。后来，祝总骧院士成为中医的坚定支持者，别人说中医不科学，他就会捍卫中医，说这是老祖宗早就发现的，虽然不知道他们是怎么发现的，但他确实证明过这件事，确确实实存在。

风池、风府穴在后脑勺颈项位置。我们看到张仲景先生的思维方式，他是我的老师，我深受他影响，他不拘泥于形式，目标始终专一，就是要让患者微微发一点汗，解肌发汗，但不一定非得只用药。能不能用针刺的方法呢？随机应变，不拘泥于汤液，目标是把人治好，这叫目标专一，方法不拘一格，完全可以针药并用。对我来说，我会用粗齿梳子给患者刮一刮、梳一梳。如果没有粗齿梳子，自己做这个动作干梳头也可以，不要去梳头，去梳一梳自己的颈项脖子这块，轻轻梳一梳，你会发现脖子很舒服。这时去吃桂枝汤，你会发现汗出得非常均匀。这就是经络穴位的典型应用，不需要非得用针灸，自己给自己有时候摸不准怎么扎，自己干梳头是没有问题的。

有一个人叫张步桃，他有一种独特的“电吹风疗法”。他说，碰到感冒或者颈椎病，他会掏出电吹风，对着患处吹一吹，再用热毛巾敷一敷，敷完之后再用电吹风吹一吹。大部分人的感冒经过这样的处理后，出一点点汗，再喝点粥，就会好了。尽管这种方法被称为“电吹风疗法”，但实际上它所依据的原理已经在《伤寒论》中有所记载。你不要老想着必须会针灸才能去刺风池、风府穴，而应该活学活用。可以用热毛巾敷一敷，用电吹风吹一吹，或者干梳头，或者用针刺的方式。总之，方法不拘一格，我们的目标就是要让桂枝汤通行无阻，没有任何阻碍，让患者稍微发一点润汗，这就是目标导向。

各位，我讲到这里，想和大家分享两件事。第一件事是和我儿子交流时，我告诉他一定要有目标。人如果没有目标，就会一天天混混沌沌地过日子。一定要有很强的目标感，明确自己要完成什么。在这个过程中，有人超车不重要，我连看都不会看他一眼；有人上来骂我一句，甚至冲我吐口吐沫，这些都不重要。我的目标是从这里到那里去，到达指定位置。

同理，喝下桂枝汤不是目标，让患者发一层润汗，治好感冒才是目标。完成目标，不要总是盯着一种方法。比如你出去打猎，用枪是一种方法，但打枪不是目的，打到猎物才是目的。如果你现在枪里没有子弹，或者根本没有枪，怎么办？会不会挖陷阱，或者用其他工具？总之，把猎物带回家，这才是完成目标。那么现在，不管你是喝生姜大葱汤，还是桂枝汤，还是用电吹风疗法，总之，要把身体疏通开，温中养液，让汗出来，让患者恢复健康。完成目标，这就是我们的思维方式。

那么第二个要给大家举的例子是什么呢？上一次，在幸福健康课上我说过这件事。当时因为我是过度疲劳，所以说话稍微会有一点急促，显得好像是有情绪一样。其实我不是有情绪，而是痛心疾首于这样的事情：甘草干姜汤不能随便加减化裁。如果张仲景没有写，那就代表我们不能那样去做，不可越雷池半步。我说这个做法，当有一天你再见到张仲景先师的时候，人家会问："你是谁呀？你凭什么代表我说话？"因为《伤寒论》中有许多话，他都只是说了一半，或者说了三分之二，还有一部分是他没有说出来的。他留下未竟之言，是让你自己去举一反三，灵活掌握。比如"喘家"，桂枝汤证的时候宜加上厚朴、杏子。但他没有讲到拉稀（下利家）的情况，也没有讲到"痰家"（一天到晚咳嗽）的情况。难道你就不会想到，"痰家"可以加点浙贝母、桔梗之类的，如果是老下利的，就不能加点山药、茯苓来止泻吗？难道他只告诉你加厚朴、杏子，除此之外，其他加减化裁都是错的，不可越雷池半步？这对我来说是非常痛苦的事情，为什么呢？因为我们的目标不是说"我是经方派，我遵循了张仲景先师的遗训，我是最正宗"。正宗不重要，治病才重要，解决人的健康问题才最重要。学问不能做死，一定要活学活用。

所以我当时会有点情绪激动，我甚至都不知道那个人到底姓甚名谁，也没有见过。你愿意自己思维僵化，影响还小。但如果你影响了相当一部分人，让他们也思维僵化，不敢越雷池半步，那医学还怎么进步呢？或者你培养出来的人都成了死脑筋，这是我非常害怕的事情。我好不容易让大家解放思想，实事求是，真正想着怎么解决问题，你又把人的思想重新禁锢起来，给他们打个死结，这是我最不愿意看到的。

那么，我们来看下一段内容：

第25条：服桂枝汤，大汗出，脉洪大者，与桂枝汤，如前法。若形似疟，一日再发者，汗出必解，宜桂枝二麻黄一汤。方十二。

桂枝一两十七铢（去皮），芍药一两六铢，麻黄十六铢（去节），生姜一两六铢（切），杏仁十六个（去皮尖），甘草一两二铢（炙），大枣五枚（擘）。

上七味，以水五升，先煮麻黄一二沸，去上沫，内诸药，煮取二升，去滓，温服一升，日再服。本云，桂枝汤二分，麻黄汤一分，合为二升，分再服。今合为一方，将息如前法。

我们读到这里时，首先需要更正一下其中的错别字。这里的"脉洪大"是错别字，应该是"脉浮"，后面我会对照着给大家讲解。为什么说它是错别字呢？因为这里难免会有一些错简。

"服桂枝汤，大汗出，脉浮者，与桂枝汤，如前法"是什么意思呢？就是说，出汗出得太厉害了，叫作"大汗出"，这种情况通常是由于过度捂盖导致的。我们之前讲过桂枝汤的用法：喝完桂枝汤后，喝一大碗热稀粥，趁着热把它喝下去。喝完后，手足都要用被子裹好，门窗关上，不要吹凉风或开空调。在这种情况下，出一个时辰的润汗。被子一定要用薄被，不能盖三层大棉被，否则会捂得透不过气，这叫"大汗出"，汗如水流，病反而不会好。最好的汗是隐隐约约出一层润汗。这时，你用刮板刮下来后去做化验，会发现所有的细菌、病毒都在里面。你得的"ABCD"病毒，什么甲型、乙型病毒，虽然还在，但已经不能危害你的内环境了。正气存内，邪不可干。这正气来自哪里呢？来自这碗粥，来自桂枝汤中的桂枝、白芍、生姜、大枣、炙甘草。这些成分没有一个是杀灭病毒的，但它们却能维护正气，赶跑病毒。所以，使用桂枝汤时，一定要注意不要大捂大盖。

很多人说，我出汗太多了，身体感觉好像好了一部分，退了点烧，但又没有完全退干净。这种情况下，如果脉象还是浮于表，还是适合用桂枝汤。只要有一分表脉，就有一分表证。这时，重复使用桂枝汤就好了，用法用量同前，规范使用即可。

“若形似疟，一日再发者，汗出必解，宜桂枝二麻黄一汤。”桂枝二麻黄一汤其实相当于桂枝麻黄各半汤。但使用它之前有一个基础：这个人已经大汗出了，津液必亏，身体必弱。所以这个方类似于桂枝麻黄各半汤，用于更有一些虚症倾向的人。我们出完大汗后，身体非常虚弱，还有点发低烧，“形似疟，一日再发者”，即一天发作两次，这证明它不是普通的疟疾，疟疾是一天发作一次的。这种一天发作两三次的情况，我们知道属于汗出必解之证，还是属于桂枝麻黄各半汤的范畴，只不过身体更虚弱一些。身体更虚弱时，我们应该少用麻黄汤，而多用一点桂枝汤。为什么呢？桂枝汤是安中养液的，能提高我们的体质，扶正之法，所以桂枝稍微多加一点。

在使用时，我的建议是用两个砂锅，一锅煮标准的桂枝汤，一锅煮标准的麻黄汤。煮好后，大家不是搞不清楚比例吗？很简单，弄一个小碗，两勺桂枝汤加一勺麻黄汤，这样堆到两升（400毫升）时停下来，分两次喝，一次 200 毫升，早晚各一次。用这种方法形成标准的桂枝二麻黄一汤。我们不是坐在那里和人辩论，学的东西一切以实用为先。

桂枝麻黄各半汤和桂枝二麻黄一汤，我们已经给大家做了相关介绍。一般来说，它们适用于忽冷忽热，一天发作两三次，且面色浮郁在表、反有热色，身上容易出现各种瘙痒，有时还伴有低烧的情况。西医可能给出的病名是神经性皮肤炎症、过敏性荨麻疹、风团疹、瘾疹等，这些病名仅供参考。我们主要看症状表现：有没有脸上浮郁、嘴唇通红、身上瘙痒、低烧、闷热、怕冷，且忽冷忽热，一天中反复几次，衣服脱了穿、穿了脱，但不呕吐，没有出现少阳病（如恶心、干呕、胸胁苦满等）。像这种情况，就应该发小汗，用桂枝麻黄各半汤或桂枝二麻黄一汤。看他虚不虚弱，如果虚弱，桂枝的量就多一点，麻黄的量占 1/3；如果不太虚弱，就各用 1/3，即一比一的比例，桂枝麻黄各半汤。

第 26 条：服桂枝汤，大汗出后，大烦渴不解，脉洪大者，白虎加人参汤主之。方十三。

知母六两，石一斤膏（碎，绵裹），甘草二两（炙），粳米六合，人参三两。

上五味，以水一斗，煮米熟汤成，去滓，温服一升，日三服。

这个地方的"脉洪大"，才是真正意义上的脉洪大。前面提到的"大汗出，脉洪大者，与桂枝汤"，因为桂枝汤的适应证是浮脉，如果是脉洪大，就应该用人参白虎汤。不可能说脉象既有劲又非常洪大、数且快，还给患者用桂枝汤。所以前面那个是错简，胡希恕先生明确说过，我们了解这个情况就行。

"服桂枝汤，大汗出后，大烦渴不解"意味着什么呢？这意味着患者已经大汗出，而且病情发生了快速的传变，直接进入了阳明经热症，即已经快速进入了一个热症的状态。此时患者非常烦躁，高烧不退。很多人可能会看到家里的小孩出现 39℃、40℃甚至更高的体温，而且烦躁得很厉害，动不动就哭，动不动就跟家长闹，脾气急，而且口渴得不得了，喝多少水都感觉不解渴，孩子一直想喝水，喝水的量多得让人害怕。像这种情况，你一搭他的脉，他的脉洪大有力，跳得相当有力量。在这种情况下，我们就应该给他用白虎加人参汤。白虎加人参汤主之，就是一锤定音，在《伤寒论》里，“主之”一出现，就是只此一方，别无他法。只要看到患者脉洪大，而且大烦渴不解，不仅非常烦躁，一派热象，还总是想喝水，没完没了地要喝水，这个时候就用白虎汤加上人参。

看一下它的构成：知母六两（30 克），石膏一斤（约 80 克，根据患者体型可调整），炙甘草二两（10 克），粳米六合（约 20 克），人参三两（15 克）。

上五味，以水一斗，煮米熟汤成，去滓，温服一升，日三服。

介绍一下这几个药的药性。

知母六两，古代一两约 5 克，即知母 30 克。石膏一斤，汉代约 250 克，现在直接除以三，约 80 克。石膏有清热泻火的作用，适用于高热烦渴。需要注意的是，石膏有两种形态，一种是晶体，一种是细末。如果买的是晶体，需要捣碎成细末。生石膏是常用的，药店里的生石膏很漂亮，但一定要碾碎。熟石膏是骨折了之后拿来定型的，那个不能够入口，入口的话会伤人。根据患者体型，如果体型较胖（160—200 斤），可以适当增加用量，用到 120 克甚至 150 克。孔伯华先生是京城四大名医之一，他用药时外号叫“孔石膏”，因为他喜欢用石膏，用量还非常大，有虎啸龙吟之势。我们尊重这样的老前辈，但在自己使用时，一般不敢这么大胆，最多用到 150 克。只要患者体型够胖、烧得够高，用到这个量是安全的。

知母是除烦的，适用于大烦渴不解的情况。有很多朋友就会说知母我会用啊，因为我们之前讲过黄芪主升。知母主降，是甘寒柔润之降，有除烦之性。什么意思呢？就是云升雨降。如果患者身体虚弱，一补就容易上火，这时可以用黄芪来补，补进来之后他肯定抗疲劳，他就不那么容易累，气力比较足，但是很容易又上火了，走嗓子或者怎么样的，这个时候怎么办呢？

给他反佐以知母，可以轻飘飘地肃降回来。这个黄芪有点像是水蒸气蒸发上去成为白云，而知母让这个白云雨别闷着，然后让它降下来。所以当你看到一个人总爱生闷气，你给他用知母泡泡水煲煲汤。当你看到一个人总是好像一肚子牢骚，或者是各种各样的烦躁的时候，我们都喜欢给他用点知母，因为这个知母甘寒柔润，它有点像知心大姐姐，“你怎么啦？你讲给我听啊，我给你煮碗面吃咯。”就是这种性格的。所以说知母一用上之后，这个人心情会很愉快。而且有它在的话，石膏的退热效果将会变得非常有力量，否则的话，你单用石膏，它的退热性没有那么强。

现在来看石膏，石膏一定要重用，才能称之为白虎汤。在中药界，青龙指的是麻黄，白虎指的就是石膏。青龙（麻黄）可以调动水，所有大青龙汤、小青龙汤都是在调动水。白虎则以秋风扫落叶之势，代表肃降之性，色白入肺，清肺热非常有力。用量太少了不行，比如只用 15 克，用倪师的话说，这就像是小白老鼠，不是白虎。量太少了、太畏缩了，不行。要用就一定要用足，最少用到 80 克才可以。这是生石膏，它能起到清肺热的作用，对皮肤毛孔及全身的热都能起到很好的退烧作用。尤其是石膏配知母时，退烧非常迅速，且不容易反复起烧。如果没有知母，虽然也能退下去，但退下去又起来，反复起烧，这是很麻烦的。

甘草和粳米的作用也很重要。甘草修复黏膜非常有力，对于各种黏膜溃烂，如口腔、食管等，我们常常会用到甘草。而且甘草本身可以解除肠胃里的一些毒素，还能调和百药。所以甘草常常出现在方剂中。在这里，用到炙甘草二两（10 克），这是在给他补液，补他的胃液。同时用粳米六合（120 毫升），粳米实际上就是稻米没有去皮的糙米。粳米煮出来后，上面会形成一层米皮，喝的时候嘴唇容易粘上一层米皮。这层米皮在口腔和胃肠道里也会粘上，从而保护我们的肠胃。我们用这么大的剂量的石膏，这么凉性的药物，会不会伤到胃气呢？胃怕凉，吃根冰棍都会难受，更何况吃下一斤生石膏煮出来的汤。但加了粳米就不会伤到胃气，因为粳米保护住了。粳米就像一个保护层，保护我们的肠胃不受损害。没有粳米的话，我们的肠胃受不了，我们的祖先多么巧妙。

我们再来详细说说人参。人参是止渴的，所以对于大烦渴不解的情况，我们用人参。人参性微温，很多人说人参太燥烈了容易上火，其实不会。为什么呢？因为人参比三七的温热程度还要小一些。《神农本草经》里说三七是性温，《本草纲目》中也说它是性温。而《神农本草经》中记载人参时说性微温，即微微有一点温，比三七的温热程度还要更低。这个微温的人参，因为它是长白山极寒之地长出来的，如果没有一点点温性，它会被冻死。所以它会有一点点温性。同时，它温中而补液，还能促进我们的消化道蠕动。人参吃下去之后，你会感觉肠胃咕噜咕噜地蠕动，甚至想放屁，党参也有类似的效果。人参补气，使得我们体内的蠕动加快，新陈代谢加快。气是推动新陈代谢的，所以补气就是让新陈代谢加快，人就不会觉得累。

那么，人参为什么能够解渴呢？口含人参会有两个反应：第一个反应是走五里路气都不带喘一下，不会脸红脖子粗，感觉意犹未尽，这就是补气的效果，气力悠长；第二个反应是不容易渴。不容易渴的原因是人参属于温性，能够补水。它健运脾胃后，你喝下去的每一口水都能快速被消化吸收，蒸发蒸腾起来，被人体所利用。我们经常说，为什么有些人喝水解不了渴？原因就在于你喝进去的水，你又尿出去了，身体根本无法利用它。利用水的机构在哪里？在脾胃。而脾胃靠什么来强化呢？就是人参。人参的第一个作用就是健运脾胃，所以人参和党参吃进去后，人就不容易消渴。为什么呢？因为你还是同样喝水，但喝完水后肠胃变得很强，能够吸收水分。你会发现两三杯水下去后就不想再喝了，而以前喝水喝多少尿多少，就像漏勺一样，根本锁不住水分，所以全都漏掉，无法吸收和利用。

我们人体需要利用喝进去的水，让它蒸发成水蒸气。无论喝下去的水温度多低，在胃肠道里都会被蒸腾起来，因此人参止渴是非常对路的。很多人说吃人参会上火，你可能需要用点开心散，或者小柴胡汤来疏解一下，只有里边有堵的地方才会导致你吃人参上火。正常情况下，人参是不会让人上火的，除非碰到淤堵。这一点，我们的老同学都知道，我就不详细介绍了。

现在我们来看用人参，包括石膏、知母、粳米和甘草这几样东西，可以快速消除烦渴以及大热、脉洪大等情况。我们这里提到一个用法，包括糖尿病的上消，我们回头讲到《金匮要略》时再说。

我们看一下白虎加人参汤。且不说糖尿病的上消，我们纯粹用它来退烧，解烦渴。那么它的煮法到底是什么呢？原文是：水一斗（2000 毫升）煮米熟汤成去滓，即只要米熟了就可以了，去掉药渣和米，然后温服一升（200 毫升），日三服。这是原文的记载。

但我们不能这么煮。大米很容易熟，基本上煮半个小时就要关火，否则米就煮烂了。如果按照这种方式煮，白虎汤起不到退热的作用。所以历代经方家喜欢说，可能需要先把石膏放进去久煮，差不多半小时、40 分钟甚至一小时之后，再放入其他药，包括粳米、炙甘草、知母等，然后再煮 30 分钟左右。这是另一种方式。

还有一种方式是什么呢？先煮米，把米煮熟后去掉米，用煮米的水来煮其他药，煮上差不多半个小时到一个小时，再喝药汁。这是唐代《外台秘要》上的记载。《千金方》和《外台秘要》都是非常经典的医书，上面记载了大量的经方。

我们从《伤寒论》第 25 页开始讲，用了 6 讲的时间还没讲完 5 页。短短 5 页字，如果匆匆读过去，一篇不到 5 分钟。但如果真正仔细琢磨、反复揣摩，遇到一个病人这么用真的好使的时候，说明这个功夫到你身上了。

今晚感谢大家的陪伴，再见。

第七讲

上一讲提到了白虎加人参汤。这是在服用桂枝汤后，如果出汗方法不当，比如大捂大盖导致出汗过多，可能会出现的情况。有些人因为恨病心切，服药时过于急切，但其实吃任何药都需要保持理智，不要一下子吃太多；出汗的时候一定要稍微出一层润汗，手和脚都要放在被子里，盖一层薄被，避免吹空调或风扇，关上门窗，不要让风直接吹到身上，因为出汗时吹风对身体不好。通常情况下，出润汗两个小时左右，身体会感到很舒服。有些体质好的人，可能喝一碗药就好了。这是感冒时服用桂枝汤的标准用法。

但如果出汗过多，不符合标准，大汗出了的时候就容易让病情传到阳明经，出现严重的烦渴、口渴难耐，以及烦躁不安等症状。此时，还会出现脉洪大。这种情况下，就需要用到白虎加人参汤了。

今天北京的天气很热，白天温度高达 38℃。在这种高温下，很多户外工作者可能会出现热射病，或者突然暴汗虚脱。这种情况，或者是因为吃了桂枝汤后出汗过多；或者我没有感冒，也没有吃桂枝汤，但就是出汗出得太多了，导致身体非常软，而且大烦渴不解，身体极其烦躁。口渴得厉害，喝多少水都感觉不解渴，脉跳得非常有力量，脉洪大的时候，这个时候就是热射病出现了，就是中暑了。第一反应是用白虎加人参汤作为底方来加减化裁，可以看看要不要加点生地或麦冬，嗓子疼痛厉害的话用点蒲公英，口苦的话加黄芩。但这些都要建立在白虎加人参汤的基础之上，来补充体液、退热消蒸。

石膏具有退热作用，知母可以除烦，甘草和粳米则用于保护胃肠道黏膜，防止受损，人参则直接补气。在中医中，“气”指的是津液，而津液指的是水蒸气。气是血液中的动能，血液中一定含有水，而且这些水是有温度的，类似于水蒸气，水蒸气是由干净的热水蒸发而成的。当人体失去生命体征，没有体温时，就像一潭死水或冰水，此时人就丧失了生命体征。

人参性微温，进入人体后可以迅速转化为水蒸气。想象一下，一杯有温度的水，大约 60℃，慢慢地喝下去，可以快速解渴。这就是为什么老人经常劝诫自家小孩不要喝冰水、冰的雪碧或可乐等。虽然这些冷饮喝起来很爽，但它们会破坏胃黏膜，而且不如温开水、热汤或热茶更解渴。原因在于，虽然你喝下去了，但身体无法有效利用这些冷饮。这就好比钱虽然存进了你的账户，但打到你的公户上去了，你无法取出使用，因为这些钱还在公司的公户上，并非完全属于你。同样，冷饮虽然喝进去了，但身体无法有效利用。而热饮喝进去后，能迅速被身体吸收利用，转化为水蒸气。

因此，在中暑的情况下，我们不能用太多凉的东西。虽然石膏本身已经很凉，而且用量达到了一斤，但我们仍需用人参来补气，补充水蒸气。这就是上一讲的内容，我们稍微回顾一下。

我再叮嘱一下，服桂枝汤后大汗出，通常是因为急于治病而过度发汗。很多人吃西药也是因为急于治病而过量服药，这会导致胃、肝、肾等器官受损。我建议大家最好严格遵医嘱用药。中药如果服用不当，不按照原则使用，也容易出现问题。更何况西药是化学性的，其有效剂量与中毒剂量往往非常接近，因此必须严格遵医嘱。特别是甲状腺药物，需要每周去医院检查激素水平，并根据情况适当调整剂量。有些人觉得调整剂量需要挂号比较麻烦，就随意用药，结果导致甲状腺功能减退（甲减）。很多人患甲减并非天生或因疾病导致，而是原本患有甲状腺功能亢进（甲亢），因未严格遵医嘱检查激素水平，急于治病而过量服药所致。这种做法是不可取的。

生病后，很多人会感到烦恼甚至讨厌这个病，因为过于讨厌它而失去理智，但永远不要恨这个疾病。如果你想要赶跑它，一定要保持理智，用正确的方式去处理。

今天我们继续往下看。

第 27 条：太阳病，发热恶寒，热多寒少。脉微弱者，此无阳也，不可发汗，宜桂枝二越婢一汤。方十四。

桂枝（去皮），芍药、麻黄、甘草（炙）各十八铢，大枣四枚（擘），生姜一两二铢（切），石膏二十四铢（碎，绵裹）。

上七味，以水五升，煮麻黄一二沸，去上沫，内诸药，煮取二升，去滓，温服一升。本云，当裁为越婢汤桂枝汤，合之饮一升。今合为一方，桂枝汤二分，越婢汤一分。

这是一个常用的方剂，常常针对虚人外感，即常用于体质较差或本身患有长期慢性病的人群，这类人感冒后很容易出现桂枝二越婢一汤证。这是一个常用药方，接下来我给大家详细分解。

太阳病，意味着它应该符合的提纲是“脉浮，头项强痛而恶寒”，这属于表证。因此，患者一定会有头疼、头项强痛和怕冷的症状，脖子也会感到不适。

再往下看，“发热恶寒”，即发烧的同时也怕冷，这是正常的。我们通常会观察患者是否有汗，如果有汗、怕风、发烧的情况，我们一般会用桂枝汤。如果完全没有汗，我们就应该用麻黄汤来打开他的毛孔。没汗的人通常身体会疼痛，而且容易咳嗽，因为毛孔闭合了，只剩下鼻孔，气就会很粗，而且会出现咳喘。这是因为毛孔开合无力，导致气主要集中在上呼吸道的口鼻部位，容易引起咳嗽。这种情况属于麻黄证，需要判断是用麻黄汤、麻杏石甘汤、大青龙汤，还是今天的越婢汤。

“热多寒少”，指的是表寒里热，而且持续时间比较长。别人感冒两三天、三五天，最多一个礼拜就结束了，但他可能都八九天了，还没好利索。别人都好了，他还没好，这就是虚弱的人。

随着时间延长，病情开始出现入里化热的情况。就像我们吐痰或流鼻涕一样，一开始是清鼻涕，后来过了几天，慢慢夹杂着黄鼻涕，再后来就是纯黄鼻涕了。痰也是一样，从白痰变黄痰，这就是入里化热的表现。所以这指的是病情折腾来折腾去，始终无法好转，开始出现热多寒少的情况。患者依然怕冷、发烧，但这种发烧已经不仅仅是普通的正邪交争，而是开始有点入里化热了，这说明患者身体比较虚弱。

还有一点可以看出患者虚弱：本来太阳病应该是脉浮，但他的脉是浮而微弱，浮得完全没有力量，就像水漂木，甚至像水漂一张纸一样，完全没有力量。这种情况代表的是“无阳也”，这里的“阳”指的是阳气。这里给大家去明确一下这个定义，就是阳气是什么？阳气就是水蒸气。水蒸气是从哪里来的呢？是从脾胃来的。脾胃负责消化我们吃进去的食物，无论是凉的还是热的，都要将其消化吸收，然后蒸发起来，让身体吸收运转。不能因为我吃了冰块，没喝热水热茶，就没有阳气生发，这样无非是给脾胃增加负担，但最终目标还是要生发阳气。因此，脾胃不强的人很容易出现这种情况。脾胃不强，没有足够的水蒸气蒸发起来，没有足够的阳气，你会发现患者体质较差，平时容易累，感冒后病程会比较长。

像这种情况，患者既有表证，又怕冷，同时里边不断发烧，里边还有炎症，嗓子疼得像吞刀片一样，那该怎么办呢？

我们说这种情况下不能发汗。经方中的发汗法主要是麻黄汤，而桂枝汤是解肌法。不可发汗，就是不要用麻黄剂来发汗。在这种情况下，桂枝麻黄各半汤也不能用，因为不能再发汗了。所以，我们需要用到桂枝二越婢一汤。

我们来看一下它的构成：桂枝、芍药、麻黄、甘草各十八铢，大枣四枚（擘），生姜一两二铢（切），石膏二十四铢（碎，绵裹）。

这是小剂量的桂枝汤，再加上小剂量的越婢汤（麻黄、石膏、生姜、大枣、炙甘草）。这两个方剂中有一些重复的成分，如生姜、大枣、炙甘草。因此桂枝二越婢一汤实际上是在桂枝汤的基础上加入了麻黄和石膏，但剂量都非常小。

大家不用去纠结里面的十几铢，那些不好估算。可以直接将桂枝汤和越婢汤分别煮好，然后按桂枝汤两勺、越婢汤一勺的比例混合即可。使用时要轻飘飘的，以轻为主，平正轻灵为重点。

我给大家分享几个案例。

第一个案例是明末清初的著名经方家曹颖甫先生。他少年时考进士，后来弃文学医。有一次，他离开家乡去很远的地方，在半路上生病感冒了。他尝试了各种治疗方法，但都没有效果，病情反复，发烧、发汗、退烧、再发烧。因为他走的是水路，船上无法完全关闭门窗，江风又很凉爽，对于感冒的人来说，这种风显得格外刺骨。他当时就面临这样的情况，感冒稍微好转，退烧后，马上又被风吹到，导致病情反复。这样折腾了差不多十几天，他感觉自己好像失去了一半的性命。

当时，他家的一个长辈（可能是舅舅或叔叔）在省城接待他，这位长辈给了他一个治疗方案。曹颖甫当时已经感到完全有气无力，这是否就是我们刚才提到的“脉微弱者，此无阳也”呢？他连饭也吃不进去，身体极度虚弱，脉象极其微弱，浮而无力，少年曹颖甫当时感觉自己已经丧失了意识。他的长辈让他吃了半筐梨，因为他已经吃不下饭了，于是他啃了很多梨。随后，长辈给他用药。用药后当天夜里，他出了一身透汗。第二天早上起来，他的病就像消失了一样，再也没有留下任何痕迹。之后，长辈又用了一点其他的将息之法，比如喝点汤汤水水的，帮助他恢复。曹颖甫康复后，问长辈用的是什么药。长辈告诉他，用的就是桂枝汤加石膏。桂枝汤加石膏也叫白虎桂枝汤，即在桂枝汤的基础上加了石膏。

你看这和桂枝二越婢一汤有什么区别呢？如果是我来用，看到一个已经奄奄一息、身体虚弱、吃不下饭、脉象极其微弱的人，我会选择用桂枝二越婢一汤。当然，殊途同归。

为什么我会用桂枝二越婢一汤，而他的长辈用桂枝汤加生石膏也能解决问题呢？我们来看看桂枝汤里有生姜、炙甘草和大枣，它们在做什么呢？它们在滋养脾胃，让胃气充足。患者现在不是胃气不足，导致脉象微弱吗？生姜、大枣、炙甘草一定要给他鼓舞起来，再加上用桂枝汤驱寒邪，因为他外感未除，外邪没有被赶出去，所以一定要用这个方剂。

但他已经病得太久了，导致内热已经产生。寒邪在体内停留太久，稍微深入一点就会化热，就像白痰已经转化为黄痰一样。在这种情况下，一定要清除内热，所以要加上石膏。但在这个基础上，我们必须把他的体液补足。补足体液可以用玉竹、水梨或者甘蔗等白色的食物，这些都能补充津液，让他有力量。桂枝汤发汗时，你必须有充足的“兵力”和“财力”。现在你说花钱能解决的事都不是问题，但你现在没钱，已经让他不停地出汗，不停地再次受伤，不停地挥霍，他的脉象已经浮得没有力量了，甚至都不浮了，已经沉下去了。这说明他体内的所有水蒸气、所有津液都没有了。这个时候一定要给他补充水分，而且要快速地让桂枝汤帮助身体吸收利用这些水分，再用石膏清热。这就是桂枝汤加生石膏的用法，也是清除一代名医曹颖甫少年时一次重感冒的案例。后来，曹颖甫一直对此事念念不忘。

我碰到过一个身体比较虚弱的朋友，他来到我面前说，他已经感冒很久了，差不多八九天甚至十几天，身体非常虚弱，反反复复地出汗，脸色煞白。一开始他用中医的方法治疗，但没有效果，后来去打针，病情勉强维持住了。之后又输液，用的是比较好的退烧药和消炎药。每次输液后都会退烧，但过一天又发烧，不得不再次输液。光输液就维持了五天，还是没有退烧，花了不少钱。那次感冒让他花了不少钱，关键是他的脸色煞白，完全没有血色，吃饭也没有胃口。他进来的时候，因为没有那么多凳子，他只能站着。讲话时站了一会儿，他就倚着桌子，坐下时也坐不直。我问他能否坐直，他坐直一会儿又不行了，坐着都觉得很累。从这种情况来看，我们知道他的身体已经非常虚弱了。在这种情况下，肯定不敢用麻黄汤了，因为他已经反反复复地出汗。正常情况下应该用桂枝汤，但他身体里已经有化热。是不是应该用桂枝汤加生石膏呢？不过，他的毛孔闭合程度不太好，所以导致他稍微有点咳嗽。当时我一想，桂枝汤加上一点点生石膏，给他稍微退一退内热。我不要用别的，就纯粹用一点点生石膏。因为他是化热导致的，所以给他用一点生石膏，然后再轻轻用一点点麻黄，让他全身的毛孔能够张开一点，减轻肺的压力，就不会忍不住轻轻咳嗽了。当时我并没有想到用桂枝二越婢一汤，只是因为他的体质比较虚弱，所以用药量比较轻。因为我有反复读《伤寒论》和《金匮要略》的习惯，当我正好读完一遍之后，又绕过来读到桂枝二越婢一汤时，才发现古人早就开始用这个方剂了。

他恢复得很快，基本上三天之内烧就退干净了，胃口也逐渐恢复，一天比一天胃口更好。本身这个小伙子很能吃，个子也很高。后来他再来我这儿时，我一眼就看出他应该不用再来了。为什么呢？因为他的嘴唇是红的，而且站着和我聊天时，我故意不让他坐。他站了差不多五分钟，没有倚着靠着，讲话声音也很好。我知道他已经恢复了。

那么，为什么我们这个时候一定要轻轻用药呢？是因为大家要了解一个事实：以后你们会碰到这种情况，当一个人饿极了的时候，不要一下子给他吃太多，否则他可能会因为吃得过饱而感到不适，甚至吃完这顿饭就走掉了。同样，当他渴极了的时候，也不要一下子让他喝太多水，尤其是凉水。应该让他一小口一小口地喝，就像用工夫茶的小杯，小半杯小半杯地喝，甚至这种小杯都要分成两到三口去喝，让他慢慢地喝，这样他才能真正吸收利用。

一个人已经衰弱到一定程度时，一下子给他用重剂，他是受不了的。这就是我们讲到的为什么要轻轻使用桂枝二越婢一汤，这就是一个原则。轻轻给他清内热，同时养足胃气，去除外感。因为他已经反反复复出汗了，肯定是桂枝汤打底，只不过是再加上清除内热的石膏，然后再给他稍微打开一下毛孔，这就是桂枝二越婢一汤。

我们平时碰到感冒时，大部分情况下可能不会碰到这种情况。但如果是一个有经验的大夫，你会发现桂枝二越婢一汤并不罕见，不时就会碰到一个有这种症状的人。

我再给大家举一个例子。

有个病人患有皮肤神经炎，皮肤经常疼痛，而且总是出现低烧现象。最关键的是，他的身体极其虚弱，没有胃口，讲话声音也非常低微，就像手机电量不足一样，说话时前几个字还比较大声，后面声音就逐渐变得微弱，这种情况已经持续了四年多。他的皮肤炎表现为动不动就疼痛，但不出现疙瘩、疹子或其他表现，只是疼痛。有人说是神经性皮肤炎症，他一直使用维生素 B 族和谷维素，虽然有点效果，但一直没能彻底治愈。当时给他用的就是桂枝二越婢一汤。我说，你吃完这个药后，会发现自己的皮下好像一下子松开了。

他为什么会疼呢？是因为毛孔闭合不好，开合无度，无论是开还是关都有点不受控制。所以这个时候一定要用一点点麻黄。麻黄如果配桂枝，是发汗法；麻黄如果配石膏，就是收汗法或敛汗法。

因此当你看到后面讲到麻杏石甘汤时，这个人是汗出而喘，你给他用麻黄加石膏，他既不喘了也不出汗了。麻黄是打开毛孔的，但不是负责出汗的。如果配了桂枝，一定会出汗。但如果同时有桂枝和石膏，那就是调节异常出汗。这样，他的皮下就不会再出现那种疼痛了。

当然，他使用这个方子的时间比较久。具体用量是：桂枝10克，白芍10克，生姜10克（后来改为5克，即两薄片），大枣用的量稍微多了一点，用了10枚，炙甘草3克，麻黄3克，生石膏15克。就是这样一张小方子，连续使用了十几天，疼痛逐渐减轻，又继续巩固了7天，总共接近20天的时间，四年多的皮肤神经炎，没有疙瘩、没有疹子、没有水痘，但一直身上疼的情况彻底解除了。

以上，对于身体虚弱、久病不愈，且体质和脉象都非常微弱的患者，我们应该使用桂枝二越婢一汤，因为患者体内已经出现了一点化热。

关于越婢汤，有人说这个名字来源于越国的一个婢女。但王焘在《外台秘要》中提到，“婢”字可能是抄错了，正确的应该是“脾”，因为它能发越脾胃之气。为什么脉象会微弱呢？是因为胃气不足。患者吃不进去东西，身体极度虚弱，此时我们一定要让他的脾胃运转起来，就像发动拖拉机一样，一开始摇摇把儿最难，但一定要让它发动起来。脾胃本身已经虚弱衰颓，此时要让它重新运转。因此，我认为“越脾汤”更符合这张方子的方义。这正好也是王焘在《外台秘要》里提到的，大家可以参考一下。我不方便再下定论，毕竟我们已经没有办法和古人彻底对话了，也没办法见到张仲景先生问清楚“老师，这到底是越婢汤还是越脾汤”。不过，不管名字如何，这张方子好使就对了。

那么，我们来看下一条：

第 28 条：服桂枝汤，或下之，仍头项强痛，翕翕发热，无汗，心下满，微痛，小便不利者，桂枝去桂加茯苓白术汤主之。方十五。

芍药三两，甘草二两（炙），生姜（切），白术、茯苓各三两，大枣十二枚（擘）。

上六味，以水八升，煮取三升，去滓，温服一升，小便利则愈。本云桂枝汤，今去桂枝，加茯苓，白术。

先给大家介绍一下有争议的这句话。首先是这个人感冒了，有外感太阳病才会用到桂枝汤。但他服完桂枝汤后没有好转，然后又给他用下法。先汗后下，这是医之常道，但实际上这是一个死规矩。如果发汗没有退烧，一些医生就会用下法，说里面有积食需要排大便。但这并不是经方派的用法，这种做法属于俗医，很容易伤害到人，因此“先汗后下，医之常道”这种说法是不对的。

患者仍然会出现“头项强痛，翕翕发热”。这里的“翕”指的是像鸡的翅膀羽毛很厚，或者夏天穿着羽绒服，总之就是捂着发汗但捂不出汗来，感觉非常闷热、非常难受。

“无汗，心下满”指的是胃部位置感觉胀满，“微痛”则是稍微有一点疼痛。“小便不利者”指的是小便排得不痛快，滴滴答答的。这种情况下，应该用桂枝去桂加茯苓白术汤来治疗。

这实际上指的是什么样的人呢？指的是这个人平时就有湿气。现在社会中，有湿气的人比古代要多，“日光之下并无新事”这句话是可信的。古代人也有湿气重的，只是没有现在这么普遍。现在，我们的空调和冷饮比较多，几乎家家户户都有空调，也都吃冷饮。以前，只有大户人家才有冰窖，能在夏天吃冰，这是一种高级享受。社会发展到今天，人人都可以享受这些便利，但同时也更容易在夏天湿气较重，导致湿气堆积。有了湿气之后，如果这个人感冒，再给他用普通的桂枝汤或麻黄汤，就不容易好了。

为什么呢？因为湿性黏腻、粘连腻歪，就像跟他说个什么事他都慢半拍，而且不执行，嘴上答应却阳奉阴违，表面上奉行，真正到执行时又是另一回事。这种情况我们称之为“湿家”。身体里有一些黏黏腻腻的东西，所以给他用正常的桂枝汤，效果不好。如果效果不好，脏水一直留在体内，等于是劣币驱逐良币，把体液津液发汗发出去了。

用桂枝汤本来是对路的，但发点汗后又把好水发出去了，脏水没出去，脏水时间长了还可能化热。在这种情况下，该怎么办呢？

这个人湿气黏腻，舌体胖大，身体还沉重，感觉像是裹了一层湿棉被。如果他没有碰到好大夫，直接给他用了下法，说“出了汗还没退烧，肯定里边儿有积食”，这种情况确实可能会有积食。因为好水被散出去了，大便可能有点像木头塞子，后面可能还不太成型，但前面的确有点拔干了。这是因为发汗发得太多了，肠胃里的水分减少了，所以会出现轻度便秘。但即使给他用通便的办法，他还是退不了烧，因为他真正的烧，尤其是那种闷着的烧，是因为湿性黏腻出不来。身体里边儿没有足够的好水，却充满了坏水、脏水，湿气黏黏腻腻的，像糨糊或胶水一样。这种情况就会很麻烦，我们应该怎么办呢？我们应该去寻求“利尿”，所以加上白术和茯苓。

这里有许多争议。这边要去掉桂枝，胡希恕老先生说这是错简，不应该去桂枝，而应该去白芍。因为仍然有头项强痛、翕翕发热的外感症状，去桂枝肯定不行。这是胡老的一个观点，认为这是错简。《医宗金鉴》也认为这是错简，日本的经方家汤本求真也认为这是错简，他们认为应该是桂枝去芍药加茯苓白术汤。

这三位重量级的前辈都认为这是错简，应该保留桂枝。

另一个观点认为原文没有错。首先，陈修园认为无汗就不应该用桂枝，因此去掉桂枝是正确的。其次，徐灵胎也持相同观点。第三，陈胜吴与胡希恕先生同时代的人物，他有一个经验，认为桂枝去桂是正确的，应该保留白芍。他用这个方子治好了一个人的顽固性感冒低烧，他举了这样一个案例，坚持原文是正确的。此外，柯韵伯和尤在泾，分别著有《伤寒来苏集》和《伤寒贯珠集》，这两位也认为原文没有错，按照原文使用是正确的。

这张方子的重点在于最后的用法部分，最终目的是“小便利则愈”，这是这张方子的关键所在，可以说是画龙点睛之笔。

也就是说，服用这个方子的目的不是为了发汗，而是小便利则愈，它与五苓散正好形成对照。五苓散用于晕车晕船、上吐下泻、水土不服以及小便不利的情况，服用五苓散后需要多饮暖水，通过发汗来利尿，即“汗出则愈”。而这张方子则是“小便利则愈”，即患者无论如何也出不了汗，想通过发汗来解决问题，但汗出不来。怎么办呢？因为患者小便不利，心下满、微痛，此时通过利小便来解决问题。不管上面的情况如何，把所有的优势兵力集中在下面，通过利小便来解决问题。小便通畅后，湿气随着小便排出，汗也会随之而出。可以说，五苓散是通过发汗来利尿，而这张方子是通过利尿来正常发汗，这在临床上是行得通的，这是另一派观点。

还有第三派观点来自金元时期的陈无咎。他在《注解伤寒论》中主张，既不要去掉桂枝，也不要去掉白芍，而是直接在桂枝汤的基础上加上白术和茯苓。白术的作用是拧干寒湿，而茯苓则负责打开三焦通路，让淋巴系统的排毒和代谢恢复正常。就像每年夏天一下大雨就会出现城市内涝，这说明城市的排水系统不好。排水系统对于城市很重要，对于人体也同样重要。否则，黏黏糊糊的湿气堆积在体内，会伤害身体。因此，我们将三焦视为人体的淋巴排毒系统。

茯苓的作用是打开并让三焦的油膜网顺畅起来，而白术则拧干湿气，让茯苓引导湿气流出去。使用桂枝汤加上白术和茯苓，本身就能应对头项强痛、翕翕发热等症状。陈无咎的用法是既不去桂枝也不去芍药，这样也很有效。

到底应该如何选择呢？我分享一下自己的经验。当初我也在这里感到困惑，生吞硬嚼地一遍又一遍地读，半懂不懂的。直到有一天，我再次读到这里时发现，要么保留桂枝去掉芍药，要么保留芍药去掉桂枝。我觉得首先要看患者是否怕冷。如果患者怕冷，我们就应该去掉芍药；如果患者不怕冷，纯粹是发热，那我们就去掉桂枝。明显的怕风吹、怕冷是我们鉴别的要点。

到底是选择桂枝去桂，还是桂枝去白芍再加茯苓、白术，实际上取决于患者是否有头项强痛、翕翕发热、无汗、心下满、微痛等症状，以及是否有湿气和小便不利。如果患者明显怕风吹、怕冷，桂枝就不要去掉；如果患者在这方面表现得不明显，我们就用原方桂枝去桂。也就是说，如果从上方发汗的路走不通，发不出汗，那干脆就给他利尿。利完尿之后，上方的毛孔自然而然也会张开。

由此可见解决问题的方法不止一条，条条大路通罗马。只要最终目的达到了，方法并不重要，这就是我们的鉴别要点。

现在的人普遍湿气比古人要重一些，所以我们在实践中用得最多的还是陈无咎的方法，即既不去桂枝也不去白芍。如果患者出现桂枝汤证，那我们就给他用桂枝汤加上白术和茯苓，效果很好，我们经常这样用。

对于感冒迁延不愈的湿家患者，身体非常沉重。他们感冒之后，我们观察他们的舌头时，不要看舌苔，而要看舌体是否胖大，特别胖大的舌头是典型的湿气表现。不要只看齿痕，因为有些人舌头并不胖大，但也有齿痕，这代表的是瘀血。只有当舌头又胖大又有齿痕时，才代表湿气。很多人说自己有齿痕，但齿痕也可能是由于瘀血引起的。如果血液循环不畅，也容易出现齿痕。湿气引起的齿痕与瘀血引起的齿痕有一个很大的区别，那就是舌头是否胖大。如果舌头是正常的，那就不是湿气。这就是桂枝去桂加茯苓白术汤的适用情况。

刚才介绍了一下茯苓。茯苓不仅可以通利三焦，还能宁心安神。你身上有各种湿气，就像城市里的内涝，影响生活质量。茯苓可以帮助解决这些问题，让人感到舒适。因此，茯苓不仅通利三焦利水气，还能宁心安神，改善睡眠质量。此外，茯苓还可以促进头发生长。茯苓通常生长在松树和柏树下，尤其是松树下。松柏四季常青，树叶像人的头发一样直立生长，不易脱落，即使脱落也能再生。因此，茯苓常用于治疗脱发、失眠和湿气重的问题。

接下来介绍白术。《神农本草经》记载，白术甘温无毒，而苍术苦温无毒。苍术稍微偏上，白术稍微偏下，一个甘温，一个苦温，都是温性药材，因此能去寒湿。甘味入脾，苦味入心。通常情况下，我们使用白术即可，因其甘温无毒。此外，白术还有一个特点：如果将其研磨成粉，点燃后蚊子会落一地，显示出其强大的杀虫效果。这就是中药的魅力所在。

我们来看看真正草药版的蚊香应该用什么来制作呢？艾叶加上菖蒲再加上白术，这三样东西打粉，再将其黏合到一起，这种蚊香对小孩是无害的，而且驱蚊效果很好。

难道只能做成蚊香吗？难道不能煮水喷在身上，让身上不被蚊虫叮咬吗？艾叶、菖蒲加白术，我喜欢艾叶加蒲公英，但实际上要用艾叶、菖蒲加白术，蚊子就不敢靠近你。不用喷到身上，在头顶喷成雾状，后背和衣服上喷一些就行。按照 1 ∶ 1 ∶ 1 的比例，各用 10 克煮水。第三种用法是煮水泡脚，去脚气效果很快，不管是“香港脚”还是“越南脚”，只要是脚气、爆皮、易传染，说明脚部有各种微生物。白术点燃后，蚊子会落一地，其杀虫杀菌效果很强。再加上艾叶和菖蒲，这三样东西煮水，基本上可以消除脚气。但如果想彻底消除脚气，我还有一个建议：最好加一点苦参。加苦参后，杀虫效果会更全面。苦参是寒性的，前面几种是温性的。温性针对阴寒的虫子，寒性则针对炎症的虫子，这样就让虫子无处可逃，达到“两军会集，一网打尽”的效果。

关于幽门螺旋杆菌，我们通常可以用蒲公英来解决。但很多人存在胃寒的情况，此时可以在蒲公英的基础上加上干姜或生姜。幽门螺旋杆菌分为不同的型号，我们可以采用立体式消杀方法：蒲公英负责消杀热性的幽门螺旋杆菌，而白术负责消杀阴寒性的幽门螺旋杆菌。将两者结合，再加上少量生姜和大枣，以保护胃黏膜不受损伤。这是针对胃肠道幽门螺旋杆菌最简单、快捷且非常经济的方法。

至于“桂枝去桂加茯苓白术汤”，其关键点在于“小便利则愈”。患者之所以不出汗，是因为下焦不通畅。等我们后续讲解五苓散时，会反过来对比说明，大家不用担心听不懂。

我们往下看。

第29条：伤寒脉浮，自汗出，小便数，心烦，微恶寒，脚挛急，反与桂枝，欲攻其表，此误也，得之便厥。咽中干，烦躁，吐逆者，作甘草干姜汤与之，以复其阳。若厥愈足温者，更作芍药甘草汤与之，其脚即伸。若胃气不和谵语者，少与调胃承气汤。若重发汗，复加烧针者，四逆汤主之。方十六。

甘草干姜汤方：甘草四两（炙），干姜二两。

上二味，以水三升，煮取一升五合，去滓，分温再服。

芍药甘草汤方：白芍药、甘草（炙）各四两。

上二味，以水三升，煮取一升五合，去滓，分温再服。

调胃承气汤方：大黄四两（去皮，清酒洗），甘草二两（炙），芒硝半升。

上三味，以水三升，煮取一升，去滓，内芒硝，更上火微煮令沸，少少温服之。

四逆汤方：甘草二两（炙），干姜一两半，附子一枚（生用，去皮，破八片）。

上三味，以水三升，煮取一升二合，去滓，分温再服。强人可大附子一枚、干姜三两。

现在问大家一个问题，当看到一个人来到咱们面前，一搭脉是浮脉，若是伤寒，通常应该是没有汗的，但他却自汗出，这里是不是很矛盾？桂枝汤证指的是有汗且怕风吹，但如果把门窗关好，他还是可以忍受的。而伤寒则是指即使关闭门窗，裹着三层被子，里面还是难受，甚至还会发抖，这就是伤寒。

“自汗出，小便数”，伤寒按理说应该是不出汗、身上疼痛，但他却自汗出。这证明什么呢？证明他身体的体液在不断流失。出汗最容易伤津液，小便频繁也会伤津液。我们先不说背后的原因，先说现象不管是什么原因导致的，总之现在这个人体液在剧烈流失，既有外感严重的寒邪入侵，又没有足够的体液。

“自汗出，小便数”，一直在漏，汗在漏，尿也在漏。同时，“心烦，微恶寒，脚挛急”。“心烦”指的是心有余而力不足，想通过出汗或利尿解决问题，现在虽然在出汗也在利尿，但问题并没有解决，还是怕冷得厉害，还是伤寒，所以心里极其烦躁，心有余而力不足。

“微恶寒”，这里并不是稍微怕冷，而是很怕冷。

“脚挛急”，在古代，“脚”指的是膝盖以下的小腿这个部位。脚挛急就是小腿动不动就抽筋、抽搐，这说明津液亏虚。当人体津液不足时，容易出现角弓反张等情况，无论是大脑炎还是其他原因，总之小腿一直在抽搐，这通常是体液不足的表现。体液不足会导致身体无法得到滋养，人就会变得干巴巴的，容易抽筋。

在这种情况下，我们按理应该用什么方子呢？对了，桂枝汤加炮附子。因为浮脉肯定还是表证，而且已经出汗了。不管多怕冷，我们都会用桂枝汤。但如果怕冷很厉害，同时不停漏尿、脚还挛急，漏尿、出汗，所有这些都无法控制，这说明什么呢？说明皮肤表层的功能丧失了正常的新陈代谢。附子是热性的，它可以推动新陈代谢重新回归正轨并旺盛起来。因此要用附子，以桂枝汤为底，将附子的力量传导到体表。传导到体表之后，让毛孔、肌肉汗腺以及尿道口等整个体表的开合恢复正常。这样就不会再自汗出，也不会再小便频繁。

然后他的津液就能够保持得住，不会老漏汗漏尿，也不会出现所谓的脚挛急。按理说，这个时候应该用桂枝汤加炮附子，但实际却没有用炮附子，反与桂枝，欲攻其表，用纯桂枝汤又攻其表，让他再出出汗。

我们说，自汗出可不可以用桂枝汤？可以的，但前提是小便正常，没有“小便数”。桂枝汤可以针对异常出汗，比如上半身或者左半身、右半身出汗，或者在某个时间点就会出一身汗，像这种情况，我们先其时发汗，用桂枝汤主之没错，但前提是小便正常，只是营卫不和。

但如果此时伴随着小便异常，小便非常多，还在持续出汗，小腿已经开始抽筋，这就说明身上的体液有点儿消耗殆尽。如果把人体比作一个公司，这就相当于公司挣不来更多的钱，却一直在消耗，一直在发工资。在这种情况下，我们不应该用桂枝汤，而应该用桂枝汤加炮附子。

桂枝汤和桂枝汤加炮附子的区别虽然只增加了一味药，但思路完全改变了。桂枝汤主要用于调和营卫，当卫气不与营气相谐和时，我们肯定用桂枝汤。所谓调和，实际上是加速动脉和静脉血的运转，再加上生姜、大枣、炙甘草来快速出一身透汗，相当于换掉物业，重建一个新的物业公司。这就是为什么很多人吃完桂枝汤之后，无论是异常出汗，还是出疹子等，皮肤会起一层皮屑，有点像换了一层皮肤一样。所以经常用桂枝汤的人，皮肤很亮，新陈代谢非常好，气色也很好看。如果在桂枝汤的基础上再加上一点黄芪，效果会更好。

桂枝汤加炮附子适用于什么时候呢？适用于一个人自汗出，不停地出汗。现在有很多人经过大发汗之后，心脏会突突跳，稍微一动就出一身汗，而且小便还非常多，恨不得喝一杯水就尿一杯出去，这说明身体内津液不足。在这种情况下，我们考虑的不是换掉“物业”，而是让“物业”真正发挥它的职能。因为你无法替换它，现在不要想着换掉，而是要考虑如何感召它，让它发挥职能。

举个例子，有一个朋友被公司任命为总经理，但他接手的公司摇摇欲坠，随时可能破产。公司里那几个老员工是营销骨干，他们经常要挟公司涨工资。上级领导告诉他，虽然任命他为总经理，但他去之后要韬光养晦，学会低调行事，稳住这几个营销人员。如果现在辞退他们，公司马上就会倒闭。那现在怎么办呢？是不是在自汗出、小便数、在漏财？想到这里心烦，还痉挛，但没办法，他必须请他们吃饭，跟他们聊天，一起出去团建，多捧着他们。在这个过程中再去招新人，再给他们足够高的提成。新员工进来后，让老员工教他们，教完之后出来的业绩分一半提成给老员工，他们才愿意带新人，慢慢恢复公司的元气。否则，他们不允许有新员工进来，生怕威胁到他们营销骨干的地位。因此，现在就是用到桂枝汤加炮附子的时候。我们不想替换掉你，而是要哄着你，采取安抚政策，没有第二选择。因为你现在不停地出汗、漏尿、脚挛急，你没有选择，只能妥协，用桂枝汤加炮附子收住这个汗、收住这个尿，然后慢慢再注入新鲜血液，这就是此时的正常用法。

但这个时候反与桂枝，我就是要招新人进来把你们替换掉，去掉"旧物业"，得之便厥，气血就不够了，手脚就会冰凉，咽中干、烦躁、吐逆、上吐下泻，就全都来了。

这就是用错了。用错了有没有办法补救呢？还是有办法的。后面我们会再来讲用些什么办法，将会起到什么样的作用。下一讲的时候给大家作详细介绍。

第八讲

第29条：伤寒脉浮，自汗出，小便数，心烦，微恶寒，脚挛急，反与桂枝，欲攻其表，此误也，得之便厥。咽中干，烦躁，吐逆者，作甘草干姜汤与之，以复其阳。若厥愈足温者，更作芍药甘草汤与之，其脚即伸。若胃气不和谵语者，少与调胃承气汤。若重发汗，复加烧针者，四逆汤主之。方十六。

甘草干姜汤方：甘草四两（炙），干姜二两。

上二味，以水三升，煮取一升五合，去滓，分温再服。

芍药甘草汤方：白芍药、甘草（炙）各四两。

上二味，以水三升，煮取一升五合，去滓，分温再服。

调胃承气汤方：大黄四两（去皮，清酒洗），甘草二两（炙），芒硝半升。

上三味，以水三升，煮取一升，去滓，内芒硝，更上火微煮令沸，少少温服之。

四逆汤方：甘草二两（炙），干姜一两半，附子一枚（生用，去皮，破八片）。

上三味，以水三升，煮取一升二合，去滓，分温再服。强人可大附子一枚、干姜三两。

“伤寒脉浮，自汗出，小便数，心烦，微恶寒，脚挛急，反与桂枝，欲攻其表，此误也，得之便厥。咽中干，烦躁，吐逆者，作甘草干姜汤与之，以复其阳”前面这半句话是什么意思呢？

这段话在很多医学家的介绍中往往是模糊不清的，不够清晰了然。我在当初学习这部分内容时也困惑了很久，所以不希望大家再走我走过的弯路，我把这段话的学习心得分享给大家。

“伤寒，脉浮”伤寒是非常怕冷的，脉浮是太阳表证。其实张仲景先师在提示我们一件事：一个人“中风”是不会起高热的，而且不是特别怕冷，只是怕风吹。但如果门窗紧闭，空调、风扇都关了之后，实际上并没有特别的痛苦。但“伤寒”不一样，伤寒一开始可能不会发烧，但一旦烧起来就是高热，能够达到39℃或39.5℃以上，而且浑身疼痛，一点汗不出，哆嗦着盖上三层被子，门窗紧闭还是冷得厉害。伤寒是严重怕冷的，脉浮是太阳表证，但“自汗出，小便数，心烦，微恶寒，脚挛急”，这指的是什么含义呢？按理说伤寒不是没有汗出吗？他为什么会自汗出呢？说明他的身体还是比较虚弱的，出虚汗。而且小便数，就是一会儿一泡尿，小便非常频数，而且尿量也会很大，也有可能量不是很大，因为汗出多了，尿量会变少，但无论如何一点尿都憋不住，必须去尿，这说明此人很虚弱。

这种虚弱有两种可能。

一种可能是表虚同时加上少阴里虚。就是体质弱到了一定程度，心脏和肾脏功能都比较差，以至于在得感冒的时候会直接出现一些少阴病，就是怕冷非常厉害，而且身体津液也固锁不住，全部流出去了。应该用桂枝汤加炮附子来固表止汗，而且可以防止小便数，让全身毛孔开合有序。因为附子振奋新陈代谢，在桂枝汤基础上加上炮附子，等于把附子的力量布散到全身肌肉、皮肤上去了，所以桂枝汤加炮附子起到了固表、止汗的作用，不是让患者不可以出汗，而是不能漏汗。

另一种可能是肺、胃、小肠温度低，处理方法是甘草干姜汤加猪苓汤。因为有些人有尿路感染，会频繁小便，尿量也很大，去检查尿里有各种细菌感染。由于小便频数，所以会带来自汗出，是因为小便绷不住而出现的自汗出。小肠温度低，不仅仅是小肠，包括肺以及胃的温度都低，此时用甘草干姜汤。干姜可以温中，炙甘草可以补充津液，干姜色白入肺，对于肺有振寒的作用，同时又温胃。所以你看理中汤里让中焦脾胃暖起来的那一味药就是干姜，党参是促进胃的运转的，促进胃口恢复，白术是祛湿气的，甘草修复胃肠道黏膜。这里提高脾胃温度唯一的一味药就是干姜。现在小肠温度低，但又不仅仅局限在小肠这个部位，还包括胃甚至肺在内的整个中路，上、中、下全部都是寒凉的。在这种情况之下，会出现漏尿的情况，小便数，而且自汗出，身体就非常虚了。

从五行的角度来看，这叫“土虚不能治水”。垄沟里的水往哪里流转，浇哪块地是由土来决定的。垄沟决定了水的走向，所以土能治水，起到制约、约束和引导方向的作用。当土不能治水时，就容易出问题了。这是第二种处理方式，即甘草干姜汤加上猪苓汤。

为什么加猪苓汤呢？有基础的同学都知道，猪苓汤是针对尿路感染、尿结石、膀胱结石、肾脏结石等情况使用的，也是我最喜欢用的一张方剂。猪苓汤能消除膀胱炎、尿道炎等炎症，如果一个人出现尿血，可以考虑用猪苓汤。猪苓汤的组成包括猪苓、茯苓、滑石、泽泻，再加上阿胶。阿胶是在煮到最后的时候烊化的，它一加入马上就能止血。因此当尿液中出现三个加号的潜血时，首先想到的就是猪苓汤。

“心烦”为什么用甘草干姜汤加上猪苓汤呢？干姜温中。因为他有尿路感染，尿路感染就会带来小便数、自汗出，同时又有心烦、微恶寒。心烦指的是“小马拉大车”，出现动能不足的情况。人什么时候会烦呢？这件事必须去办，但又办不到，这时就会心烦。就好像希望孩子能进重点小学，但分数差很多，又没有其他办法，这时就会心烦，这就叫“心有余而力不足”，力所不及就会心烦。为什么这么说呢？因为胃肠道的热度、小肠的热度来自心脏。小肠被称为“红肠”，热度很高，能够消化腐熟食物，但并不是它自己产生的热能，而是来自心脏。心脏的热力下注，叫“移热于小肠”，心脏把热能移送给小肠，让它去消化食物。人体的热能构造就这么奇妙。因为心脏把热能传导到小肠、胃，所以即使吃冰棍、喝凉啤酒，也能够气化蒸腾起来。

我们说小肠的热度既然来自心脏，它的消化腐熟力量的源头也在心脏。但如果小肠现在是冰凉的，哪个父母看到孩子过得很穷、很凄惨时，心里不会着急呢？因此，这时心里就会很烦。因为肠胃太凉了，心脏虽然想帮助它，但还得兼顾全身的热度，力不从心，所以感到心烦。这就是人会莫名其妙烦躁的原因。

“微恶寒，脚挛急”首先代表的是津液不足，会出现抽筋的现象。当人发汗太多，身上缺少津液时，甚至会出现角弓反张，彻底丧失意识。

曾经有一次在北京站北广场，一个人突发性角弓反张。旁边有警察和保安，他们想帮忙，但不知道该怎么帮。我凑过去问：“他是丧失意识了吗？他突然抽搐了吗？”那个保安对我说：“上一边去。”他以为我是看热闹的。我说：“他是有什么基础病？是癫痫犯了还是怎么样？”后来证明他确实是癫痫，他是一个民工，直接躺在了地上。我当时给他采取了一些急救措施，掐了掐人中，拍了拍心包经，他就醒了过来，表示感谢，擦了擦口水，自己爬起来，赶紧又去赶火车了。那个警察和保安说：“对不起啊，开始不知道您是医生。”我穿着很普通的衣服，那时候又年轻，别人看不出来也是正常的。总之，能救到人就好。

那么像上述这种癫痫，也有可能会突然角弓反张。没有癫痫病史的朋友如果发汗太多，有时会被误诊为癫痫。为什么呢？因为二者都有可能角弓反张，突然丧失意识抽过去。再一检查，可能会被诊断为大脑炎或者其他疾病。因此，我们要知道，出汗太多之后，津液大量流失，也容易导致丧失意识、抽搐等症状。

“脚挛急”指的是小腿部位，这是由于漏汗、漏尿、缺乏津液滋养，导致腿部感觉不太舒服，甚至偶尔会转筋。像这种情况，失于濡养就会出现挛急现象，这一点相信不用多解释了。

然后“反与桂枝，欲攻其表”，就是还要给他攻外，即给他发汗，这无疑是误治。当我们看到一个人，他怕冷，感冒，脉还是浮的，还有自汗出，你可能会觉得这是典型的桂枝汤证。但如果我们再细致一点，问他小便的情况，比如：“小便多不多？一天几次？”如果是正常情况，差不多两小时一次或一个半小时一次，那这不算“小便数”。“小便数”基本上是半小时一次，不管尿得多还是少，都算小便频数。如果小便非常频繁，我们不能用桂枝汤给他发汗，而应该用桂枝汤加炮附子来止汗。这是第一种解决办法，另一种办法是用猪苓汤加甘草干姜汤合并。

这两个方子都适用于这种情况，关键是要随证施治。怎么随证施治呢？首先看这个人精神状态如何。如果他总是犯困，像这种大概率属于桂枝汤加炮附子证。因为附子可以提振新陈代谢，如果患者“但欲寐”，这时候附子就随时待命了。当你看到一个人出现“自汗出、小便数，心烦，微恶寒，脚挛急”等症状时，到底是用甘草干姜汤加猪苓汤，还是用桂枝汤加炮附子，需要进行鉴别。如果患者没有“但欲寐”，但口干得厉害，通常属于甘草干姜汤证。如果患者还有尿路灼烧感、尿刺痛甚至尿中带血，这就是猪苓汤证。通过这样的鉴别，方剂的选择就明确了。

当然，也有可能还有其他方剂，但在临床实际应用中，基本不脱离这两个方子。当我们碰到这种情况时，只要知道这两个选择，鉴别使用，就能迅速纠正病情，避免后续问题。

我们接着往下看。

“得之便厥”“厥”指的是手凉到腕、脚凉到踝。如果是手凉到肘、脚凉到膝，这称之为“逆”。“逆”是不可能再往上凉了，再往上凉随时就可能心衰。所以“厥”和“逆”代表的是病情的严重程度。

“得之便厥”，如果误治的话，这个人手脚的温度就会变得冰凉。这证明了什么呢？证明他本来应该稳住劲，然后慢慢和缓地把胃气保住，再把外邪顶出去。结果却过于慌张，反与桂枝，欲攻其表，导致他胃气被拔掉了，手脚冰凉。

“咽中干，烦躁，吐逆者，作甘草干姜汤与之，以复其阳”这个表现症状是咽喉干燥、身体烦躁。因为他又用了桂枝汤发汗，刚刚补进去的那点儿姜、草枣，喝的那点儿粥又全都出来了，等于是喝进去的粥都变成汗发出来了。本来在漏汗、漏尿，又有点热性，桂枝、白芍、炙甘草、生姜这些东西全都发出来了。所以现在咽喉干燥，没有津液，没有足够的口水和唾液，身体也是非常干绷绷的，烦躁。在这种情况下，喝水也喝不进去，胃气没了，吃什么都吃不进去，完全没胃口，这就是“吐逆者”。

那这个时候要恢复他的胃气，用甘草干姜汤。我们讲到这里，因为直接给出了正确答案。但是假如咱们不看这句话，我就问大家一句话：因为有很多临床医生在听，我们都是同行，包括我们自己，包括我们的老师，包括我们身边的一些朋友，他们在碰到一些患者是阴虚火旺，怎么阴虚火旺呢？感觉好像是一直在上火，一直在发干。在这种情况下，典型的阴虚，典型的津液不足，干巴巴的。如果按照正常的逻辑思维来讲，那就应该滋阴润燥，是不是该给他用一些滋阴的东西，比如石斛、天花粉等其他滋阴的药物呢？是不是都可以呀？

如果你碰到这种情况，用那些滋阴的，尤其是生地黄、熟地黄这些东西，还有人说咽喉疼痛是肾阴虚，甚至用六味地黄丸之类的，这都是不对的。有些人不知道从哪儿来的这种奇怪理论，这可能会害死人的，你知道吗？

因为他“咽中干”，大家注意这个词，咽中干、烦躁、吐逆者，他不是普通的阴虚，而是胃气不足了。现在连喝水都喝不进去，没有办法去抓取利用。只有胃气不好时，才会出现这种吐逆。这已经到了比较关键的阶段，甚至是比较危急的阶段，我们一定是别无他法，只有保胃气。

甘草干姜汤喝进去之后，就可以复其阳。“复其阳”指的不是热度，这时候体温本身就是高的，阳气也就是水蒸气。综观《伤寒论》《金匮要略》，最后总结下来一句话就是“保胃气，存津液”。用甘草干姜汤以复其阳，其实就是饮用完甘草干姜汤后，你会发现嘴巴不干了，也不烦躁了，也不会吐逆了。但凡赶上这种情况，就给他用甘草干姜汤，绝对好使，而且别无他法。

其构成是什么呢?

“甘草四两（炙），干姜二两。”

“上二味，以水三升，煮取一升五合，去滓，分温再服。”

这里比较有意思的地方是，为什么炙甘草的量大于干姜的量呢？是因为此时患者缺乏津液。甘草是用来补充胃液的，修复黏膜，消除溃疡。此时用炙甘草，炙甘草稍微偏温，生甘草是平的。也就是说，我现在递给您的不是一杯凉白开，而是一杯45℃的温开水，正好可以用来冲奶粉，小孩都能喝，这就是炙甘草的作用。但炙甘草直接用的话还是有点“呆”，有点缓慢。我们用点干姜，把肠胃的温度再调高一点，是不是更有利于胃肠道的温度提升，同时也让炙甘草的药效发挥出来？前面四个兵，后边两个小队长，一直在催着赶紧干活，是这么个意思。

这是甘草干姜汤的原方，炙甘草是干姜的两倍。如果体型胖壮的，可以按照原方，炙甘草用60克，干姜用30克；普通体型的话，炙甘草用20克，干姜用10克，对于160斤体重的人来说就足够了；体质更小一点的小孩，炙甘草用12克，干姜用6克就可以了。根据体型来进行换算。

就这两味药，以水三升（约600毫升）煮取一升五合（约300毫升），去掉渣子之后，分温再服，也就是分成两次服用，每次喝150毫升。

“分温再服”，大家要注意，这里并没有提到要分两次，一早一晚去服用。其实，分温再服的意思是，你喝完这150毫升之后，一会儿就会感觉到眼睛没那么干了，鼻子没那么干了，嘴巴也没那么干了。因为全身的津液逐渐保持住了，恢复了。而且只要胃气一恢复，马上小便就能够控制住。

有很多前列腺不好的朋友都可以尝试用一下甘草干姜汤加上猪苓汤。因为前列腺如果发炎的话，需要加上猪苓汤，猪苓汤是用于消除尿路炎症的。如果单纯使用甘草干姜汤，可能会稍微有点热，而结合猪苓汤后，寒热并用，效果会更好。

服用这个方剂后，过上一个小时、一个半小时或两个小时，当感觉到药劲儿已经起来了，就可以继续服用。各位不要停下来，不要等到晚上才喝第二碗。过两个小时后喝第二碗就可以了，喝完之后会感觉舒服很多。也就是说，既然你已经付钱了，就干脆痛快点，不要拖拖拉拉，吊人胃口。直接“分温再服”，指的是喝完之后一到两个小时，如果感觉需要，就可以再喝，根据自己的实际情况来决定。

甘草干姜汤中，干姜通常是炙甘草的一半。但如果患者流清鼻涕，就需要反过来，干姜用到炙甘草的两倍。如果还有其他问题，还可能会有一些其他的变化。这里有很多窍门，后续会跟大家分享。

下一句：“若厥愈足温者，更作芍药甘草汤与之，其脚即伸。”

“厥”是手脚冰凉，厥愈，足温，就是用甘草干姜汤后，胃气一恢复，身上暖洋洋的，可能还会出一点点凉汗，因为寒气被逼出去了。里边暖了，手脚也暖了，也想吃点饭了，那这个时候就很好了。这时可以马上更换芍药甘草汤与之，再喝点芍药甘草汤，“其脚即伸”，就是本来脚在抽筋，现在温度回来了，但脚还是有点抽抽。给他用芍药甘草汤后，脚抽筋、腓肠肌痉挛就会治愈。

大部分人脚抽筋吃钙片都能缓解，但有些人情况比较严重，芍药甘草汤对于脚挛急是非常有效的。举个例子给大家听。我的岳母是糖尿病患者，她比较喜欢用西药。她经常腿抽筋，就喜欢吃钙片，后来加量吃，腿还是抽筋。她说：“我这腿怎么吃那么多钙片还是不好使？”我忍不住劝她别吃太多钙片。老年人有点钙质流失，愿意吃一点我不拦着，吃一点品质过硬的钙片是可以的。但如果为了防止腿抽筋，过量吃钙片，可能会导致血钙浓度过高，甚至出现结石，比如胆结石、肾结石、膀胱结石，那就更麻烦了。我忍不住拦着她，说：“我给你开个方子。”我给她开了芍药甘草汤。拿回来之后，我一边煮一边跟岳母说：“待会儿这个药凉了之后您喝下去。您不是老说中医慢吗？您从喝下去第一口开始计时，30 分钟之内您的腿就不抽了，吃钙片没有这么快吧？”结果她喝了之后，果然 30 分钟就好了。她说：“还真挺管用的。”这就是芍药甘草汤，治腓肠肌痉挛，也就是顽固性腿抽筋，十几年的老毛病也能治好。有人说钙片都吃不好，芍药甘草汤能好使吗？您试试看就知道了。老祖宗传下来的经验方，只要用之得当，一打一个准。

看看它的构成：白芍药和炙甘草各四两。

“上二味，以水三升，煮取一升五合，去滓，分温再服。”这个服用方法不用再解释了。

芍药甘草汤针对抽筋、静脉曲张、痛经，能够起到很好的作用。但是有很多人是新陈代谢放缓的。新陈代谢放缓，大家想到了哪味药呢？炮附子。不是桂枝汤，桂枝汤是调和营卫，促进我们血脉的流动速度，它只管血脉，不太管我们内脏里其他地方。

想振奋新陈代谢，应该加炮附子。炮附子是热性的，而且是斩关夺门的猛将，它不管三七二十一，直接振奋新陈代谢。因此，附子一定要会用。如果芍药甘草汤不能解决静脉曲张的问题，你就知道这是新陈代谢比较缓慢。这时需要加上附子，这就是著名的芍药甘草附子汤。经方就是这样，药简力专。当没有到芍药甘草附子汤那个级别的时候，厥愈、足温，手脚冰凉恢复了，脚也温了，不抽筋了，这种情况之下用不着附子。但如果现在脚上膝盖往下还是凉的，新陈代谢放缓，有点没精神头儿，这时纯粹用芍药甘草汤，恐怕力量就会差那么点意思，就差那最后五毛钱。而那五毛钱就是炮附子。所以大家应该灵活应用。

前几天我们看到一个短视频，有位医生值夜班时肾绞痛犯了，强撑着接待患者，自己疼得蹲在桌子旁边给更严重的患者写病历。为白衣天使点赞，像这样有医德的大夫值得我们尊敬。其实我看到这儿的时候，第一反应是他为什么不吃点芍药甘草汤。他是个西医大夫，可能不太懂芍药甘草汤。芍药甘草汤是针对女人的痛经、下肢静脉曲张、脚挛急抽筋、急性扭腰闪腰、肾绞痛、胆绞痛等情况的底方。只不过要看看肾绞痛里有没有肾结石，如果有肾结石，再加个枳实把管儿稍微撑开一点儿，再结合猪苓汤就可以排出结石，所以还是要懂一点经方比较好。如果大家有这些知识，就不会只是感动，而解决不了别人的痛苦。如果有更多人能够掌握这些真知识，就能帮到别人。如果那位白衣天使学到这个知识，他就可以用芍药甘草汤加枳实，再加上猪苓汤，就可以把结石打下去，然后就不疼了。因为芍药甘草本身就是缓急止痛的佳品，再用猪苓汤往下压，同时枳实撑开管腔，对他来说就是很大的帮助。我们想帮助人，有爱心是一方面，但一定得有能力。

我们再往下看：“若胃气不和谵语者，少与调胃承气汤。”

若胃气不和，这个人就容易谵语。因为前面出汗出得太多了，里边就容易便秘，便秘的人就容易说胡话。倪海厦老师说过，当你看到一个人犯罪了，他搞出一张精神病证想逃脱法律责任，你要去了解他的大便情况。如果他不便秘，那就是装的。你去精神病院里看看，那些患者大多都有便秘，便秘程度越厉害，精神狂躁就越严重。如果你问他二便情况，他说很好，大便也不便秘，那他很可能是装精神病，这是瞒不过中医的。我当时听了觉得特别有意思，就记住了。

“胃气不和”就是里边有一些宿食，而且是宿便。这个时候就容易出现谵语，说胡话。再严重的话，就真成精神病了。所以，少与调胃承气汤，就是少少地给他喝一点调胃承气汤就可以了。

调胃承气汤的组成如下：大黄四两（去皮，清酒洗），甘草二两（炙），芒硝半升。

换算成现代剂量，酒洗大黄四两约 20 克，炙甘草二两约 10 克，芒硝半升相当于 100 毫升，现在一般按大约 20 克使用。这个芒硝的量是很大的，不能这样去用，一般在 10 克以内使用就够了。芒硝不煮。

“上三味，以水三升，煮取一升，去滓，内芒硝，更上火微煮令沸，少少温服之。”

前两位药用水 600 毫升煮至剩下 200 毫升，把药渣去掉。把芒硝放进去，因为芒硝不易完全溶解，再上火微煮一开即可。少少温服之，总共 200 毫升，并不是一口气喝下去，那样就坏事了。

应该是一小口一小口地喝，用那种几钱的小杯子，喝上一杯两杯，然后隔 20 分钟到半小时再观察一下，再喝一杯两杯。这样服用才是泄热通便的正确方法，否则就会导致大泻下。总的来说，煮的时候芒硝的量本身就少，再加上这样一点点微服，不会出现危险。患者本身身体已经被疾病缠绕，用药时稍不留神就会对身体造成损害。

最后一句："若重发汗，复加烧针者，四逆汤主之。" 这是指一次又一次拼命发汗。现在有人真的采用重发汗的方法，用各种保鲜膜包裹身体，让人大量出汗。发完汗后虽然咳嗽可能缓解了，但汗出不止。还有人用烧针、艾灸等方式，但在这种情况下，体液已经丧失殆尽，再用艾灸等温热方式刺激，是不合适的。我们说艾灸并不是适合所有人，桂枝汤这样平稳的方剂，也不是适合所有人。没有哪一张方剂是适合所有人的。

在这种情况下，不能用烧针（所谓的蟠龙针）再刺激，也不能再用艾灸或其他外部温热方法。否则，会让最后的体液消耗殆尽，身体一下陷入阴经。因为没有阳气了，没有水蒸气了，身体就会沉降到阴经里。这时就是四逆汤主之，快速回阳救逆。如果患者手脚冰凉到一定程度，手凉至肘，脚凉到膝盖，再下一步可能就会急性心衰，这是非常非常危险的。

四逆汤的构成如下：甘草二两（炙），干姜一两半，附子一枚（生用，去皮，破八片）。

附子用于提振我们的新陈代谢，当陷入阴经、但欲寐，身体完全没精神时，就是用附子的时候了。干姜一两半，可以直接用二两（约 10 克），炙甘草二两（约 10 克）。这就是我们讲的四逆汤，药简力专，效用强大。

“上三味，以水三升，煮取一升二合”，也就是剩下240毫升，“去滓，分温再服”（分温再服的意思并不是一早一晚）。对于体型胖壮、体重较大的人，附子可以用大附子一枚，干姜三两。

强人指的是体型胖壮、体重较大的人。附子本身可以用到20克左右，大附子大概30克。干姜一两在古代约15克，所以干姜三两按照当时的标准接近50克，我们应该根据患者的情况来调整用量。有的人四逆之症，不仅手脚冰凉，腹部也是冰凉的。而且凑近去感觉他的呼吸时，他呼出的气都是凉的。在这种情况下，舍此无他，只此一方，就是重用四逆汤。

四逆汤如果有生附子更好，没有生附子就重用炮附子。附子生用可以用到20克、30克，炮附子可以直接翻倍。这个时候是救命用的，用量太小就像拿一根头发去吊三千斤的东西，肯定会断，起不到作用。

因此，在我们这个时代才出现了著名的霹雳大医李可先生。李可老中医被称之为“李附子”，他一生用了好几吨的附子，救人无数。他的破格救心汤，就是在四逆汤的基础上加了红参、山萸肉、生龙骨、生牡蛎、麝香等。他方中的附子用量弹性很大，体型较小的可以用到30克、60克、90克，甚至120克。根据患者的体重以及冰凉的程度，手脚冰凉、呼出的气都是冰凉的，附子一定要重用。干姜也可以用到10—50克，甚至60克。炙甘草也相应地根据附子的用量增加，炙甘草可以用到60克。根据李可老中医的经验，哪怕用到100克的炮附子，只要有足够的炙甘草就可以牵制它的毒性，患者就不会中毒。60克是及格线，

100 克炮附子对应 60 克的炙甘草就很难中毒。炮附子的所谓毒性，用量太大时可能会有一些不良反应，但用炙甘草解毒，按比例加上炙甘草，就不会出危险。

四逆汤针对急性心衰、手脚冰凉、突然丧失意识、上吐下泻等情况时常用。尤其是对于急性和慢性心衰，使用四逆汤的情况非常多，以后我会重点讲解四逆汤。

第 30 条：问曰：证象阳旦，按法治之而增剧，厥逆，咽中干，两胫拘急而谵语。师曰：言夜半手足当温，两脚当伸，后如师言。何以知此？答曰：寸口脉浮而大，浮为风，大为虚，风则生微热，虚则两胫挛，病形象桂枝，因加附子参其间，增桂令汗出，附子温经，亡阳故也。厥逆，咽中干，烦躁，阳明内结，谵语烦乱，更饮甘草干姜汤，夜半阳气还，两足当热，胫尚微拘急，重与芍药甘草汤，尔乃胫伸，以承气汤微溏，则止其谵语，故知病可愈。

这一段实际上是解释前面那一段（第 29 条）的内容。

阳旦汤是桂枝汤加桂再加上炮附子，也就是在桂枝汤的基础上加炮附子和桂枝。桂枝的用量比普通桂枝汤多出 10 克。普通桂枝汤中，桂枝 15 克、白芍 15 克，而阳旦汤中桂枝用到 25 克，白芍仍为 15 克，再加上炮附子 15 克左右。

"证象阳旦，按法治之而增剧，厥逆，咽中干，两胫拘急而谵语。" 用了阳旦汤之后，病情反而加重了。怎么判断是阳旦汤的适应证呢？因为伤寒怕冷，脉浮是表证，同时还自汗出、小便数，怎么看都像是桂枝加炮附子对不对？然后心烦、微恶寒、脚挛急。在这种情况下，我们没有给他用桂枝汤，而是用了桂枝汤加附子，又加上桂枝，结果他更严重了，这就证明用错了。"厥逆”是手脚冰凉，已经到了胳膊肘和膝盖。“咽中干，两胫拘急而谵语”，此时已经开始说胡话了，证明汗出太多了。

“师曰：言夜半手足当温，两脚当伸，后如师言。何以知此？”老师，您当初碰到这种情况，说夜半的时候他手足能够温暖回来，两脚能够伸直，不至于再抽筋了。后来果然如您所说，您是怎么知道的呢？

“答曰：寸口脉浮而大，浮为风，大为虚。风则生微热，虚则两胫挛，病形象桂枝，因加附子参其间，增桂令汗出，附子温经，亡阳故也。”老师回答说：寸口脉浮而大，浮为风，大为虚。这个人里边是虚的，风则生微热，虚则两胫挛。津液不够，所以才会出现这种发烧和抽搐的情况。病情看上去像是桂枝汤证，此时应加附子止汗，桂枝汤加附子就好了。“增桂令汗出”，为什么要增桂呢？错就错在这里了。桂枝汤加附子是收汗止汗的，我曾经真的走过弯路。有一个女孩，她是护士，感冒后出汗不少，还非常难受。我给她开的是桂枝汤加炮附子，我说：“你这么冷，我给你加上炮附子，可能不太容易出汗。你回去多运动运动，跳跳绳，做做仰卧起坐，吃点热汤、热水、热面条，关上门窗好好发发汗。”虽然加了附子，但经过这一系列操作，应该能出点汗，既能温经又能出汗。然而，第二天这个护士说，头天折腾了几个小时，一点精神都没有，还是不出汗。第二天她继续运动折腾了三个小时，还是没有出汗。这就是桂枝汤一旦加上炮附子之后，漏汗就止住了，不出汗了。但为什么又出汗了呢？是因为又给他“增桂令汗出”，增加了桂枝的量，一下子多加了10克或15克。这样硬生生地让他出汗，此时附子在外边温经也挡不住了，干脆就一起倾泻而出。这就叫“增桂令汗出”，附子温经亡阳故也。

“亡阳”指的是阳气即水蒸气都散掉了，所以才会出现厥逆、咽中干、烦躁、阳明内结等症状。这就是体液都没有了，肯定里边就开始便秘了，开始谵语烦乱了。在这种情况下，我们就应该给他喝一点甘草干姜汤，快速让胃里的热度回来。而且甘草的量是干姜的两倍，让它快速布散到全身，补充津液。补充津液之后，嗓子就不干了，也不烦躁了。

“夜半阳气还，两足当热”夜半指的是凌晨子时，大自然阳气初升，所以从半夜开始阳气升起。事实上，只要吃上甘草干姜汤，不一定是非等到半夜才开始阳气还。比较严重的、严重到极点的才会需要等到半夜，阳气还之后两足才会热。不是那么严重的，喝两小时之后两足就热了。小腿还是有点半抽不抽的，接着再喝芍药甘草汤，腿就可以伸直了，不抽抽了。但还是稍微有点说胡话，因为毕竟出了那么多汗。这个时候把那点粪便打下去，宿便打下去，就不再说胡话了，故知病可愈。

这其实是在解释前面那一段内容。前面那段是老师在教学生，碰到这种情况应该怎么办。学生真正碰到这种情况时，按照老师说的去测试，结果成功了。他回来问老师：“哎？为什么会成功呢？我只知其然，但不知其所以然，老师您给我解释解释是怎么回事？”老师就解释了一番，就是刚才我给大家解释的那一大堆内容。

这就是说，其实经文一旦被解开，它就会发光，变得栩栩如生，而且会自动跳到我们的脑子里。当我们碰到那种情况时，脑子里就会自动跳出那个方子，知道怎么去解决问题。所以说，学习古文，尤其是《伤寒论》这种经典，真是美好无比。

第九讲

【伤寒论精讲】

前面我们主要介绍的是桂枝汤、桂枝二麻黄一汤、桂枝二越婢一汤、桂枝麻黄各半汤，以及桂枝汤误诊误治后所出现的各种变化，以及随证治之的处理方法，基本上以太阳中风为主。

到了“卷第三　辨太阳病脉证并治中”这一篇，我们开始介绍伤寒，麻黄汤类方开始出现，包括伤寒证治以及太阳腑证。太阳表证走的是足太阳膀胱经，位于经表。经表之内是脏腑经络，脏腑居内，是根本；经络在外，是道路。经络先受邪，随后邪气内传，影响脏腑，出现腑证。太阳腑证会出现膀胱蓄水证和蓄血证，此时需辨证选用五苓散、桃核承气汤或抵当汤等方剂进行治疗。如果在这个阶段发生误诊误治，出现各种复杂的变证，我们也有相应的方法进行救治。这一篇主要介绍这些内容。

第31条：太阳病，项背强几几，无汗恶风，葛根汤主之。方一。

葛根四两，麻黄三两（去节），桂枝二两（去皮），生姜三两（切），甘草二两（炙），芍药二两，大枣十二枚（擘）。

上七味，以水一斗，先煮麻黄、葛根，减二升，去白沫，内诸药，煮取三升，去滓，温服一升，覆取微似汗。余如桂枝法将息及禁忌，诸汤皆仿此。

这句条文的意思是：当出现太阳病，脉浮、头项强痛而恶寒时，不仅有上述症状，而且在颈项部位出现“项背强几几”。“项背强几几”也可以理解为“项背强几几”，“强”有僵硬、不灵活之意，表现为颈项部位僵硬、抽搐，总是想揉一揉脖子。而“几几”则形容肩膀和脖子难受，有点伸不直，如同小鸟欲飞而不能飞的状态。

“太阳病，项背强几几，无汗恶风”：怕风吹是桂枝汤证的典型表现，但患者无汗，因此需要加入麻黄以发汗解表，于是葛根汤的构成便清晰了。

葛根汤的药物组成如下：葛根四两，麻黄三两（去节），桂枝二两（去皮），生姜三两（切），甘草二两（炙），芍药二两，大枣十二枚（擘）。

葛根汤顾名思义，一定是以葛根为君。葛根的作用在于通达足阳明胃经和足太阳膀胱经，疏通颈项部位（足阳明胃经），缓解僵硬不适。麻黄三两去节，主要用于解除无汗的症状。此外，再配合桂枝汤。桂枝汤的用量稍做调整：生姜、大枣、炙甘草保持正常剂量，而桂枝和白芍各用二两，用量相对减轻。

“上七味，以水一斗，先煮麻黄、葛根，减二升，去白沫，内诸药，煮取三升，去滓，温服一升，覆取微似汗，余如桂枝法将息及禁忌。诸汤皆仿此。”

上七味，以水一斗即 2000 毫升，先煮麻黄、葛根。麻黄、葛根都需要久煮，以便更容易析出有效成分。减二升，去白沫，纳诸药，煮取三升：减去二升即 400 毫升，然后去白沫，放入其他药，煮取 600 毫升。这是古代的煎煮方法，现代基本不需要这样操作。现在的麻黄，哪怕是生麻黄而非蜜麻黄，通常也不需要久煮。现代麻黄的白沫影响较小，一些质量较好的麻黄仍需去除白沫，因为白沫可能会让人感觉昏昏沉沉。不过现在的大部分麻黄，尤其是蜜麻黄，经过蜂蜜炮制后基本不会产生白沫，因此不需要如此费事。

直接用 2000 毫升水煮取 600 毫升，去滓，温服一升（200 毫升），覆取微似汗，余如桂枝法将息及禁忌。诸汤皆仿此。

注意事项：服药时不需要再配合热稀粥。所谓“余如桂枝法将息”，是指葛根汤是在桂枝汤的基础上加入了葛根和麻黄。它是以桂枝汤为基础方，因无汗而加入麻黄，因项背强几几而加入葛根。加入这两味药并不是扩大了药性，实际上葛根汤的使用范围反而比桂枝汤更窄一些，而桂枝汤的使用范围更宽泛。

从这个角度来理解，并不是用药越多就能治疗更多的病。因为桂枝汤加入葛根后，会将桂枝汤的药力聚焦到整个脊椎骨两侧，聚焦到足太阳膀胱经和足阳明胃经所在的部位。因此，药力的整体作用不再是像之前的桂枝汤那样遍布全身的动脉和静脉，以调和营卫为主要目的（虽然它仍然在做这件事），而是主要集中在纵贯线状的督脉两侧位置，起到疏通作用。这相当于虽然增加了药物，但却缩小了其适应证的范围。这也正是我们常说的，不要把所有药物都放在一张方子里，否则元气很容易被调动得乱七八糟。由此可见，药简才能力专。

如果实在需要使用多张方子的合方，那么我更倾向于联合方组的方案。如果方子太大，已经包含超过 13 味、15 味药的话，宁可将其拆分成两张方子，形成联合方组的疗法，这是山西名老中医门纯德先生的观点。他认为，如果将药物都放在一张方子里，药力之间会发生相互掣肘，彼此之间会像公交车上的人互相拥挤，谁也无法舒展。因此，宁可将其拆分成二到三张方子，形成联合方组。例如，第一天服用处方一，第二天服用处方二，第三天服用处方三，今天吃处方一、明天吃处方二、后天吃处方三，如此循环运转，形成链条式或履带式的服药方法，这就是所谓的联合方组。所以，不要随意加药，这是第一件需要注意的事。

桂枝法将息及禁忌：将息法是让患者微微出汗，通过两个小时的腹背温覆取汗，避免受风，同样适用于葛根汤。在服用葛根汤时，需要注意以下两点：

一是要发两个小时（即一个时辰）的微汗，但不要大汗淋漓如水，否则病邪反而不会解除，这是第一个将息要点；

二是饮食上要清淡、易消化，禁止在感冒期间或出现项背强几几、无汗恶风等太阳表证时，食用生冷、粘滑、肉面、酒酪、臭恶等腌制、油腻、不易消化的食物。在外感情况下，尤其是葛根汤证，属于胃肠型感冒，脾胃、肠胃出现问题，才会出现怕冷且完全没有胃口的情况，此时一定要吃清淡的食物，其他汤剂的护理方法也应如此。

“诸汤皆仿此”指的是用药并不是唯一的方式，用药后续的护理方式方法才是我们的目标。例如，服用桂枝汤并不是目的，用药后喝热稀粥、盖被、关门窗、不吹风，目的是要微微出一层润汗，通过体表的毛孔把病邪、病毒、细菌排出体外。此时刮一刮，会发现病毒都在排出的润汗里，这才是真正的目的。所以说“诸汤皆仿此”，意思是用药不是目的，出一层润汗才是目的；打一拳也不是目的，把坏人打趴下才是目的。无论采取什么方式，完成目标才是最重要的，要把这层润汗排出来，把病邪最终排出体外。

葛根汤的应用：首先，葛根汤的应用范围并不仅限于感冒，还常见于以下情况。

一是喝完凉水后，或吹完凉风后出现的胃肠型感冒。常言道“神仙也怕脑后风”，吹完凉风后很容易出现这种类型的感冒；

喝凉水、吃冷饮、喝冰啤后也常常会引发此类症状。其临床表现，要么是出现恶心呕吐、没有食欲、干哕，同时伴有怕冷、发烧、项背强几几，甚至开始出现颈肩问题；要么是出现拉稀、闹肚子等症状。这些情况都是我们在临床中常常会碰到的。

第32条：太阳与阳明合病者，必自下利，葛根汤主之。方二。用前第一方。一云，用后第四方。

“太阳与阳明合病者”中的“合病”，指的是同时发病；而“太阳与阳明并病”中的“并病”，则是指连锁反应、陆续出现，即先是太阳病，随后很快出现阳明病。太阳指的是纯粹的表证，阳明指的是纯粹的里证。表里陆续发病称为并病；合病则指的是同时遭受打击。也就是说这次外邪较为严重，或者是因为自身原因，比如喝了凉啤酒，或者吃了其他冰凉的东西、刺激性的东西，导致胃肠道处于非常脆弱的状态。

例如我现在，晚上没有吃饭，完全没有胃口，不想吃东西，所以刚才跟摄制组人员说不要把温度调得太低了。我跟前几天不太一样，前几天我说抓紧时间把空调打开，今天我说把温度调到26℃吧。因为如果像我现在这种胃肠道状态，随时有可能感冒，因为身体内部是脆弱的。如果温度调得过低，就极有可能出现颈项强几几，然后就会出现葛根汤证。而未来几天的工作日程安排非常满，我根本没有时间给自己治病，这就会很麻烦。

这就是我们所说的太阳与阳明合病。不仅体表受伤（太阳指的是体表的、阳性的反应），而且胃肠道也同步受损，属于表和里同时发病，可以称为“内忧外患”。在这种情况下，很容易出现下利，因为这属于胃肠型感冒，可能会拉肚子。不过，“必自下利”可能有误，可能是“虚者必自下利”，或者是“必自下利者”，才能理解为葛根汤主之。并不是每一个太阳与阳明合病者都是必自下利，确实胃肠道受到影响，容易下利，但并非每一个患者都会下利。这就是我们对葛根汤主之的讨论。

葛根汤为什么能够调节下利呢？是因为葛根具有升提水液的作用。当我们正在拉肚子时，肚子里全是水，此时需要将这些水升提上来，把“好水”直接提调到体表，让它去抗邪于表。患者此时有太阳病的表现：恶寒发热，发烧同时又怕冷；同时又有阳明病的表现：缘缘面赤，额头痛、目痛、鼻干、卧不宁。缘缘面赤指的是脸红脖子粗，脸是发烧且发烫的，额头痛，目痛、鼻干，且无法正常休息，想睡又睡不着，还会有些烦躁。这种情况我们称之为表里同病，即表证和里证同时发病。

这就是“太阳与阳明合病者，必自下利”的情况。如果出现这种情况，患者不仅发烧、颈项难受，还会怕冷，眼睛疼、鼻子干、心情烦躁。在这种情况下，我们不需要用很多复杂的方法，只需要用一招就可以解决：那就是用葛根汤。而且是“一锤定音”，是“葛根汤主之”，用它就对了，不是“宜葛根汤”或“可与葛根汤”。只要这种症状出现，就用葛根汤。葛根升提水液，从而自然消除了下利的物质基础，因为身体中的水液已经被提调到体表。此时稍微出一点汗，通过汗解来真正解决问题，而不是继续拉稀。葛根汤中还用到了麻黄来解表，同时以桂枝汤作为基础方，调动全身动脉和静脉的血液流动速度。

干净的、好的血液自带免疫力，具有净化和防御的特点。因此，我们一定要善用桂枝汤。如果能够善用桂枝汤，你会发现身体的免疫功能会非常强大。它能让新鲜的血液源源不断参与到身体的防卫中，从而让人不容易感冒、发烧，或者出现各种过敏等问题。

但如果身体里出现瘀血，不仅正常的血液无法发挥净化毒素、消炎杀菌以及各种自我净化的功能，反而会变成一种培养基。这种培养基会导致反复感冒发烧，因为外界侵入的病邪有了一个基础培养基，相当于身体内部有了“内应”，使得所有侵入的病邪都可以在这个培养基上不断扩展，从而导致身体反复感冒、反复过敏。因此，我们必须消除瘀血。

消除瘀血可以使用桃仁、红花、丹皮、川芎、当归等药物。但如果经常使用桂枝汤，会发现瘀血的产生速度会变慢，而瘀血代谢的速度会加快。因此，很多人说不懂得用什么活血化瘀的方法，就单纯使用桂枝汤，结果也能慢慢地排出瘀血，皮肤变得越来越好，身体越来越轻松，体质逐渐增强。这说明扶正之后，正气自然会驱邪。这就是我们所说的，平时可以适当服用一些桂枝汤。

葛根汤以桂枝汤作为打底，再加上麻黄和葛根，不仅能够解决下利的问题，还能同时解决外感问题。看到这里，西医有时会感到困惑，通过发汗的方式来解决下利（拉肚子）的问题，这似乎很奇怪。然而，《伤寒论》的经方就是如此神奇。

曾经有一个西医朋友跟我讲，我们要想治痢疾，或者胃肠型感冒，肯定要用专门的药物：如果是细菌性的，我们就杀菌；如果是病毒性的，我们就抗病毒。总而言之，要找对型号才能解决。他问我，为什么你们只用葛根汤呢？我回答说，也不是所有的拉肚子都用葛根汤。只有当拉肚子的同时还伴有感冒发烧等表证时，才会用葛根汤来治疗。也就是说，当患者同时出现怕冷、发烧以及拉肚子的症状时，这种情况一旦发生是很可怕的。当你看到一个人，既感冒又发烧，同时还拉稀，吃不进去饭。“好汉架不住三泡稀”，指的就是在感冒期间拉稀，会在短时间内把一个人摧毁掉。但我们的经方破解方法却很简单，就是用葛根汤。此时我们体表缺水缺津液，所以用葛根把肚子里一直在拉稀的水调动到体表去，让它发挥作用，表里双解就是这么简单。

在东汉时期，有个名叫窦宪的人，他是皇亲国戚，国舅。他的妹妹窦皇后年轻守寡，幼子继位，皇后实权在握。窦宪不甘寂寞，喜欢上一个人并想委以重任，但窦宪担心大权旁落，于是把那个人杀了。窦皇后非常生气，把窦宪关了起来。窦宪担心窦皇后哪天心情不好会对他不利，于是主动提议带兵去打匈奴。窦皇后没有给他特别好的兵源，只让他领着一群杂牌军，其中包括从监狱里调出来的一群犯人，再加上一些训练有素的士兵。窦宪带着这群人北击匈奴，却一路大胜，把匈奴一直打到亚洲都待不下去，最终匈奴只能跑到中亚地区，继续往西逃到东欧，占领了那里。当地的原住居民被迫南下，最终导致欧洲的罗马帝国被灭掉。从国力对比来看，我们当时还是比较强盛的。

这跟葛根汤有什么关系呢？我一看到葛根汤，就想起窦宪。必自下利，一直在拉稀，实际上肚子里的水有点像人体的体液，没有发挥正经作用，而是在不断地拉稀。在葛根汤的作用下，葛根把阴寒之水升提起来，利用这些水去解表，既不拉稀了，还把病毒也赶跑了。这有点像把监狱里的犯人调出来，让这些犯人北击匈奴，把外邪赶跑。犯人也因此发挥了积极作用，不再祸害老百姓，同时还把匈奴赶走了。

这种方式非常有意思，真正做到了表里双解。表里同病，一张方子就能同时解决表证和里证。因此看到葛根汤的时候，我就会想起东汉时期的窦宪。葛根汤正是针对太阳与阳明合病，既有外患又有内忧，患者已经开始拉稀，此时用葛根汤去表里双解。

下面来讲葛根汤的加减化裁。

学到这里，我们知道无汗时用葛根汤。如果有汗用什么呢？曰：有汗去麻黄，或者用桂枝汤。在后面的条文中会讲到太阴病，太阴病脉浮者可发汗，宜桂枝汤。“桂枝汤 + 葛根”也可以，单纯用桂枝汤也可以，桂枝汤的其他加减化裁，如“桂枝汤 + 白术茯苓”也可以。

当我们看到一个人在拉稀，同时又怕冷发烧，而且有汗时，我们通常应该考虑可与桂枝汤。这里说的“可与桂枝汤”并不是说只能用桂枝汤，而是指可以用桂枝汤的类方。也就是说，可以用桂枝汤，但同时也可以用桂枝汤的加减化裁。在这种情况下，我认为用“桂枝汤 + 葛根”的情况会更多一些。

另一种比较常用的加减化裁是：如果有头项强痛，可以用桂枝汤加葛根；如果没有头项强痛，单纯用桂枝汤即可。同时，如果舌体胖大，不要说是否有齿痕，有瘀血也会造成齿痕。但如果舌体既有齿痕，又像泡浮囊一样非常胖大，这时可以用“桂枝汤 + 白术、茯苓”。这样也可以解除必自下利的症状，因为利小便也可以解决拉肚子的问题。通过白术、茯苓，把走大便的寒湿水液引导至小便排出，从而解决拉肚子的问题。只有真正掌握这些，才能活学活用。

讲到这里，有些朋友可能会觉得一下子掌握所有的加减化裁有点不安，因为无论哪个朝代的前辈讲到这里时，都不会讲这些加减化裁。这既是好事，也是坏事。好处在于能让大家比较容易地切入；坏处在于学到这里时，很多人会很快学过去，不能静下心来思考。比如，这里还有哪些加减化裁呢？应该怎么去灵活掌握它们呢？既然学到这里了，那么这张方子只能治疗一种病，还是可以更广泛地应用呢？从我个人角度来讲，我更希望大家能实实在在地去掌握。既然已经讲到了葛根汤，以及桂枝加葛根汤等要点，我们就要全面地去掌握。

当我们研究经方时，会发现经方的实用性非常强。当你真正掌握一张张方子并用对了，效果真的是立竿见影、效如桴鼓。一旦用对，马上就能给你带来惊喜，让你信心倍增，这与其他方剂有所不同。

倪海厦提到，学习经方有两种方式：一种是由易到难，先学习药物学、方剂学、中医基础理论，再到各家学说，最后学习《伤寒论》；另一种是由难到易，先攻克最难的部分，即先学《伤寒论》，然后再去学习其他内容，这样会有一种高屋建瓴、怡然自得的感觉。倪海厦老师主张先学习《伤寒论》。

葛根汤在出现项背强几几、无汗恶风时可以使用，如果出现胃肠型感冒并开始拉稀，同样也可以使用。

接下来，我们谈谈葛根汤的经方广用。

第一个：落枕。

如果一个人没有感冒，也没有胃肠型感冒，只是因为空调吹到脖子或后脑，导致落枕，感觉只有用热水袋敷着才舒服，但后脑仍然疼痛。这种情况可以用葛根汤，通常一剂见效，两剂即可痊愈。但一定要使用粉葛根。

葛根四两相当于20克，但从我的实际经验来看，更倾向于至少从30克起用。对于成年人，尤其是体重在150—160斤的患者，粉葛根用量在30—60克都是非常正常的，具体用量取决于病情的严重程度。

为什么强调一定要用粉葛根呢？因为粉葛根30克就已经可以起到很明显地调动水液的作用，对于落枕这种情况，基本上用葛根汤就可以快速解决。我说“一剂知，二剂已”，意思是不需要连续服用半个月。很多人落枕可能会持续较长时间，如三天、五天甚至半个月。落枕虽然是个小毛病，但如果不会用葛根汤，用其他方法如针灸、热敷虽然也能减轻症状，但总感觉好不彻底，仍然有些别扭。而用葛根汤则可以快速、干脆、彻底地解决问题，屡试不爽。大家可以去尝试，这是葛根汤的第一个广泛应用治疗落枕。

第二个：颈椎问题。

如果颈椎出现问题，例如颈椎椎管狭窄、颈椎病压迫到血管导致头晕，或者脑供血不足，甚至出现高血压（表现为缘缘面赤，即脸发红），这些情况下都可以用葛根汤作为底方。

但需要辨证：如果是颈椎里有增生，椎管内壁增生压迫到神经和血管（因为椎管内有许多大血管和神经丛），可能会导致手脚发麻、轻度口眼歪斜或讲话不利索，这种情况就应该在葛根汤的基础上，加入化铁丸来溶解增生，无论是骨刺还是其他增生。

化铁丸由威灵仙和楮实子组成，可以消除骨质增生和骨刺问题。如果在葛根汤的基础上结合化铁丸，相当于给葛根汤安了一个“枪尖”。

威灵仙和楮实子非常实用。有时候鱼刺卡住喉咙时，用化铁丸含漱，让其尽可能多地接触鱼刺，一会儿鱼刺就会变软，再吃点馒头就能吞下去，之后多喝点水到胃里，也不会形成其他伤害。所以化铁丸非常好用。

不仅是颈椎出现问题，包括全身各处如果出现骨质增生，都可以用桂枝汤导着化铁丸，使其作用于全身各处，这是我们临床上常用的方法。

不仅是颈椎，腰椎出现问题也很常见，尤其是腰椎椎管狭窄。对于化铁丸，威灵仙一般用 10—15 克即可，而楮实子的用量可以多一些，30—50 克都可以，通常我会用到 30 克。威灵仙和楮实子搭配，直接煮水即可。虽然叫化铁丸，但煮成汤剂也是一样的，也可以称为化铁汤。

需要注意的是，椎间盘突出的情况不能使用化铁丸。我们所说的化铁丸适用于椎管狭窄，即椎管内有骨刺或骨质增生的情况。如果是椎间盘突出，则不能使用化铁丸。

第三个：腰椎突出。

腰椎突出用“葛根汤 + 金毛狗脊”。

金毛狗脊是一种植物，也是一味草药。在治疗腰椎间盘突出时，金毛狗脊重用至 30 克，可以快速壮腰，让腰部非常有力量。如果腰椎间盘突出尚未手术，又想优先采用中药治疗，我的建议是用葛根汤，同时重用金毛狗脊。金毛狗脊对于腰椎间盘突出、腰肌劳损、腰部困重如折等症状，其壮腰功效无出其右，没有比它更强的。

如果患者还伴有风湿、类风湿，且怕风，可以加入黑老虎。

黑老虎是岭南常见药物，在北方较少见，但它对于壮腰是必需的。因此，在葛根汤的基础上，重用杜仲 30 克和金毛狗脊 30 克，对于一般的腰椎间盘突出、腰部直不起来、腰肌劳损等问题，无论叫什么名字，只要是腰部问题且不是椎管狭窄压迫神经，都可以用葛根汤加上杜仲和金毛狗脊，重用至30克，能起到很强的作用。

第四个：肩背疼痛。

肩背疼痛也可以用葛根汤。葛根汤对于肩背部问题、肩膀疼痛、五十肩等，效果显著，但通常需要加入以下药材。

首先，如果是肩部侧面疼痛，通常会加入少量柴胡引经。柴胡用量不宜过大，30 克或 40 克没有必要，会喧宾夺主。此时柴胡一般用6克、10克或12克即可，主要是将药性稍微引向少阳经、偏侧及肩膀部位。

其次，加入白术和附子。白术可以祛湿，附子可以祛寒。夏天很多人吹不得空调，一吹空调五十肩就犯了，肩膀需要好好保护。稍微着凉风，肩膀就抬不起来，后背也会很难受，很多人会频繁拔火罐、做针灸。建议不要频繁拔火罐，火罐可以偶尔为之，虽然当时会抽出一些积液，但过于频繁对身体有耗损。火罐可以做，但不能频繁做。尤其是拔火罐之前，很多人喜欢先做小针刀。小针刀扎完后，会让人感觉很轻松，因为挑断了筋膜。此时再拔火罐，会抽出水珠或一些黄色的脓，之后会感觉轻松，胳膊也能活动自如。但半个月左右又会复发，且症状更严重。这是因为小针刀不是针灸，针头像小刀片一样，哪里疼就扎哪里，挑断筋膜后虽然暂时轻松，但同时也挑破了部分神经，导致下次发作周期更短。这种疼痛最初往往是由于长期处于潮湿环境中引起的，但小针刀治疗后可能一个月甚至半个月就复发，因为没有从根本上解决问题。要想从根本上解决，应该用“葛根汤＋白术、附子”来解决肩背疼痛、颈肩疼痛等问题。葛根汤加白术、附子效果更好。

第五个：肌肉痉挛。

痉挛部位之所以疼痛、难受，原因有很多，其中最常见的是以下两种：

首先是津液不足。组织阴亏、津液亏虚，痉挛部位干燥，导致颈项强几几，让人感觉难受。此时应该用葛根来输送水液。

其次是湿气，有湿气也会导致五十肩。拔火罐时能拔出水来，拔完后马上感觉轻松，这也是肩背强痛的主要诱因之一，这种情况在夏天尤为常见。因此，在讲到葛根汤时，我单独提出来给大家详细说明。

一般有两种治疗方式：

第一种针对无汗型：纯葛根汤。

葛根汤中有麻黄，麻黄可以发越水气。如果患者无汗，麻黄的用量可以稍大一些，观察是否有汗出。如果没有汗，麻黄可以用到三两（15克），葛根四两（30克）甚至60克都可以，其他药物按比例调整。通过麻黄打开毛孔，汗液和水毒排出，湿气通过汗液排出。这就是麻黄打开毛孔发越水气的作用，同时还可以振奋脾胃。

第二种针对有汗型：桂枝加葛根汤加白术、附子。

如果患者有汗，麻黄则不适用，可以去掉麻黄，加入白术和附子。以桂枝加葛根汤为底方，白术一般用20克或30克，附子用15—30克，具体用量取决于湿气和寒气的严重程度。如果寒气较重，患者会感觉怕冷明显；如果湿气较重，肿胀会非常明显，甚至组织变形，病患部位明显隆起，可以摸到，这种情况下，白术一定要用到 30 克。风一吹就很难受、很痛苦、很怕冷，附子也可以用到 30 克。如果寒气和湿气都很严重，白术和附子都可以用到 30 克。

第六个：面瘫。

有些朋友会出现面瘫，面瘫也可以用葛根汤，效果非常好。很多人因为被空调吹到脸，尤其是吹到半边脸时，容易出现面瘫。第二天脸就变形了，鼻涕一把泪一把，尤其是眼泪止不住地流。像这种情况，可以用葛根汤，通常再加一点防风和僵蚕。僵蚕是蚕宝宝僵化后形成的，这味中药对面瘫效果很好。

第七个：后脑勺出现外感或外伤。

后脑勺吹着空调或凉风，也容易出现葛根汤证。给大家举一个病例：我的大儿子在国外上学，前段时间出现怕冷、发烧、头项强痛，典型的葛根汤证。因为他睡觉时窗子开着一条缝，被风吹到了，出现了头项强痛而恶寒，“颈项强几几”。睡前开窗通风是好事，但开着窗户睡觉叫虚邪贼风。为什么人在睡着的时候要披着点或盖着点，因为这时人比较脆弱，容易着凉。我给儿子开了葛根汤就没再管他，过了五天听他妈妈说儿子还没有退烧。我打电话问他，他说那边只有柴葛根，没有粉葛根。葛根汤如果误用柴葛根是完全无效的，会耽误治疗。他还是觉得后脑勺疼，这典型的就是葛根汤证。好在他体质比较强，逐渐挺过来了。这两天已经开始出现麻杏石甘汤证，转为肺热，所以我给他用麻杏石甘汤。但他们那边又没有麻黄，我预见到可能会出现这个问题，就让儿子用荆芥 10 克、防风 10 克、薄荷 5 克。薄荷不要煮，关火后最后放进去就行，否则会挥发掉。这三样东西也能起到打开毛孔、发汗的作用，但汗出不均匀。我儿子现在还有点咳嗽，但这三样东西任何一个都比麻黄更“彪悍”，也更伤身体。实际上，麻黄是非常安全的，而且一旦用上，马上就不咳嗽了，因为毛孔打开得非常均匀，就不会再咳嗽。没有麻黄就没办法治哮喘。现在西医也发现了，麻黄提取的麻黄素是治哮喘的。但张仲景早在 1700 年前就发现麻黄治喘，麻黄汤、麻杏石甘汤、大青龙汤、小青龙汤等方剂中都有麻黄，尤其是小青龙汤，是治喘的良方。所有治喘的药中都有麻黄，而麻黄所谓“对身体不好”的，就是煮出来后上面的一层白沫子，我们早就通过先煎、撇去白沫的方式，使其对人体完全无害。

听倪师讲课时提到，在佛罗里达州，当地曾限制中医师使用麻黄。倪师他们提出抗议，说如果中医不能用麻黄，就没办法治哮喘。如果哮喘病人送到中医诊所，中医师因不能用麻黄而导致病人去世，立法机构能承担这个责任吗？所以当时那里取消了对麻黄的使用限制，但我儿子所在的地方仍然在限制使用麻黄。

有人说使用麻黄后会感到心慌，这可能说明你的心脏功能不太好。如果心脏功能不佳，麻黄与炙甘草可以等量使用，甚至可以将炙甘草的用量稍微增加三分之一。因为炙甘草主要用于稳定心率，尤其是与桂枝配合使用时，葛根汤和麻黄汤中都含有桂枝。将炙甘草的用量增加到与麻黄等量后，就不会再感到心慌。如果仍有轻微心慌，可以进一步增加炙甘草的用量，从而彻底解决问题，方法非常简单。这就是葛根汤应用于后脑外感型疼痛的处理方式。

如果是外伤型后脑疼痛呢？我们都知道，在拳击比赛、散打比赛以及所有搏击赛事中，都有一个明确的要求：不允许踢击对方裆部，也不允许打对方后脑。然而，在实际比赛中，很多时候是难以完全控制的，有时一不留神就可能被击打到后脑。这种情况下，人可能会突然昏迷，而且颅脑组织很容易出血，因为后脑的骨骼比较薄，抗击打能力较差，所以很容易出现危险。击打后脑是很容易发生生命危险的。

同样，在车祸或其他意外事故中，如果后脑受到撞击或磕碰，也容易导致失忆、剧烈的应激性头痛以及各种创伤。甚至在做完开颅手术后，患者也可能出现这些问题。我们通常会使用“葛根汤 + 川芎”，或者再加入一些其他药物。如果是陈旧性瘀血，可以加入动物类药物，如水蛭、地龙等，以葛根汤作为基础方。如果不加葛根汤，你会发现地龙等药物在全身发挥作用，但这种作用是分散的，就像“分兵把守”一样。就是说比如 100 个药力单位中，可能只有 5 个能到达后脑发挥作用。因此，如果想让药力聚焦于后脑，就需要以葛根汤作为基础方，再加入这些活血化瘀的药物。这就是外伤型后脑疼痛的治疗方案，以葛根汤作为底方。

第八个：富贵包。

有人在颈部大椎穴处出现一个大包、一个隆起，像这种情况可以用葛根汤吗？当然可以。如果患者完全无汗，可以用纯葛根汤；如果是有汗，而颈部出现一个包，那么我们可以用桂枝加葛根汤，再加上白术和附子，它可以消除肩背上这种水湿。难道正中央的部位就消除不掉吗？其实连威灵仙、楮实子都不一定需要。

如果有一些钙化或实质性问题，可以再加上威灵仙和楮实子，即化铁丸，能够把骨髓里增生出来的“脏东西”溶解并排出，那么外面的包就更容易消除了。如果没有那么严重，化铁丸就不需要加，用白术和附子去除寒湿，富贵包自然就会消掉。这是我们临床上常常会使用的方法。

今天我们就讲到这里，后面还会讲到葛根加半夏汤以及更多内容。各式各样的辨证非常复杂，我们在平时也会遇到，但往往不知道如何解决，感觉像是遇到了很大的难题。然而，《伤寒论》上都有明确的方法，就像一把把钥匙一样，能够解决这些问题。

第十讲

【伤寒论精讲】

回顾上一讲，第 31 条：“太阳病，项背强几几，无汗恶风，葛根汤主之。方一。葛根四两，麻黄三两（去节），桂枝二两（去皮），生姜三两（切），甘草二两（炙），芍药二两，大枣十二枚（擘）。”

“太阳病”指的是脉浮，头项强痛而恶寒。浮脉，全身怕冷怕风吹，同时出现了“项背强几几”。项背指的是后脖颈的位置，不仅是脖梗位置，还包括肩背上部的位置，就像将军戴的头盔，披上肩并展开一点，这个位置称为项背。这个位置出现强几几的症状，“无汗恶风，葛根汤主之”。如果有汗而恶风，那就是桂枝加葛根汤。

葛根汤与桂枝加葛根汤的区别在哪里呢？只差一味药，把麻黄拿掉，就是桂枝加葛根汤。这里要注意，用的是粉葛根。

葛根汤一定要学会它的扩展应用或者叫灵活应用，我们之前已经说过一些了。落枕讲过了，颈椎出现一些问题的，肩膀出现问题的，也讲过了。颈椎如果出现普通的落枕，直接用葛根汤就行；如果椎管狭窄，加上化铁丸，化铁丸由威灵仙和楮实子两味药组成；如果是腰椎管狭窄，应该用“金毛狗脊 + 杜仲 + 化铁丸”。面瘫也讲过了，后脑勺的外感也讲过了。后脑勺如果是车祸，或者是因剧烈碰撞导致外伤，也可以用葛根汤，只不过需要结合川芎、当归等药物。要看他是属于寒性的还是热性的：如果是寒性的，就用川芎、当归这种温性的活血化瘀药；如果是热性的，要观其舌苔，有化热倾向的，用桃仁、丹皮，可以用桂枝茯苓丸。因为葛根汤里本身就有桂枝、白芍，加上桃仁、丹皮、茯苓就可以了。如果是陈旧性的，加动物药如水蛭、地龙、虻虫。就像韩剧里一对热恋中的人，男主角因出车祸突然失忆了，再也想不起来女朋友了。这个时候我们都会想，身边就没有人会用葛根汤加上桂枝茯苓丸吗！

包括我们看到某影视明星，走路的时候总是抻着脖子晃晃荡荡的，实际上他这是一种病，就是强直性脊柱炎。他自己也说“这已是几十年的老毛病了”，这几十年当中就没有人能够解决掉他这个所谓的强直性脊柱炎？强直性脊柱炎听上去好像很可怕，但我看到他报道出来有强直性脊柱炎的时候，我觉得应该就是葛根汤证。到后来听他自己说，他每天要早早起来洗热水澡，用很烫的水去冲脖颈、脊椎骨和后背，冲上 20 分钟甚至更长时间才能缓过来，才能正常去工作。那像这种情况，就是“太阳病，项背强几几，无汗恶风，葛根汤主之”。他已经如此很久了，我们是不是应该用上化铁丸或者是桂枝茯苓丸呢？你看他里边是椎管狭窄压迫到神经了，还是里边长了一个什么东西？都可以灵活掌握，底方就是葛根汤。针对强直性脊柱炎，我们可以灵活应用。

还有什么样的人可以用呢？就是有鼻炎、鼻窦炎的人。我之前在健康课上讲过这个案例，现在很多人都会犯鼻炎、鼻窦炎。如果是轻度的，我们应该用甘草干姜汤。什么叫轻度？上来之后马上就开始流清鼻涕，不停地打喷嚏，这属于肺中有寒，出现了振寒反应，有寒气入侵就开始流清鼻涕。这个时候用甘草干姜汤，“药简力专”，直接解决肺寒的问题。不仅仅是鼻炎，有时候还会轻轻地咳嗽，碰到凉风或者晚上阴寒之气重的时候就会加重，这是甘草干姜汤证。假如时间已经比较久了，虽然流清鼻涕，但鼻子还干。你说流鼻涕鼻子还干，这不是很矛盾吗？事实上很多人都会告诉你，我是流鼻涕，但鼻子就是干的，倒不上气来。这种情况我们就应该开始考虑，是属于目痛鼻干卧不宁，睡觉的时候也难受，坐着也难受，反正坐卧难安，目痛鼻干，眼睛也疼，鼻子也干，而且还流清鼻涕。像这种情况就是葛根汤证了，不是用甘草干姜汤能够解决的问题了。甘草干姜汤是一派寒象，到了严重程度时，流鼻涕的同时还会出现鼻子干，这种情况单纯用葛根汤不一定好使。

如果流的是清鼻涕，葛根汤加上苍术就可以了，或者白术，就是拔掉他的寒湿。但如果流的是黄鼻涕呢？就是葛根汤加上蒲公英和白术。为什么这里用白术而不是薏苡仁呢？是因为只要流鼻涕，他就是寒象，只不过是寒而化热。因此这时候还是得用温性的白术再加蒲公英，去给他消掉这个炎症。大家要记住，只要有鼻涕，哪怕是黄鼻涕，也是有寒极而化热的，本质上还是因寒而起。这时候还是得用温性的白术再加蒲公英，去给他消掉这个炎症。

我给大家分享一个案例：山东济南有一位小伙子，他患有严重的鼻窦炎，鼻腔后部的筛骨像蜂窝一样，这是由于他常年鼻炎导致的鼻窦炎。当时给他看完后，我用了葛根汤再加上蒲公英、白芷、苍术这些药。他吃了一段时间后就好了，现在好得很利索。他本来想做鼻窦炎手术的，结果免了这一刀。只要开刀做手术，颅腔和鼻腔骨骼都会受到一定的破坏，能不开刀还是不开刀的好。后来他有点失眠，我用桂枝汤加上生龙骨、牡蛎，解决了他睡不好觉的问题。这个案例是应用于鼻窦炎的。以后再碰到鼻炎的时候，是不是也就有了一个思路？这是否就是足阳明胃经所达到的位置，也是我们讲的葛根汤的应用范围呢？

陆渊雷先生在讲《伤寒论》时提到一句话："现在的感冒用葛根汤的机会，是他见到最多的。"当时我看到这句话时一下就记住了。但那时我还不是特别会灵活应用，所以碰到感冒就给人用葛根汤，因为陆渊雷先生说流行性感冒最常用的就是葛根汤。有蒙对的时候，也有错误的时候。不过我们要知道葛根汤应用的机会，确实非常多、非常广泛。倪师也说："温病就用葛根汤好。"我在这里做一个自己经验的管窥之见，给大家分享一下流行性感冒，包括一些重型感冒，什么时候才会去用葛根汤呢？

首先，患者表现为太阳表证，脉浮，头项强痛而恶寒。怕冷、发烧、怕风吹，同时"项背强几几"，肩膀、脖子都很不舒服，甚至咽喉部位也会有不适，目痛鼻干。在这种情况下，才会考虑使用葛根汤。大多数时候，尤其是在春、夏季，我们用麻杏石甘汤比较多，因为这是纯粹的肺热症状。如果是肺中有热，患者也会发烧，但不太怕冷，咳嗽症状非常明显。因为肺热，患者会咳出黄痰，从最初的白痰逐渐变为黄痰，这说明病情已经转化为热象，且胃口不受影响。而葛根汤证的患者胃口通常很差，有时会影响到胃或肠，因此可能会拉稀或呕吐。

如果患者感冒但不影响吃饭，一般来说基本与桂枝汤和葛根汤无缘，不可能使用这些方剂。因为使用桂枝汤和葛根汤时，通常患者胃口不佳。如果患者胃口不受影响，应该考虑这不是胃肠道问题，而是肺中有热。如果是纯粹的肺热，就应该使用麻杏石甘汤。

再往下看，葛根汤的适应证还包括皮肤上的疹子，如湿疹、荨麻疹。对于过敏性鼻炎，葛根汤在小儿患者中也常用于对证调理。有个小孩很小就出现了荨麻疹，疹子已经持续很长时间，又疼又痒，一挠就是一片，严重影响了孩子的生活。这个孩子本身活泼可爱，是家里的宠儿，但荨麻疹一直无法治愈，家长非常头疼。当时我直接给他开的是桂枝加葛根汤，我提前告诉家长："吃完桂枝加葛根汤后，孩子的疹子不会立刻消退，反而会发得更多。吃完药后不要让孩子吹风，让它发出来，发完之后就会好。"果然，到了第三天，孩子的疹子全部发出来了，脸上也出现了疹子。家长说这可能是胎里带的毒都出来了，反正全身都是疹子，看起来很吓人。但好在提前跟家长讲清楚了，这种疹子不能往回捂，而是要往外散、往外发，用点葛根汤就行。到了第五天，孩子的疹子一下子全退下去了，皮肤变得干干净净，那个粉嫩可爱的孩子又回来了。家长觉得不放心，让孩子再多巩固几天。实际上，5—7天的时候身上就没有疹子了，摸不到任何疙瘩了。小孩恢复得快，如果是大人，一般会掉一层皮屑，而小孩则会自行退落。无论是荨麻疹还是湿疹，都可以用葛根汤来消除。既然小孩可以用，大人当然也可以用。关于葛根汤的用法用量，我在上期已经讲过，这里就不再重复。

我们来看下面的条文。

第32条：太阳与阳明合病者，必自下利，葛根汤主之。方二。用前第一方。一云，用后第四方。

这段条文非常有代表性，因为有一些人体虚。"太阳"指的是体表，"阳明"指的是最里边的消化道。因此，当体表的皮肉骨和消化道同时出现合病时，说明外邪同时侵犯了体表和里部。通常情况下，外邪会先侵犯体表，然后逐渐往里传经。但在这个病中，太阳和阳明同时发病，这叫合病。

合病只有两种可能：一种是病邪来势汹汹，比如流行性感冒，而且是非常凶悍的一种病毒。大家想一想，这种凶悍的病毒会引起什么反应呢？可能会一边感冒、一边拉肚子，或者一边感冒、一边呕吐，而且患者完全没有胃口，几天内瘦好几斤，这种情况在临床上是常常会碰到的。但其实用中药就可以解决，而且只能用葛根汤。大家要知道，《伤寒论》中的方剂，常常是用来治大病的。当看到重型感冒的情况，患者完全吃不进饭，还在拉肚子，怕冷厉害，身上也没汗，发烧达到 39℃，冷得直哆嗦，这个时候，用一个葛根汤既能治感冒，又能治因病毒引发的胃肠道连锁反应。“难道不用吃止泻药吗？”这是西医常常会问到的问题。他们觉得用发汗的方式和方法来治下利，感觉不可思议！

我曾用大篇幅给大家介绍过一个历史上的典故，就是窦宪北击匈奴的故事，相信大家都还有印象。窦宪带领一群犯人去打匈奴，结果把匈奴打出亚洲，一直打到东欧。然后匈奴又把东欧原住居民赶跑，东欧原住居民开始南下，最终灭掉了罗马帝国。

窦宪当时抽调的军队是什么样的呢？并不是正规军，正规军只占其中很小的比例，大部分是从监狱里调出来的犯人。这些人本身是要被问斩或终身监禁的，窦宪给了他们一个立军功的机会，于是他们都拼了命地去战斗。（这个典故比喻：阴寒水液的利用）

葛根汤的原理也类似。我们要抽掉体内的津液，胃里和肠道里受到一些影响后一直在拉稀。拉稀并不可怕，与其让这些水液白白流失，不如让它们去干点正经事。就像窦宪带着犯人北击匈奴一样，葛根汤通过葛根的作用，把体内的水液抽调上来，通过微微出一层润汗将外邪排出。(外邪缠裹着我们的身体，出现怕冷、脉浮、头项强痛、肩膀难受等症状)这样，葛根汤既解表，又止泻。这就是葛根汤的原理。

葛根汤虽然只有七味药，但并不难喝。方中有 12 枚大枣，甜滋滋的，小孩都能喝得下去。喝完之后，会感觉浑身暖洋洋的，胃里也暖烘烘的，拉稀的症状也会减轻。这就是我们所说的“太阳与阳明合病者，葛根汤主之”。

葛根在《神农本草经》中被记载为味辛而性凉，属于凉性药物。因此，在咽喉肿痛、目痛鼻干、眼干以及鼻子干燥等情况下，葛根具有辛凉柔润且能解表的特性。

葛根的第一个功效是可以解肌表之热。因为它抽调凉水上来了，所以当外邪导致皮下出现内热时，可以直接将其解除。同时，葛根还可以清除肠间之热，即肠胃中的一些热邪也可以通过葛根被清除。此外，葛根还能升提津液。生津液有两种情况：一种是“生产”的“生”，例如石斛属于生津液；另一种是“直升机”的“升”，葛根就是升提津液。这个意思不需要多解释，就是把现有的津液换个位置，从肠胃扩散到体表，让其通过发汗从体外排出。这就是葛根的作用机制。因为葛根本身是一种藤蔓植物，它的特性就是向上升提。

好了，我们再看下一个条文。

第 33 条：太阳与阳明合病，不下利但呕者，葛根加半夏汤主之。方三。

葛根四两，麻黄三两(去节)，甘草二两(炙)，芍药二两，桂枝二两(去皮)，生姜二两(切)，半夏半升(洗)，大枣十二枚(擘)。

上八味，以水一斗，先煮葛根、麻黄，减二升，去白沫，内诸药，煮取三升，去滓，温服一升。覆取微似汗。

这句很有意思。与前面的内容对标来看，前面提到葛根汤主之，后面提到葛根加半夏汤主之，都是“太阳与阳明合病”。第一句话提到下利，第二句则说患者不下利但呕吐。

那么，前面这句话指的是什么呢？太阳与阳明合病，外邪迫于肠，而后者则是外邪迫于胃。太阳与阳明合病中，阳明指的是胃肠道。外邪是在肠道内压迫，还是在胃内压迫呢？如果压迫的是肠道，患者就会出现下利，一直在拉稀。这种情况下，患者感冒后不仅没有胃口，还会拉稀。而另一种情况是外邪压迫到胃，患者就会出现呕吐，而不是拉稀。在这种情况下，我们仍然使用葛根汤，但加入止呕的药物半夏。

半夏在治疗呕吐方面是非常有效的。老学员都知道，它可以调整各种各样的呕吐情况。首先，对于干呕，小柴胡汤中就含有半夏。其次，在孕妇呕吐的情况下，也会用到半夏。再者，当患者眼睛出现肿胀，眼眶、眉棱骨生疼时，也需要加入半夏。如果患者出现腹部水肿，应该使用越婢汤或越婢加白术汤等方剂来消除腹水和全身水肿。但如果肿胀已经蔓延到头面部，眉棱骨胀痛，此时加入半夏即可。半夏能够清除体内的浊水，尤其是胃里的浊水，无论是胃内还是胃外的浊水，都可以通过半夏来清除，它是一味很好的健胃良药。

现在我们来看，如果遇到的情况比较复杂，患者不仅呕吐还腹泻，即上吐下泻，怎么办呢？只要患者符合葛根汤证，表现为怕冷、头项强痛等症状，使用葛根加半夏汤就足够了。这部分内容前面已经介绍得很详细，这里只是在葛根汤的基础上加了半夏，无须多说。

“半夏洗”是什么意思？在《伤寒论》中使用的是生半夏。现在很难买到生半夏，因为现行的中医体系中，认为半夏有毒，所以一般都要经过严格炮制。你在药店能买到的是清半夏、法半夏、姜半夏或制半夏，不管它叫什么名字，总之不是生半夏。

生半夏为什么要进行限制呢？这是因为它被认为有毒，对身体有害。然而实际上，它的毒性主要是因为它有点黏黏的，会带走我们体内的黏痰。如果不对它进行加工处理，可能会导致我们出现一些反应，比如说话不利索，甚至讲不出话来，因此它有个外号叫“婆婆药”。

那么，如何解决半夏的这种所谓毒性呢？有两种方式：一种是配上等量的生姜。如果你手头正好有生半夏，那太好了，直接用生半夏，喝下去后如果发现自己讲话确实发哽、有点说不出来了，那就用等量的生姜煮水喝下去，马上就能恢复正常。另一种方式是，如果有生半夏，可以用滚开的水冲洗三到五遍，把它里面的黏液冲洗干净，这样也不会出现问题。

所以，洗半夏才是它的加工炮制方式，而不是用各种各样的姜、矾等处理。最终出来的所谓姜半夏、法半夏、清半夏，更多的是已经丧失了药性，成了药渣子，因为炮制过程中很容易过度处理。

许多朋友面临的一个问题就是，即使半夏已经被炮制成所谓的“药渣子”，仍然需要严格控制它的剂量。这不禁让人思考，中医该如何发展呢？目前的规定是，半夏的用量不能超过 9 克。

然而，我们看到的古代文献中提到的是生半夏，它的密度很大、质地很硬，也很沉。如果按照古代的计量单位，半夏半升相当于100毫升，那么用到它的1/3，大约就是20克。但现在，即使你开出20多克的用量，也很难抓到，因为这被认为超出了安全范围。

中医的发展不应仅仅是为了发展而发展，而是为了帮助人们预防疾病，或者在生病时能够有药可用，并且能够快速解决问题。如果过度限制半夏的使用，老百姓在生病时连半夏都拿不到，这无疑是令人遗憾的。我相信，随着人们对中医的深入了解和科学管理的推进，这种情况会逐渐得到改善，改革也会逐步到来。

用法用量：上八味药，以水一升，先煮葛根、麻黄，煮至水量减至800毫升，去掉上面的白沫，再纳入其余诸药，继续煮取至300毫升，去滓。温服100毫升，服后盖上被子，使身体微微出汗。

第34条：太阳病，桂枝证，医反下之，利遂不止，脉促者，表未解也，喘而汗出者，葛根黄芩黄连汤主之。方四。促，一作纵。

葛根半斤，甘草二两（炙），黄芩三两，黄连三两。

上四味，以水八升，先煮葛根，减二升，内诸药，煮取二升，去滓，分温再服。

葛根黄芩黄连汤是一个常用的方剂。其主要表现症状是患者狂泻不止，大便和肛门有灼烧感，喷出来的排泄物臭秽难闻。如果大便不臭且肛门没有灼烧感，一般会考虑使用葛根汤，因为葛根汤中的成分如姜、草、枣、桂枝等都是温热性的，适用于腹部寒凉引起的腹泻。

如果患者本来是太阳病桂枝汤证，表现为发热、出汗、怕风、脉浮缓，这属于风性病，风性病是阳性的。如果此时患者腹泻，可能是因为吃了不洁食物或泻药，导致邪热痢，也就是热象侵入消化道。这时，西医可能诊断为急性结肠炎或慢性结肠炎，而中医则常用葛根黄芩黄连汤治疗。此外，该方剂也适用于婴儿或少儿消化不良型腹泻、中毒性肠炎、细菌性痢疾等。

为什么葛根黄芩黄连汤适用于这些症状呢？因为患者的大便秽臭难闻，而且脉象是“促脉”。促脉指的是脉搏跳动很快，这是一种热象。而且这个促脉不仅仅是跳得快，如果单纯的快叫作数脉；促脉是快的同时还有点儿没有规律，紧赶慢赶地跳。用今天的词来说，就是心律不齐，早搏、房颤，同时伴随着慢性结肠炎，或者急性结肠炎。

你听上去这两个病完全没有关系，但事实上，这就是葛根黄芩黄连汤的适应证。你用它，心脏病也好了，结肠炎也好了。

“喘而汗出”，这有点像是麻杏石甘汤证。对吧？但是，麻杏石甘汤证，它是不影响胃肠道的。麻黄、杏仁是针对宣肺平喘的，生石膏色白入肺退肺热，纯粹不影响你吃饭的，没有哪味药是针对胃肠道的，拉稀什么的它不管。因此，同样是“喘而汗出”，如果这个人不拉稀，不影响胃口，甚至都不怎么怕冷，但咳嗽得很凶，用麻杏石甘汤给他宣肺；如果这种喘不是咳嗽而是呼吸极其粗重，而且还拉稀，完全没有胃口，肚子还疼得厉害，拉出粪便还有灼烧感，臭秽难当，那么这个时候应该用葛根黄芩黄连汤。

分享一个典型的案例：有一个小孩，他出现了细菌性痢疾。这种细菌性痢疾是由感冒引起的。当时他感冒了，完全没有胃口，怕冷怕风吹，是典型的桂枝汤证。他没有第一时间来找中医，输了两天液，可能打抗生素没把握好量，过于寒凉了，然后有点拉稀。这种情况，实际上是葛根汤证出现了，他应该用葛根汤。可是，当找到我们的时候，他已经开始出现化热。头天下午还拉的是普通的大便不太成形，有点吃什么拉什么，吃进去的汉堡拉出来是嚼碎的汉堡，就是没有消化。但是第二天上午到我们这儿来的时候，就已经处于臭味难当的状态了。这小孩儿放了个屁，整个屋子里都弥漫了臭味儿。一伸舌头全都是黄苔，就证明里边已经完全化热了，拿出检测报告单就是细菌性感染。

小儿痢疾，一般可能又需要打抗生素，又需要去杀菌，用各种各样的抗病毒、抗细菌的办法。可是，我们给这个孩子直接使用的是葛根芩连汤，葛根、黄芩、黄连，葛根的用量一定要大。在这个汤方里，葛根用得量太小了可不行。原方用的是半斤，汉代一斤 250 克，半斤 125 克。我们就再怎么给小孩儿少用，在这个时候都不能低于 30 克。用粉葛根，千万别拿柴葛根，你会耽误小孩儿的。粉葛根重用到 30 克，然后黄芩、黄连，因为黄芩、黄连这两样东西消炎很厉害。可以这么讲，它的消炎作用是味苦。黄芩还不咋苦，但黄连是极其苦的。黄连在这儿直接用三两，你看它直接用到 10 克。要是按照一两为 5 克的话，直接用到 15 克了，丝毫都不会留手。为什么呢？因为这个时候他拉稀是非常严重的，你不给他快速止住炎症的话，他会很危险。体液丧失，输液都来不及。因为输那点液赶不上他一天拉上十几次，他每一次都是喷出去的水。输液根本就来不及，会出现电解质紊乱。所以，抓紧时间给他止泻是第一步。

为什么用这种苦寒之物呢？因为黄芩、黄连虽然苦寒，但它们是收敛药。在三黄中，黄芩、黄连是收敛的、止泻的，而大黄才是通便的，所以大家一定要严格区分。有人说，黄芩、黄连和大黄常常一起用，这三个是不是都是润肠通便的？不是的，它们是消炎的。而且，苦味能够收涩收敛。对于拉稀的情况，尤其是喷射性大便且很臭的情况，用黄芩、黄连能够快速止住。这就是我们所说的邪热痢。此时，黄芩、黄连清除肠间之热，葛根重用，直接把表邪去除。当患者已经出现大热时，应用此方的第二天，小孩就完全不再拉稀了，胃口恢复，能够吃饭了。经方就是这么快。

因此但凡碰到所谓的痢疾，特别是小儿闹痢疾的情况，如果家长正在看这篇文章，就会知道，在实际临床工作中，我们常常会给小孩用这个方子。葛根黄芩黄连汤对于小儿急性痢疾，尤其是细菌性感染的痢疾是非常常用的。只要看到小孩放屁很臭，拉的屎很稀，第一应该想到的就是葛根黄芩黄连汤，它对身体没有什么副作用。虽然有点苦，但小孩能喝得下去。这可能听起来很奇怪，按照比例，黄连已经用到 6—9 克，黄芩也是 6—9 克，而葛根用到 30 克，应该会非常苦，大人可能都喝不下去，但小孩却能喝得下去，这就印证了一句话："内有所缺，必外有所求。"现在虽然这东西很苦，但小孩却能喝得进去，一点都不为难，你都不用哄他，他就能喝进去。喝进去之后他就不拉了，再给他煮一服，他就会觉得好苦，孩子说："爸爸不要喝了。"这说明他快好了。这种反应很有趣，这就是葛根黄芩黄连汤。

再分享以下两个适应证。

第一个：酒糟鼻。长酒糟鼻，用葛根黄芩黄连汤消除得非常快，大家可以记住这一点。酒糟鼻也是胃经有热，我就不举具体的案例了，时间关系接着往下说。

第二个：解酒。之前好像跟大家分享过，如果是爱喝白酒的，白酒性温，喝进去之后满脸通红，爱说胡话，然后会出现醉酒的反应，用葛根黄芩黄连汤能够快速解酒。现在有很多男同志，特别是上了岁数的男同志喜欢喝白酒，喝完白酒之后有些人就会拉稀，拉得很臭。葛根黄芩黄连汤不仅让你快速解酒，还可以解决一喝酒就拉肚子的毛病。可能人家会说你这是酒精过敏性的慢性结肠炎，不管它叫什么名字，只要一喝酒就拉稀，还醒酒醒得比较慢。葛根黄芩黄连汤一用上之后酒量大增，而且不会拉稀，解酒还很快，这是我们屡试不爽的。但是，假如说是年轻人爱喝啤酒的，啤酒一般都是凉着喝，夏天冰啤酒，你就不能用葛根黄芩黄连汤，而是应该用葛根汤。因为啤酒是凉的，容易导致胃肠道冷，所以给他用葛根汤，我们之前说过这个事。当我们看到这种人，只要一喝酒就容易上脸，爱说胡话的时候，就知道用葛根黄芩黄连汤。

东汉末年那个时候是粮食酒，而且要温着喝，肯定得喝热乎的。关羽斩完华雄回来，提头来见，往那一扔，然后曹操测试一下碗里边的酒还是热乎的，就是这么快。在大冷天的时候温了一碗酒，打了一场仗，把敌将首级提来之后，酒居然还没有凉。我们端一杯热水放在这儿，过五分钟肯定就凉了，也就是几分钟的时间结束战斗了，温酒斩华雄。那个时候他喝的可不是啤酒，如果是喝啤酒的话，那就不是葛根黄芩黄连汤证了，而应该是用葛根汤。现在，时代不同了，既然已经出现了啤酒，而且常常冰镇着喝，还得再吃点其他的凉菜，所以葛根汤证用的机会更多。一些年轻人如果想要解酒的话，一般都是用葛根汤了。

好了，我还要跟大家分享，在我们的太阳表证上，有中风、有伤寒，第三个就是温病。我们遇到温病也是比较多的，这个温病有几种鉴别处理方法。

第一个：用到葛根黄芩黄连汤。什么时候用呢？就是这个人有外感，但很迅速就入里化热，拉稀了。这人直接把外邪带到最里面去了，里面阳明经多气、多血、多热，所以它直接化热成热痢。这种化热常常是拉稀，而且拉得臭不可闻，这个就不用再多强调了。

第二个：麻杏石甘汤的适应证。它的表现是胃口不受影响，也不拉稀，该吃吃，该喝喝，该发烧发烧，还稍微有点怕冷；同时还咳嗽，吐点黄痰，有的时候是白痰加黄痰。但没关系，都是麻杏石甘汤适应证，所以这是温病的第二种治法。

第三个：纯粹的一派高热，而且口渴得厉害，可饮千杯而不解其渴。感冒了，高烧到 39℃到 40℃，而且完全不怕热，同时胃口很好，还要不停地喝水。只要一会儿不喝水，嗓子就彻底干掉了，也不怎么咳嗽，也不拉稀。这种温病是什么呢？人参白虎汤证。

以上是温病的三种最常用治法，是以葛根黄芩黄连汤、麻杏石甘汤以及人参白虎汤作为底方的。后面还会讲到一种方式，是用三仁汤，那是属于湿温，不是典型的温病。夏天如果出现了一些湿性黏腻，烧也起不了高烧，退也退不下去。你说有胃口吧，也不怎么想吃东西，但饭端过来了也能吃。这种情况可以考虑用三仁汤，轻飘飘地把他的湿热清掉，通过小便排出去。但这个一般是纯夏天常用的方子。大部分时候温病都是刚才讲的，葛根黄芩黄连汤、麻杏石甘汤、人参白虎汤三个方剂。你根据他的症状表现去择一选用，就能够起到很好的作用。

我跟大家分享一下我儿子在国外的经历。他本来应该是葛根汤证，后来出现了麻杏石甘汤证，就完全不怎么怕冷了，但咳嗽高烧，晚上起高烧。我给他开了麻杏石甘汤，但他在国外买不到麻黄，就用了荆芥、防风和薄荷代替。荆芥 10 克，薄荷 5 克，防风 10 克。你说安全不安全呢？我告诉大家，第一，它没有麻黄那么好用；第二，其实这三个更暴烈，更不好。麻黄反倒是可以均匀地打开毛孔，宣肺，起到很好的平喘作用。因为毛孔闭合了，才会带来出汗异常，出现气管压力骤增，老想咳嗽。你把毛孔彻底正常舒展开，他就不会出现这个问题了。但现在很多人说麻黄很危险，限制住了。他用了荆芥、防风、薄荷，始终还是有点咳嗽。我现在等着他再往里边稍微沉降一下，就给他用三子养亲汤，但现在用也不会好使，因为他还是表证。等他再过一段时间成为慢性咳嗽时，我再给他用三子养亲汤，这是不得已而为之。

好了，我们现在看看葛根黄芩黄连汤的用法用量：上药四味，以水 800 毫升，先煮葛根，减至 600 毫升，纳入其他三味药，煮取 200 毫升，去滓，分二次温服。

第 35 条：太阳病，头痛发热，身疼腰痛，骨节疼痛，恶风无汗而喘者，麻黄汤主之。方五。

麻黄三两（去节），桂枝二两（去皮），甘草一两（炙），杏仁七十个（去皮尖）。

上四味，以水九升，先煮麻黄，减二升，去上沫，内诸药，煮取二升半，去滓，温服八合。覆取微似汗，不须啜粥，余如桂枝法将息。

这个时候，讲到了桂枝汤的对标麻黄汤。我们早就知道有麻黄汤，但从来没有重点介绍过麻黄汤。

麻黄汤很有意思、很有讲头。我给大家分享一个事儿。在近现代，有一个经方大家叫恽铁樵，他本来是个会计。但是后来他们家老大因为感冒死掉了，老二又是感冒死掉的，就因为重感冒。麻黄汤适应证是浑身疼痛、高热不退，怕冷得厉害，裹三层被子还在那抖，而且还咳嗽得很凶。当我们碰到这种情况，尤其是小孩儿碰到这种问题，做家长真的是害怕极了。那时候，他请了很多所谓的名医都没有治好。

他一共三个儿子，老大、老二都是因为感冒死掉的，老三又出现了类似的这种伤寒证。同样高烧不退，怕冷，无汗，咳嗽得很凶。又请了很多有名的中医，开的还是荆芥、防风等，这时感觉老三也已经快不行了。因为他在老大、老二的经历之后，一直在自学中医，一直在看《伤寒论》和《金匮要略》，他知道这个属于麻黄汤适应证，但始终迟迟不敢去用。然后跟别的名医探讨时说："我能不能，或者是您，能不能给我儿子用一用麻黄汤啊。"人家都说这太暴力了，是绝对不行的，我们给你用点儿荆芥、防风还是可以的。然后小孩儿就越来越虚弱，根本治不了。到最后，恽铁樵狠着心跟他媳妇说："他应该用麻黄汤。"他媳妇鼓励说："与其束手待毙，不如放手一搏，就用麻黄汤。你用吧！反正那些所谓的名医也治不好，你就给咱儿子治吧。"他就用麻黄汤煮好之后给孩子喝了一小碗，然后他就上班去了。到中午的时候不放心，又回到家里看看，小孩的烧已经退了，而且也不咳嗽了，身上好像舒服很多，也能够吃点饭了。这时，给他换成了桂枝汤，因为麻黄汤只要是出了汗，后面就不能再多多发汗了，桂枝汤慢慢调养将息就治回来了。

从那次之后，恽铁樵认识到，不是中医不管用，而是没有掌握经方的中医确实很可怕。因为在真正碰到急危重症的时候，很多人不懂得去用这些经方。而且现在还有很多地方限制中医，比如麻黄汤，到现在我们给患者开出麻黄，患者却买不到。

恽铁樵后来自学成才，成了一代宗师。今天我们讲到了麻黄汤，下一讲我们将会重点给大家介绍麻黄汤里每一味药的作用，以及碰到一些基础病时，我们该如何加减，剂量比例也会根据个人情况有所不同。

我们在下一讲的时候，重点给大家介绍麻黄汤以及后面的小柴胡汤。今天我们就到这里，感谢大家。

第十一讲

不知不觉，我们已讲到《伤寒论》第十一讲了。学习有时候就是这样，在不知不觉中水滴石穿，慢慢就提升了。今天继续给大家讲《伤寒论》。

第 35 条：太阳病，头痛发热，身疼腰痛，骨节疼痛，恶风无汗而喘者，麻黄汤主之。方五。

我们讲到了麻黄汤，也就是伤寒。我们讲《伤寒论》，伤寒指的是什么呢？从广义上来讲，所有外感，风、寒、暑、湿、燥、火，所有六邪，外界的一切都叫伤寒。从狭义角度来看，伤寒指的就是脉浮，头项强痛而恶寒，同时完全没有汗，无汗而喘，恶风，浑身疼痛，这就是典型的伤寒。

接下来，我们来逐字介绍。

“太阳病”，就是脉浮，头项强痛而恶寒；“头痛发热”，发热指的是什么？就是会发高烧。伤寒的麻黄汤适应证，这种烧比桂枝汤的烧一般来讲都要高一些，怕冷也更厉害，高烧也更厉害。冷到盖着两床被子，还哆哆嗦嗦，门窗紧闭。在夏天的时候，别说吹空调了，他恨不得抱着小火炉，喝着热水，这就是真正意义上的伤寒。

怕冷得非常厉害，但身上一点汗也不出，身上干巴巴地发热，这就容易起高热，高烧不退，怕冷。那头痛指的是什么呢？寒邪束表，就会把所有的汗毛孔封住。当汗毛孔被封闭后，人体就容易处于一种被挤压的状态。就像一个瓶子，当全身上下都被外力挤压时，躯干部和头顶就会出现疼痛，青筋也会鼓起，甚至跳动明显。在这种情况下，容易出现病理性高血压。

今天上午的时候，其实我忘了说两件事。一个是高血压还应该用到当归四逆汤，梳理全身的毛细血管；另一个是有些外感性的病也容易导致病理性高血压。以麻黄汤证为例，麻黄汤证之所以会导致头痛，是因为颅内压升高。就像一个瓶子，如果稍微拧松瓶盖，然后用力一压，瓶盖就会爆出去。颅内压升高导致头痛、头胀、眼睛疼痛、脑部疼痛等症状，都是由于外感寒邪束表所形成的压力。

所以说头痛发热，这个发热指的是寒邪束表，体内正气要抗邪于表，要抵抗，所以形成了正邪交争，在此发生激烈的交战，就会出现皮肤表层的发烧，一摸上去滚烫滚烫的。这小孩儿发烧，一点汗没有，身上滚烫滚烫的，家长觉得吓人呐，其实不用害怕，这一般都是麻黄汤证，咳嗽得很凶，所以一定要学会麻黄汤。

好了，再看下面四个字："身疼腰痛"。身疼腰痛指的是身上疼就如同鞭打一般，腰也疼。足太阳膀胱经夹脊及腰，在我们的脊背部包括腰部位置都会感到疼痛。你可能会问："是不是我肾虚啊？"其实这跟肾虚没有关系，纯粹是外感病所导致的。因为这属于足太阳膀胱经所循行的部位，所以此时会有剧烈的腰疼，身上也疼，骨关节都开始疼痛。

因此有的时候，针对风湿、类风湿痹痛时会用到麻黄汤。"骨节疼痛"，很多人会说这都已经到了骨关节了，是不是最里层了？这其实是外行话。但凡经常看中医知识的朋友都知道，皮肉骨都属于表。

我们讲表和里：表指的是皮肉骨，里指的是消化道（胃肠道），剩下的所有脏器组织，我们统称为半表半里。我们说骨关节是表证，骨关节疼痛，哪怕骨关节变形了，也不要怕，这仍然是表证。

比如膝关节疼得厉害，胯骨也疼，骨关节无处不疼，像这种情况，我们都称之为太阳表证。

再下一句："恶风无汗而喘者"。怕风吹，甚至走路时的风，他都觉得很难受；无汗而喘，毛孔完全闭合之后，压力自然全给到了呼吸道。我们经常讲，人的毛孔是有呼吸功能的，它往外排汗，包括散发水蒸气。我们就像泥人，哪怕在最干净的房间待上两天，身上也会变脏，一搓都能搓出泥儿来。为什么呢？因为里边的东西要排出来。毛孔与肺相表里，功能接近，这就是我们讲的"肺与皮毛相表里"。

那么皮毛现在遭遇了一个问题，寒邪束表，整体被包围住了，所有的城门都关上了，这个团体被包围住了。这时候只剩下鼻孔在来回呼吸吐纳，所以呼吸道自然而然地承载着巨大的压力，就会出现喘。这个喘，跟咳不太一样。喘指的是胸压很大，控制不住的这样（起伏）叫喘，是包含咳嗽在内的，既有哮喘，胸内压很高，同时伴随着剧烈的一连串咳嗽，是控制不住的，这称之为喘；而咳的话，嗓子眼儿痒也叫咳，清清嗓子也是，比较轻。喘指的是包含咳嗽在内的所有呼吸道剧烈反应，表现为呼吸肌痉挛，这说明其压力之大。

"麻黄汤主之"，这种情况之下，我们应该使用麻黄汤。

麻黄汤的构成：麻黄三两（去节），桂枝二两（去皮），甘草一两（炙），杏仁七十个（去皮尖）。

上四味，以水九升，先煮麻黄减二升，去上沫，纳诸药，煮取二升半，去滓，温服八合。

首先，麻黄三两，去节。麻黄的节据说有敛汗、收敛的作用。

麻黄是打开毛孔的，而麻黄的节是收敛毛孔、闭合毛孔的。我们经常说，有蛇洞的地方附近常常能找到破解蛇毒的中草药，自然界就是这么奇妙，反正就是能够找得到。麻黄本身是宣肺平喘、打开毛孔的，但它的节有点像骨关节，如果保留的话，反倒是收敛毛孔，所以说要去节。药店里买的大部分已经去了节，有一小部分可能还没有去太干净，自己可以拿个小剪子给它剪一剪。

第二个，桂枝二两，去皮。桂枝，选用正常的就可以了。

第三个，甘草一两，炙。炙甘草和生甘草有区别。生甘草就是天然的甘草，被称之为甜根，泡水喝对嗓子很好，但不宜长期饮用，否则可能会导致水肿或蓄水。炙甘草是用蜂蜜炒过之后，会稍微带一点点苦，有一点焦苦的味道。焦苦能够入心，可以保护我们的心脏，而且它本身能够健运脾胃，对脾胃有消毒的作用。所以我们经常说甘草解百毒，解的是肠胃消化道里的所有毒素。

杏仁七十个，去皮尖，这个不需要严格测算。麻黄三两和杏仁七十个基本上是画等号的。因为麻黄是宣肺、打开毛孔的，而杏仁是润肺的，色白入肺，能够润肺止咳。所以这两个都是止咳的，应该用的时候等量。如果麻黄用15克，那么杏仁也可以用到15克。但从我个人的习惯来讲，杏仁可以多用一点。杏仁用多一点的话，皮肤会变得很好看、很细腻。

很多人说杏仁有毒，实际上杏仁分为甜杏仁和苦杏仁。如果是甜杏仁的话，那是纯粹的食物，完全没有任何毒性。苦杏仁的话，去皮尖就好了，它的毒性主要集中在皮和尖上。把杏仁掰开，把尖去掉即可。其实药房里买到的杏仁，都已经去完了皮尖。你想买没有去皮尖的杏仁，从药房也是买不到的，所以不用担心这个问题。

在明末清初的时候，东北出现过肺结核这种严重的疾病。当时民间就有这样的技术，即重用杏仁，连续使用超过三个月以上，肺结核就好了。无论是空洞性肺结核还是凹陷性肺结核，里面的病灶出现纤维化，重用杏仁连续使用都有恢复的案例。这是历史上的记载，我还没有碰到过这种严重的肺结核使用杏仁成功的案例。我只是分享给大家，让大家知道有这种历史记载。以后要是碰到类似的情况，不用太担心，重用杏仁即可。

麻黄、桂枝、甘草和杏仁，给大家介绍清楚了。杏仁还有一个分类：甜杏仁。甜杏仁甜入脾，色白也入肺，等于是入脾、肺两条经；苦杏仁苦入心，色白入肺，所以苦杏仁入的是心和肺这两条经。甜杏仁和苦杏仁都可以用，但我更主张用苦杏仁。为什么呢？因为这里主要是牵制麻黄。麻黄虽然是宣肺解表、打开毛孔的，但它对心脏有一定的兴奋作用。

我们中国人没有一天到晚打针输液用激素的习惯，用正常的麻黄是没有问题的。但像美国人，他们心脏功能相对较弱，看上去肌肉很发达，但他们的身体从小打针输液，抗生素很伤心脏。如果一旦给他们用麻黄，马上就会心慌得很厉害。因此，有两样东西就一定要跟上。

第一，炙甘草。它有稳定心率的作用。正常情况下，炙甘草用一两，但如果患者有心脏病，我们的炙甘草就可以用到二两，甚至用到三两，跟麻黄等量。这样的话，我们就可以防止心脏病发作。

第二，杏仁。我们坚决使用苦杏仁，因为味苦能够入心。它不仅能够润肺，而且还可以对心脏有一定的保护作用。杏仁这个时候不要随便选择，有心脏病的患者一定要用苦杏仁，因为麻黄会兴奋到我们的心脏。

麻黄汤的使用方法：先煮麻黄，以水九升，减二升，去上沫，内诸药，煮取二升半，去滓，温服八合。覆取微似汗，不须啜粥，余如桂枝将息法。

要先煮麻黄，煮的时间越长，效果越柔和，同时撇掉上沫，这是麻黄的煮法。但是现在的麻黄，从实际观察来看，虽然也会起一点沫儿，但基本上撇不出来。而且有的时候图省事，你没有撇上沫也不觉得头晕。古代的麻黄和现在的麻黄可能在药性上有一点点区别。

古代之所以先煮麻黄，其实是为了让它别太生猛。因为麻黄是要打开毛孔的，要让毛孔缓缓地张开。就像我们说话、办事、日出日落、吃饭、喝水一样，都需要有次序，缓缓进行。比如我们喝水，能不能一口气喝一大杯？当然可以，但最好不要那样喝，而是慢慢地喝。太阳出来也是，虽然地球自转很快，但看上去太阳日出日落好像很缓慢，但慢就是快，这才是我们真正要的状态。

毛孔现在是闭合的，你着不着急呢？着急。因为毛孔不张开，就没有办法正常排汗，邪从汗而出，没有办法止住咳嗽，因为所有呼吸道的压力全都聚焦在这一条线上了。我们是着急，但在真正下手去做的时候，也要把麻黄先煎了。这样做其实是去掉它的燥烈之性，让毛孔缓缓张开。不能说人家正盖着被子，你恶作剧直接把被子掀开，这样人家是接受不了的。

人体也是一样，这个时候很难受，但一下子把毛孔张开，对身体一定是不利的。所以麻黄先煮，减二升，去上沫。这不仅仅是消除缠脑的东西，最关键的是它对身体的毛孔张开起到缓释作用，让毛孔慢慢张开。

这是东汉时期的用法，现在不太实用了。因为现在的麻黄，现阶段大部分麻黄都没有必要先煮去上沫，直接和其他药材一起煮就可以了。煮取二升半，也就是煮取 500 毫升，去掉渣子之后温服八合。

伤寒用麻黄汤，它的发病原理是怎么回事呢？它是寒邪束表，体内的阳气与寒邪交战于体表，正邪交争出现剧烈的发烧，而且完全打不开“城门”，毛孔完全闭合。阳气与外面的寒邪交争，出不去，就像大家炖肉炖排骨时，高压锅的状态，里面都开了锅，上面一直在冒气，这像不像人体的无汗而喘？外面紧紧包裹，但留了一个小口一直在喘，这就是麻黄汤证的原理。

这种情况经常碰到，尤其是小孩居多。小孩子因为贪凉，自己又不注意穿脱衣服，大人得麻黄汤证的倒不是特别常见。大人一个照顾不周，孩子受了寒邪，或者自己在空调屋里待久了，毛孔闭合，出现这种高热怕冷、哆哆嗦嗦、一直咳嗽的情况，不用太担心。这个时候要做的就是用麻黄把他的毛孔打开，桂枝和甘草把他的心脏功能强化，推动麻黄打开“城门”，桂枝、甘草和杏仁滋润津液并往外推。

麻黄配桂枝是发汗的，麻黄如果配石膏的话相当于清里热，它反倒是止汗的。所以有很多人说麻黄就是用于出汗的，这不对。麻黄不是单独出汗的，麻黄配桂枝才可以。因为麻黄只是负责把毛孔打开，准确地讲它是宣肺平喘、打开毛孔的，这就是我们讲到的麻黄汤的应用。

你只要把毛孔打开了，他就不容易再咳嗽了。只要毛孔一打开，桂枝和它一搭配，汗就出来了。汗一出来，里边的所有细菌病毒寒邪也都一块儿发出来了，这就是药简力专。

那么我们再往下看。

在吃完麻黄汤之后，“覆取微似汗，不须啜粥，余如桂枝法将息”。重点是稍微盖一点薄被子，不要大捂大盖。吃完麻黄汤之后，毛孔一打开，汗很快就会出来了，也不需要喝粥或者喝什么热汤热水去促进排汗了。

麻黄汤的标准使用方法，就是少少地喝，温服八合，也就是160毫升，稍微搭一点被子，把门窗关严，让它出一点点润汗。这样的话，细菌病毒就都出去了，小孩子很快就好了，这是我们讲到的麻黄汤。

禁用人群是哪些呢?

麻黄汤证的脉象是脉浮而紧。如果是脉弱的，那就不太适合用以上讲到的麻黄汤。但如果是真碰到脉弱的，可以用麻黄汤，不过一定要加重补充津液的力度，比如吃点水梨、玉竹，或者输液，输葡萄糖或生理盐水等。这样可以确保患者有足够的津液来发汗。否则津液太少，汗就出不来或者出不透。这是唯一的不适宜人群。但这种情况很少，到目前为止，我只听说过有这么回事，还没见过一次该用麻黄汤但脉虚的情况。一般来说，脉象都是正常的脉浮紧。所以大家了解一下，知道有这么回事就行。

麻黄汤的使用范围是什么呢?

第一个是流行性重型感冒。有人说麻黄汤不就是感冒汤剂吗？其实它不是治普通感冒，而是治那种重型感冒。

上一讲提到经方大家恽铁樵先生。他三个儿子，前两个都死于伤寒，经历了丧子之痛。那些医生收了很高的费用，但治不好。于是他自己开始琢磨研究医术，看《伤寒论》。到了老三，小儿子又得了伤寒，但医生还是用一些淡豆豉、薄荷、荆芥、防风等乱七八糟的药给他发汗，什么九味羌活汤之类的，就是不用麻黄汤。他说要不还是遵循人家专业的吧，毕竟他不是专业的，由人家来治吧。结果儿子最后越来越不行，都快夭折了。他枯坐一宿，内心纠结挣扎，到底自己用麻黄汤，还是听人家的？

早上起来的时候，恽铁樵和夫人说应该用麻黄汤。他的夫人说："老大、老二就是因为这个重型感冒走掉了，到老三又是同样的类型，与其束手待毙，不如背水一战。你该用就用，反正那些大夫也都治不好，咱们就直接给他用。"于是他煮好了麻黄汤让小孩喝下去，他就去上班了。到中午的时候，他连忙跑回家看孩子怎么样，发现孩子已经好了一多半，又把剩下的药给他喂进去。之后孩子的胃口就回来了，然后活蹦乱跳的，没几天就彻底恢复正常。

恽铁樵先生把这个事情记载在自己的书籍当中，别人的传记中也有写这个事，这就是麻黄汤。对于能够真正要人命的那种重型感冒、流行性感冒，完全无汗高热怕冷的，非常凶的，这种症状小孩子多一些，这是它的第一个使用范围。

如果你不会使用麻黄汤，或者是你被迫不能用麻黄，那么桂枝、甘草、杏仁这些东西就都得控制剂量。你碰到这样的医生，赶紧换一个，找个能够给你开出麻黄的医生。

用麻黄这个事我屡次做过测试。你换成薄荷、紫苏、荆芥、防风等所有这些东西，都起不到麻黄该有的作用。因为麻黄就是打开毛孔，而且是均匀布散的，打开毛孔没有哪种药能够代替麻黄。麻黄号称青龙，没有谁能够代替得了这条青龙，它是无可取代的。

第二个是哮喘。我们常常碰到这种情况，就是患者突然遭遇风寒，哮喘突然加重，甚至出现失音，即完全说不出话来。一旦说话，就会引发剧烈的咳嗽和喘息，病情十分严重。即便到了这种程度，麻黄汤依然适用。只要有此证，用此方即可。

只要开始出现麻黄汤证，即身体疼痛、腰酸痛、身上干热无汗、怕冷得很厉害、脉浮而紧等症状，就应该使用麻黄汤。用完之后，声音会恢复，哮喘也会好转，能够正常发声吐字，不会丧失语言功能。这就是我们经常讲的麻黄汤。

第三个是针对风寒湿痹症，也就是风湿、类风湿的骨关节问题。应用的方法有很多，比如桂枝汤、芍药知母汤、甘草附子汤、桂枝加附子汤等，有很多种不同的方法。我比较喜欢用的是葛根汤加白术、附子，这是我最常用的。但麻黄汤在某些情况下，也适用于风寒湿痹症。原则是什么呢？就是“观其脉证，知犯何逆，随证治之”。只要他完全没汗，而且身上特别怕冷，起高烧，如果本身有风湿、类风湿关节炎的基础病，出现这种伤寒会更严重、更剧烈。但你知道吗？我曾经有这样一个经验：这种人一旦碰到经方派的中医，他有福了。因为一旦用了麻黄汤之后，他的伤寒、咳嗽、感冒、发烧，烧退了，也不咳嗽了。而且他的风湿、类风湿从此以后好了一大半儿。下次再出现麻黄汤证的话，再用一次麻黄汤，风湿、类风湿关节都恢复了，里边的积液自己都消掉了，都溶解掉了。这很神奇。

具体的案例我就不跟大家浪费时间讲了，但凡是有风湿、类风湿的患者，如果出现了麻黄汤证，用麻黄汤不仅感冒好得快，而且风湿、类风湿也好得快，这很有意思。

有一个老前辈，我不说名字了。他碰到一个小女孩，8 岁的时候就出现了抽搐癫痫，每天反复发作三四次，持续 10 年。到 18 岁的时候找到他，他带着这个小女孩去泡冷水，一瓢一瓢地往她身上浇凉水，在大冷天浇这么多凉水，这个小孩就感冒了。这种治疗方法你见过吗？没有见过吧。就等于人为地塑造出来了麻黄汤证。她起高烧不退，怕冷得厉害，哆哆嗦嗦的还无汗而喘，身上极其疼痛。这时候这位先生直接给她用麻黄汤，吃了之后出了一身透汗，从此以后癫痫没有再犯过。

这种奇怪的治法，先人为地塑造出一个伤寒，也就是麻黄汤的模型，然后再用麻黄汤解除掉，发汗而解，后来再也没有犯过癫痫。这是一个典型的医案，记载在日本的《生生堂医案集》里面，是日本的经方家干出来的事。

我看到这儿的时候，觉得很不可思议，但我自己确实有这样的经验。病人本身有风湿、类风湿，然后感冒，全身没有汗，还咳嗽得很凶，又怕冷。给他用完麻黄汤之后，风湿、类风湿从此以后好了，这倒是真的经历过。

所以大家知道了，麻黄汤千万不要小看。

第四个适应证是什么呢？是老流鼻血。如果是因为热性原因导致的鼻血，我们可以用三黄泻心汤来清热。因为这是血随着炎症上涌，总是从薄弱的地方流出来，小孩常常会这样。但还有一部分人，无论是小孩还是成年人，只要一感冒就流鼻血。像这种情况，代表的是他的毛孔太紧了，毛孔太紧以至于所有压力都集中在呼吸道。鼻为肺之窍，是通路，所以鼻孔被迫有一些血液冲出来。这个时候用麻黄汤，你会发现他不容易咳嗽，不容易流鼻血，也不容易感冒。

北京东直门医院有一位老前辈，现在已经不在人世了，他叫宋孝志先生。这位老师好像一辈子没有评上教授，但头衔不重要，他的医学水平很高。他治好过一个顽固性的鼻衄（老流鼻血）患者，这个患者就是用麻黄汤治好的。

其原理是什么呢？就是阳气重故也。正确理解阳气就是水蒸气。水蒸气太重了，没办法从体表发出去，全都涌到这儿，这里有个口儿，就从这儿喷出来一些鼻血。所以把毛孔张开就好了，让汗稍微出去一点，自然而然就泄了气，不至于老顶在这儿。这就是麻黄汤的作用。

因此当我们看到麻黄汤的这四种现代适应证时，就会明白它对我们来说是非常值得注意且需要真正熟练掌握的。到用的时候你会发现，就像我们今天所说的，我提前告诉大家了：真正用的时候不要手软，也不要拿别的东西来替代麻黄。没有什么东西可以替代麻黄，荆芥、防风、薄荷，包括紫苏都不行。

第 36 条：太阳与阳明合病，喘而胸满者，不可下，宜麻黄汤。六。用前第五方。

这句话是什么意思呢？太阳是体表，阳明是身体里面，就是表和里同时发病了。并病是陆续出现的传经病，合病是同时发病，同时出现了体表和内里的消化道问题。阳明病称为“胃家实”，这三个字是阳明经的特点，我们后面会讲到。胃家实很容易出现便秘的情况，所以阳明腑实证我们会用一点下法，比如大承气汤、小承气汤、桃核承气汤、调胃承气汤等，这些承气汤都准备待命了。

但我们要知道，这是阳明与太阳合病。体内虽然有一些便秘的问题，但因为有太阳表证，即体表上有外邪，这种情况之下，应该怎么办呢？注意是先给他排便，还是先解表呢？我们的原则是：应该先解表后攻里。

如果症状出现在阳经，即在体表部位，治疗原则应为先解表后攻里。例如，当出现太阳与阳明合病，表现为喘息、咳喘且胸满时，这意味着患者存在哮喘咳喘症状，同时胸内压增高，感觉胸闷严重。在这种情况下，不可使用承气汤进行泻下，而应选用麻黄汤来解表。麻黄汤解表后，喘息和胸满的症状会自然缓解，咳嗽也会减轻，同时大便也能恢复正常排泄。

二便都是一样的原理。如果毛孔闭合，大便和小便都不会正常。小便时会滴滴答答，排尿不畅，原因可以类比为吸管里装满水后，捏住上端使其不透气，水就流不出来。强行排尿时，小便就会滴滴答答，不像平时那样顺畅。大便也是如此，会感觉有些便秘，不太舒服。此时，很多人并不是阳明病，舌苔可能有些黄厚腻，有宿食宿便。很多人不是选择用调胃承气汤、大承气汤或小承气汤来通便，而是使用各种败火药。败火药使用后，虽然高烧可能退了，但容易出现变证。

在这种情况下，本该使用麻黄汤进行宣散，却用了败火药或重型消炎药，采用清热、下压甚至通便的方式，这容易导致引邪入里。当外邪如同大军压境，就在城墙根，随时虎视眈眈要进来，随时可能侵入体内时，此时不去共同抵抗外邪，反而采用通便的方式，就等于引邪入里，使其沉降。如果邪气沉降到胸口，可能会出现后面会讲到的非常剧烈的大结胸，即大陷胸证。结胸这个地方感觉到痛不可禁，患者触诊时会表现出明显的疼痛反应，甚至会拒绝触碰，这是一种很凶险的病证。

所以这个地方提醒我们，太阳与阳明合并，喘而胸满者不可下。他没有讲有没有腹满，因为胃家实肯定肚子胀满。但这并不重要，这个地方连提都不提，没有说是腹满或腹不满，满不满都不重要。反正总而言之，他有喘而胸满者，这才是关键点。就是既有胸闷，又有太阳表证，就绝对不能用下法，应该用麻黄汤。

那么这个麻黄汤应该怎么去使用呢？这里不是“麻黄汤主之”，而是“宜麻黄汤”。张仲景说话是非常精确的。当他说“宜麻黄汤”的时候，一般来讲就是可以用麻黄汤，也可以以它为底方做一个加减化裁。如果出现胸满，同时便秘严重，可以用麻黄汤加大黄吗？可以。用麻黄汤加火麻仁润肠可以吗？可以。用麻黄汤加一点蒲公英消炎可以吗？也可以。但是一定是以麻黄汤为底方，这才是真正的核心。麻黄汤是底盘，绝对不能动。在这个基础之上，再加上一两味通便的、败火的都可以。如果你看到“麻黄汤主之”，那就只用麻黄汤就行了，不要随便换。而“宜麻黄汤”，就需要我们学中医时有点灵活的头脑，要看清楚他是怎么写的。张仲景讲话是没有废话的。

好的，这就是我们的治疗原则：邪在高处，不可远攻，不可用下法。喘而胸满，这代表什么呢？就是病邪在肺里、在胸中。虽然也涉及表皮，但主要聚焦在胸中。对于喘而胸满的情况，邪在高处，不可远攻，应该就近宣散。

有点像坏人入侵，如果他在窗户口，就从窗户口把他推出去；如果他在门口，就从门口把他推出去，把门关上就行。一定是就近原则，不可远攻。如果明明他在门口，你非要把他赶到里屋转三圈，再从窗户扔出去，这就太费事了，而且容易伤及正气，病邪也容易缠绵不愈。这是我们治疗上的原则，一定是就近原则。桥来桥上走，脚来脚下回。如果病邪从上面来，就从上面打回去；如果从脚底下踢来，就从脚底下踢回去。这就是我们讲到的治疗原则。

我们继续往下看。

第 37 条：太阳病，十日以去，脉浮细而嗜卧者，外已解也。设胸满胁痛者，与小柴胡汤。脉但浮者，与麻黄汤。七。用前第五方。

小柴胡汤方：柴胡半斤，黄芩、人参、甘草（炙）、生姜（切）各三两，大枣十二枚（擘），半夏半升（洗）。

上七味，以水一斗二升，煮取六升，去滓，再煎取三升，温服一升，日三服。

这段条文的意思是什么呢？太阳病已经过去十天了，已经持续了十天，成为持久战了。脉浮细而嗜卧者，代表外邪已经解掉了。表现是什么呢？是脉浮细。脉浮代表表邪，细代表不再较真了。也就是说，正邪双方在体表扭打在一起，打了十来天，打来打去，大家都破破烂烂，头发乱了，衣服也撕碎了，都很狼狈，也很累了。最后互相骂两句，然后走了。这就是脉浮而细的意思，表示他们不再折腾了，病邪在体表也没有往里传，我们一直在门口跟他交战，最后把他打跑了。他在门口骂了两句走了，这个时候我们也回家休息了。

嗜卧者是什么意思呢？脉浮而不紧，外邪已去，病去人安，向壁而卧。向壁而卧是什么呢？就是我们总算把外邪赶跑了，我歇歇吧，休养生息。这就是嗜卧者，外已解也。没有外邪了，已经自愈了，已经好了，挺过去了，就是这个意思。

这里我们要注意辨脉，脉法很容易分辨出来。这个时候假如不是浮细而嗜卧者，而是脉沉而细嗜卧者，就不是外已解也，而是病入少阴。就是他没打过人家，被人家打到屋里来了，而且跪在那儿被制服了。这时候不是浮而细，而是沉而细。人家跑到屋子里来了，正气不敢与邪气交锋，出现了这种但欲寐的情况。我就装睡吧，看他欺负我老婆，看他打我孩子，我算了，装睡吧。这种情况就是脉沉而细，属于少阴萎证，精神非常萎靡，非常衰败。我们需要用到桂枝加附子汤、麻黄附子细辛汤、麻黄附子甘草汤，甚至四逆汤，振奋其新陈代谢。

这是用到附子剂的时候了，需要斩关夺门，振奋精神。脉浮细跟脉沉细，一字之差，区别在于你到底是把他赶跑了回来休息呢，还是已经被人打进门来之后跪在那儿连动都不敢动了呢？你是哪一种呢？是“外已解也”还是正气已经输掉了？这是不太一样的。

第二个，如果不是浮细而嗜卧，而是脉洪大而嗜卧，这时候是出现了热盛神昏，已经开始出现阳明经的热证，一派热象，高烧烧迷糊了。这种嗜卧就是老想睡觉，是烧迷糊了，而且已经开始传经到阳明经了，这是脉洪大而嗜卧。

所以你看脉象有多难呢？一个是漂在上面的，就是浮脉；沉到下面就是沉脉；细就是细脉。这些是不是多摸摸脉就没什么难的了？洪大像洪水一样，有非常磅礴的气势，那就是属于传经传到阳明经上去了，一派热象，热盛而神昏，出现老想睡觉，迷迷糊糊的还老打呼噜。浮细而嗜卧就是属于正气也虚，邪气也虚，两人缠斗了十天，大家都累了，都虚了，互相骂两句走了，你回你家，他回他家，这就是“外已解也”。

所以说这时候一定要准确地辨证。你看它已经耗了十天了，而且老在那儿睡觉。这个时候把脉一看，脉是浮起来的，而且浮起来还有点儿细，不是那么硬了，感觉轻轻的。那这个时候就是行了，不用吃药了，好了。吃点儿热汤热水的挂面之类的，清淡一点儿，养养就行。但如果脉是沉细，或者是洪大而嗜卧，那就说明已经发生了传经。

好了，这是它的第一句。下一句是什么呢？

“设胸满胁痛者，与小柴胡汤。脉但浮者，与麻黄汤。”

这句话什么意思呢？我先给大家解释一下。小柴胡汤的构成，相信大伙很清楚了。我们来看一下，“设”就是假设的意思。“胸满胁痛者”，就是胸胁胀满，开始出现口苦咽干目眩、胸胁胀满、忽冷忽热这种情况了。那么我们就应该用小柴胡汤。

结合上文理解，就是它本身出现了太阳表证，比如感冒了，已经持续了几天，可能是十天、十一二天，也可能是六七天，总之持续了那么几天。如果他能脉浮细而嗜卧者，外已解也，就是他好了。但如果耗了几天之后开始出现胸胁胀满，那说明没好，有点儿往里走了。这个时候边防线已经被冲破了，大门已经被打开了，城门大开，此时展开了巷战。也就是说，我们跟病邪展开巷战了。

胸胁满痛，为什么我们经常说小柴胡汤用的机会非常多呢？是因为我们一不留神，病邪可能就会冲破人体的“大门”，侵入体内。这个时候病邪跑进来了，但我们熟悉人体的“地形”，可以跟敌人展开地道战、巷战，利用熟悉的有利地形，一个一个地消灭对手。因此，小柴胡汤属于和法。这里的“和法”不是说讲和，而是利用有利的地形优势，“天时不如地利，地利不如人和”，所有老百姓都支持我们，地形也对我们有利，我们都非常熟悉。在这个地方，我们依托所有的脏器组织，呼吸系统、消化系统、内分泌系统、淋巴系统等，跟病邪展开巷战。所以这个时候用的是小柴胡汤。

胸胁满痛，代表病邪已经开始入里，进入半表半里阶段，因此采用小柴胡汤进行和法治之。但如果脉但浮，浮而紧，我们就应该用麻黄汤。也就是说，它还没有切入到里边，没有到需要打巷战的阶段，它还在体表。在体表的话，我们就不需要依托有利地形了，只需要守住城门，打开毛孔让它发汗出去，宣肺平喘就行，这时就是用麻黄汤。所以这句话的意思非常明确。我们现在把意思解释清楚之后，再读一遍原文，体会一下是不是刚才我讲的这个意思：“太阳病，十日以去，脉浮细而嗜卧者，外已解也。设胸满胁痛者，与小柴胡汤。脉但浮者，与麻黄汤。”

这就是我们讲到的这一条文的意思。

小柴胡汤方：柴胡半斤，黄芩三两，人参三两，炙甘草三两，生姜三两（切），大枣十二枚（擘），半夏半升（洗）。

上七味，以水一斗二升，煮取六升，去滓，再煎取三升，温服一升，日三服。

我想问一下大家懂得怎么换算吗？小柴胡汤按照现在的剂量，我们怎么写出这张方子呢？柴胡半斤，汉代的一斤为现在的250克，半斤应该折合125克，这是它的原始剂量。但是，我们通常要给它除以3，那120除以3的话就是40克，这是柴胡在小柴胡汤中的用量。所以外边卖的很多小柴胡颗粒之类的都是一比一，柴胡、黄芩、人参、甘草、生姜、大枣包括半夏，它有可能还不给你用半夏，可能换成别的。所以你会发现小柴胡颗粒用了之后，也管点儿事儿，也能退点儿烧，但退不干净，因为它的力量不够。

你都已经开始依托你的呼吸系统、消化系统、淋巴排毒系统在打巷战了，这个时候一定要重用柴胡。柴胡用少了，你怎么去依托？你连发动群众的能力都没有，因此必须得重用。柴胡在半表半里阶段，可以视作一个联络员，协助各方力量共同消灭病邪。柴胡本身属于清凉柔润之品，具有推陈出新的作用。胡希恕先生曾提到，在他到北京中医药大学任教之前，大家不太敢使用柴胡，认为它有升散燥性。不过，近年来这种顾虑已经减少，这是胡希恕先生晚年在《伤寒论》讲座中提到的原话。讲到这里，我们觉得有些遗憾的是什么呢？时至今日，仍有人认为柴胡有些燥，建议换用其他药物，这种观点属于没有学问的人在误导群众。所以我说，别的都不管，我们一定要传递真正的知识，传递对老百姓有用的知识。不能随便吓唬人，说这个药燥、那个药生、哪个药不好。这些经方都写在《伤寒论》和《金匮要略》里，是“活人之书”。张仲景所著的这本书，被称为“南阳活人书”，就是帮助人活下去的书。随意否定它是极其不负责任的。

好了，我们现在来看，柴胡得用到40克，最少也得用到30克。少于30克的话，基本上就没什么太大作用了。我个人相对比较保守，给别人用的时候，剂量都会用得少一点。但如果我自己判定是出现了少阳枢机不力，出现了小柴胡汤证的时候，比如忽冷忽热，一会儿想盖被子，一会儿又想撩起被子，来来回回的，像这种情况，我用柴胡肯定直接用40克，不会用少的。至于大家怎么选择，这里因为有一些中医师和中药师，给别人怎么用，那是您的选择。

那么，我们来看黄芩三两。如果一两按5克算，黄芩15克，人参15克，甘草15克，生姜15克，大枣用12枚。如果是新疆那种很大的枣，就少用点，用四五颗或者四颗就可以了，因为新疆大枣特别大，像个苹果似的。半夏半升，这个量也是蛮大的。半夏密度比较高，一升是200毫升，半升相当于100毫升。这个半夏怎么也得达到60克，除以三的话，半夏最少用到20克，这是最少的剂量。“洗”指的是因为用的是生半夏，我们要配生姜是一方面，还要用滚开的水给它清洗两三遍，把上面黏糊糊的东西烫掉，这样对人体就完全无害了，这就是半夏的炮制方法。不需要用姜半夏、白矾半夏，或者制成法半夏、清半夏等。只要标注清楚，用滚开的水连续清洗三遍，再配上等量的生姜，绝对对身体完全无害。总有人说生半夏有毒素，这都是无能之辈说出来的。

我们来看，用水一斗二升。一斗是2000毫升，一斗二升是2400毫升。煮取1200毫升，去掉渣子，再浓煎取三升，剩下

600 毫升，然后分三次温服就可以了，这就是小柴胡汤。小柴胡汤去热、退烧的力量非常可靠，假设家里小孩出现了这种高烧，而且完全没有胃口，口苦得很厉害，咽喉也干，开始出现忽冷忽热这种情况，你问他两肋叉骨涨不涨？“哎呀，有点涨，难受。”这个时候给他用小柴胡汤，烧也给他退了，身体所有的这些问题全部都给他解决掉了。这就是小柴胡汤和解少阳枢机。

我们再继续往下看。

第 38 条：太阳中风，脉浮紧，发热恶寒，身疼痛，不汗出而烦躁者，大青龙汤主之。若脉微弱，汗出恶风者，不可服之。服之则厥逆，筋惕肉瞤，此为逆也。大青龙汤方。八。

麻黄六两（去节），桂枝二两（去皮），甘草二两（炙），杏仁四十枚（去皮尖），生姜三两（切），大枣十枚（擘），石膏如鸡子大（碎）。

上七味，以水九升，先煮麻黄，减二升，去上沫，内诸药，煮取三升，去滓，温服一升，取微似汗。汗出多者，温粉粉之。一服汗者，停后服。若复服，汗多亡阳遂一作逆虚，恶风烦躁，不得眠也。

这个“筋惕肉瞤”，就是抖的意思。这里的筋和肉一直在抽搐、抖动，这种情况不是帕金森病的那种抖，而是身上的筋和肉在抖。是能够看得到的那种抖，不是手抖的那种帕金森。

关于这条文，自古至今，大家在解释时似乎都有一些困难，但解释得并不那么简洁明了。有人说这是麻黄汤结合越婢汤，也有人说是麻杏石甘汤再加上桂枝、生姜、大枣等。这里我给大家分享一下我对它的浅见。

首先来看，“太阳中风，脉浮紧，发热恶寒，身疼痛，不汗出而烦躁者”，这句话很多人理解起来有困难。什么叫太阳中风？太阳中风不是有汗吗？那有汗怎么又是脉浮而紧呢？而且还出现不汗出呢？不汗出不应该是伤寒吗？所以很多人开始出现疑惑。有人说这代表的是中风和伤寒，有时候它就不那么严格，叫作风伤卫、寒伤营，这个营卫病就是大青龙汤，这曾经出现了所谓的三大纲学说。

我的解释是什么呢？就是太阳病中风，它就是中风。中风病的特点是有汗，脉象浮缓，这就是中风的表现，即脉浮缓、汗出，对吧？这是一开始的中风。但可能因为又吹了空调，或者进入凉水中刺激了一下，或者有些人恨病服药，采取了过激的手段。比如，感觉身上有点发热，就用冰袋敷，甚至泡在冰水里，之后体表温度虽然降下来了，但很快你会发现毛孔闭合了，脉象变得浮而紧。原本应该出汗，但因为被凉水、空调或冰袋刺激，毛孔全部闭合，汗出不畅，于是出现了重新伤风的情况。

这就是常常说的，太阳中风，本来应该有汗，但又无汗而烦躁，这是为什么呢？因为汗本来准备要出来，但此时突然用冰袋或者凉水一激，汗就出不来了，积滞在体内，导致“交通混乱”，从而出现内热烦躁，进而起高热，然后脉浮而紧。此时津液欲外出却不可得，水蒸气想出来却出不来，导致发热恶寒、发高烧，且极度怕冷、身疼痛。因为这个汗是人身上比较“脏”的液体之一，就像尿液一样，会带走身体里的脏东西，所以常有人说“汗臭味儿”，“汗臭味儿”其实都带走了很多脏东西。当汗液需要排出，但因毛孔闭合而无法排出时，就会出现“进退维谷”的情况。此时，汗液已经离开汗腺，但毛孔却闭合，汗出不来，人就会感到烦躁。这种情况下，不汗出而烦躁者，大青龙汤主之。此时就出现了大青龙汤证，而大青龙汤实际上是在麻黄汤的基础上加入了生姜、大枣和石膏。

许多前辈在解说大青龙汤时提到，不汗出而烦躁，说明体内有高热且烦躁，因此麻黄汤需要加石膏，因为石膏可以清热除烦。这种说法虽然正确，但不够准确。我们所说的烦躁，实际上是天地之间的一种郁蒸状态，就像要下雨但又下不出来，处于一种“预备跑，马上要跑，但又停了，重新再来”的状态。这种状态就像准备下雨但又没下出来，出现了天地郁蒸的现象。如果能下出雨来，就不会那么闷热了。同样，人身上如果能出一身汗，烦躁就会缓解。

太阳中风本身是要有汗出的，不管怎样，反正总要出点汗。但此时如果用空调、冷空气、冰袋或凉水浸泡等方式把毛孔封住了，汗就出不来了。此时脉浮而紧，发热恶寒，身疼痛，不汗出而烦躁。这种高热需要进行清凉处理，一方面要打开毛孔。因为这是重新伤风，所以不能用正常的三两麻黄，而应该用六两麻黄，重用麻黄把毛孔彻底打开。麻黄要重用，桂枝则仍用正常的二两，麻黄用到六两。

好了，下节课给大家详细讲解大青龙汤。

第十二讲

大家晚上好，我们继续介绍《伤寒论》。今天我们进入了一个更深的领域，不再停留在浅显的部分。

我们之前讲解了桂枝汤和麻黄汤，这些大家都比较熟悉了。但是对于大青龙汤和小青龙汤，很少有人能非常熟练地掌握。因此，我们会在这方面讲得更详细一些，让大家在遇到大青龙汤证时，能够清楚地知道大青龙汤的使用情况、使用方法以及如何鉴别使用。

首先，我们进行一些小复习。请大家看这一条。

“太阳中风，脉浮紧，发热恶寒，身疼痛，不汗出而烦躁者，大青龙汤主之。若脉微弱，汗出恶风者，不可服之，服之则厥逆，筋惕肉瞤，此为逆也。”

大青龙汤方：麻黄六两（去节），桂枝二两（去皮），甘草二两（炙），杏仁四十枚（去皮尖），生姜三两（切），大枣十枚（擘），石膏如鸡子大（碎）。

“太阳中风，脉浮紧，发热恶寒，身疼痛，不汗出而烦躁者，大青龙汤主之。”这句话的意思是，太阳中风病指的是出汗，有汗才叫中风。无论是脑门上、后背上还是两腋下有汗，只要身上有地方在出汗，这在外感疾病中都称为中风病。这里的中风不是指脑中风，而是外感病中的太阳中风、伤寒和温病中的中风病。

那么这种中风病，比如一开始感冒了，正在出汗且发烧，但因为着急洗了个凉水澡。身上味道太重，需要洗澡，可花洒喷出的全是凉水，于是凑合着洗了，正好当作物理降温。洗完后，汗被憋住了，完全不出汗了。此时脉浮而紧，发热恶寒，身疼痛。这是因为汗液本应排出体外，却被憋在毛孔内，进退两难，就像你离开家门，却被单元门从外面封住，只能待在楼道里，十分难受。在这种情况下，会出现身上很疼，且不汗出而烦躁，这就是原本的中风病因再次受凉而出现的新情况。

无论是洗了凉水澡、吹了冷风，还是在屋子里被空调吹到而感冒，通常吃点感冒药就能好转。西药退烧的原理一般是通过出汗来退烧，利用蒸发带走热量。比如你刚吃了白加黑或康泰克，正迷迷糊糊地出一点汗准备退烧，这时领导要求开会，会议室空调开得很足，或者空调正对着你吹。你不好意思说自己感冒了，只能硬撑着坚持 20 分钟。这 20 分钟可能就会使毛孔完全闭合，从而出现脉浮而紧、不汗出而烦躁、剧烈高烧且极度怕冷的症状。此时，就是大青龙汤该使用的时候了。

我们要知道，此时为什么会烦躁呢？很多人提到烦躁，认为“不汗出而烦躁”是大青龙汤的标志性症状。这种烦躁不仅仅是因发热而烦躁，麻黄汤也会引起高热，但那种烦躁更像是“干锅”的状态。

所谓“干锅”，我们先来理解一下。前面提到的身疼痛，是因为原本有汗憋住了，这种情况可以类比为“汗腺闭合综合征”，即完全不出汗。这种情况下，患者会感到极度烦躁。虽然汗液已经无法排出，但体内的热邪并未消散，就像锅里的水被烧干了一样。大家都知道，平时蒸包子、馒头或者做饭时，如果锅被烤干，当发现锅烤干并开始冒烟时，那种气味也相当难闻，整个过程是非常痛苦的，甚至可能引发火灾。

面对这种情况，有两种选择：第一种是“扬汤止沸”，即赶快给锅补充一些水分，这是一种应急的方法；第二种是“扬汤止沸不如釜底抽薪”。这里的“釜”指的是锅，“薪”指的是下面燃烧的柴火。也就是说，我们不仅要补充水分，还要从根本上解决问题，就像关掉燃气灶，从根本上消除热源，再适当补充水分，这样“干锅”自然就不会再冒烟了。

这两种方法需要同时进行。此时，我们用麻黄来打开毛孔。麻黄重用到六两，用量较重，其目的不是发汗，而是打开毛孔。因为汗液被憋住了，当麻黄打开毛孔后，汗液就会自然排出。尤其是配合桂枝使用，桂枝能够引导汗液排出。就像前面的单元门已经打开，后面的大门也已经关好，此时就要抓紧时间让汗液排出。这是我们要做的第一件事；第二件事是解决烦躁的问题。患者不汗出而烦躁，前面的汗液已经排出，但烦躁仍未缓解，此时需要用生姜、大枣和生石膏。生石膏的作用是降温，就像加入冰水一样；而生姜和大枣则是用来鼓舞胃气，身体必须有胃气才能正常运作。希望大家多看几遍《伤寒论》，反复学习，就能明白在《伤寒论》中，只要提到“太阳中风”，指的就是胃肠型感冒。

太阳中风应该用桂枝汤。桂枝汤的成分包括桂枝、白芍、生姜、大枣和炙甘草。其中，桂枝和白芍用于调节血液循环，发挥自身过滤细菌和病毒的净化作用。剩下的成分生姜、大枣和炙甘草说明胃受到了影响，所以需要使用这些药物。如果胃功能正常，就不需要这些额外的调理。因此，只要出现“太阳中风”的字眼，就说明是胃肠型感冒，这是它的本质。

那么，如果是麻黄汤呢？麻黄汤对应的“太阳伤寒”又代表什么呢？它说明呼吸系统出现了问题。肺与皮毛相合，当皮毛的毛孔闭合，且肺部喘息、咳嗽严重时，就会出现麻黄汤证。这种情况下，患者会一直忍不住咳嗽，且浑身疼痛，这说明毛孔闭合，肺与皮毛的功能出现了问题，而中风病则指的是胃肠道和肌肉出现了问题。因此，只要看到“太阳中风”这几个字，就可以判断患者肯定食欲不佳，饮食和饮水都受到影响。此时，患者的消化道无法生成新的营养物质和津液，这也是患者烦躁的原因之一。没有新的营养物质介入，正气无法恢复，邪气又不退，汗液也无法排出，患者自然会感到烦躁。

这个公司里全是坏人，一个好人都没有，你说这个领导能不烦躁吗？所以我们现在需要做的事情是什么呢？用麻黄来打开毛孔，桂枝引导汗液排出，把那些不干活的员工清退，顺便把歪风邪气、细菌病毒都排出去。同时，用生姜、大枣振奋胃气，如果有余热、发烧的情况，再加上生石膏来退热。这样一来，烦躁自然就会缓解，津液也会变得充盈，这就是我们讲的大青龙汤的用法。

你看，大青龙汤中的麻黄用量是六两，桂枝二两，炙甘草二两，杏仁四十枚，这不就是纯粹的麻黄汤吗？只不过是麻黄的用量加重了，另外还加入了生姜、大枣和石膏，这就是我们经常讲的大青龙汤证。这样理解后，你会发现这种情况其实很常见。

给大家举个例子。有一个年轻人在上大学，感冒后自己吃了些感冒药，还拼命喝热水，结果出了一身又一身的汗，被子都湿透了。之后他要去上体育课，冬天的体育课是在外面练习太极拳。他觉得自己感冒快好了，但那天北风很大，他脑门还在发烧，于是用后脑勺对着风吹。要知道，颈椎和后脑勺是最薄弱的地方，结果他硬撑着上完了40多分钟的体育课，汗再也出不来了。于是出现了大青龙汤证：发热恶寒，身疼痛，疼得厉害，一点力气都没有，还特别烦躁，吃不下饭，人也瘦了很多。家长带他去看医生，医生建议先输液退烧、消炎，因为他嗓子也疼得厉害。但发现烧虽然能退，却始终退不到38.5℃以下，不用退烧药或输液，体温还会升到39℃，甚至烧迷糊了。在这种情况下，我们用了一剂大青龙汤，结果汗出得非常透彻。出完汗后，孩子感觉身上像解绑了一样，之前像是被绳子一圈圈捆得很紧，现在轻松多了。烧也迅速退到了36.7℃，这是完全正常的体温。最关键的是，他的心情变好了，也能吃饭了。这就是我们常说的"不汗出而烦躁者，大青龙汤主之"，而且只用了一剂。

这一服药吃了两碗，第三碗扔掉了。因为他说第一碗吃下去后，感觉额头和后背开始出汗，但出的不均匀。第二碗吃下去后，浑身上下都出汗，出得非常透彻。我估计他当天晚上就能好，所以第三碗就没让他喝，把它扔掉了。他特别听话，确实没喝第三碗。因为如果他喝了第三碗，可能会出汗过多，需要温粉粉之。毕竟麻黄的用量还是比较大的。

所以我们经常会用到大青龙汤。夏天时，家里可能会用到大青龙汤。尤其是小孩感冒发烧后，如果被空调吹到，汗液憋在体内，就会出现不汗出而烦躁、身疼痛的情况。本来只是普通感冒，但感冒后不能再吹空调，也不能碰凉水。这就是我们讲的大青龙汤的应用。

胡希恕老爷子在讲课过程中提到一个事例。一个著名人物叫刘景源。刘景源老师是讲温病非常有名的老师，温病派的研究学者。当时他还是北京中医学院的学生，可能还没毕业，遇到一个小孩患了大叶性肺炎。整个肺叶都有问题，高热不退，不汗出，身疼痛且烦躁。用了各种方法，这孩子病情危急，准备放弃治疗。刘景源老师当时还很年轻，只是一个学生，他用了一剂大青龙汤，这个小孩就被救回来了。

大叶性肺炎在西医中可能被称为肾炎，因为患者有时会出现水肿；有的称为大叶性肺炎；还有的称其为汗腺闭塞症。总之，名字多种多样，比较复杂。但无论叫什么名字，只要出现了《伤寒论》经文中所描述的证候表现，我们就可以大胆使用大青龙汤。

不过，许多老前辈经常说大青龙汤用多了很危险。因此，我在刚开始学习大青龙汤时，虽然早就学会了，也理解了其中的原理，就像今天我给大家分享的这些内容，我都已经彻底想通了，但还是迟迟不敢用，就怕出问题。然而，这么多年下来，事实证明，我觉得这些老先生可能比我还要谨慎，他们讲的有些过于夸张了。而且他们说的并不是自己亲身经历的，而是听别人说的，是关于大青龙汤的“传闻”。

其实，“当用则用，当断不断，反受其乱”，如果该用不用也是不行的。郝万山老师也曾碰到过一个病例，患者下河救人，反复进入冰冷的水中，结果感冒了，郝老师用一剂大青龙汤就治好了他。当时郝老师说了一句话，不知道大家有没有留意：“用大青龙汤，我本来也有点嘀咕，但既然可以输液，在急诊科也可以给他输液，我怕什么呢？还怕他体液流失吗？”用完之后，患者直接就好了。

这里就涉及一个问题：如果担心发汗过多，我们有几种处理方式。

第一种处理方式是温粉粉之，用来止汗。具体做法是将龙骨、牡蛎和糯米研磨成粉，然后稍微在微波炉里加热一下，让它温热，再铺在患者身上，这样可以自然而然地止汗。

第二种处理方式是多吃水梨等含水的食物。这样可以补充身体的水分，防止脱水。一方面止汗，另一方面多吃点含水的食物就好了。不过得提前把梨汤熬好。

第三种是西医的方式，直接输生理盐水或葡萄糖水。此外，还可以用桂枝汤加栝楼根来救逆，但在栝楼桂枝汤中，栝楼根的用量要少，二两就够了。栝楼根在这里主要是补液，不是退烧，所以用量不能太多，否则会喧宾夺主，桂枝汤的效果就会被削弱。

因此，只要有证用方，不要担心那些奇怪的问题。有人可能会担心大青龙汤用多了会出汗不止，甚至危及生命，但这是其他人的看法。从经方派的角度来看，我们讲究“胆欲大而心欲细”。没有胆量和救人的气魄，会耽误很多人的性命，但心一定要细致。看到患者出汗了，就准备停药。第一碗出汗了，第二碗就一小口一小口地喝，甚至将一杯药分成三顿喝。觉得差不多时就停药，提前告诉患者一定要严格遵医嘱，让停就必须停，把剩下的药扔掉，不要心疼药材。大青龙汤的药材都不贵，除了大枣稍微值点钱，其他都很便宜。

即使患者不听话，或者你比较忙没照顾到他，他一下子喝多了，也不用担心。可以用温粉粉之、多吃水梨或荸荠等补充水分的水果和蔬菜，再加上输液的方法，以及栝楼桂枝汤补充体液，这样就不会出现问题。

“若脉微弱，汗出恶风者，不可服之，服之则厥逆，筋惕肉瞤，此为逆也。”这句话的意思是，如果患者脉象微弱，出汗且怕风，说明这还是桂枝汤证。患者本身是桂枝汤证，并没有因为吹空调或洗冷水澡导致毛孔闭合。这种情况下，给他用桂枝汤就能治好。所以，不能给他用大青龙汤。大青龙汤的使用标准是不汗出而烦躁，身疼痛。患者高热、身上疼，但一滴汗都没有，烦躁得很厉害，这种情况才适合用大青龙汤。

“脉微弱”意味着汗液已经排出，“汗出”更是明确表示患者在出汗，“恶风”即怕风吹，这是典型的桂枝汤证。因此，不能误服大青龙汤去打开毛孔。否则，“服之则厥逆，筋惕肉瞤，此为逆也”。意思是，如果误服了大青龙汤，水蒸气一下子全被发散出去，而且方中重用了石膏，此时患者体温虽然降下来了，但手脚会变得冰凉，甚至手凉到肘部，脚凉到膝盖，这就很危险了。患者会出现筋惕肉瞤（抖），这是因为他的筋膜和肌肉失去了津液和水蒸气的濡养，全都发散出去了，身体就像干尸一样。这就是用错了药的表现。

我重新给大家讲一遍，是希望大家真正认识到：该用大青龙汤时，不要害怕；但如果用错了，确实会对人造成伤害。现在假设真的走到这一步了，本来是桂枝汤证，却误服了大青龙汤，该怎么办呢？没关系。刚才我说过，可以用温粉粉之的方法止汗，多吃水梨补充水分，使用桂枝汤加天花粉，该输液的继续输液。通过这几套措施，患者的筋惕肉瞤等症状会慢慢缓解。因此，即使误用了大青龙汤，也是可以纠正的。这就是为什么不要害怕使用大青龙汤的原因。

倪师曾经讲过，希望学生们能够“皮”一点，就是不怕摔跟头，不怕犯错误。怕的是什么呢？怕的是犯了错误却无法挽回。所以我们经常说，大青龙汤一般人不敢用。但是我们今天讲完大青龙汤之后，希望大家碰到这种情况，该用就用。哪怕用过了劲或者用错了，我们都有办法应对。这就是说，不怕犯错误的前提是“输得起”，对吧？

这第 38 条已经讲得比较透彻了，其实非常明确，它本来就是一个中风病。下面有朋友问了一个问题，我觉得很好：大青龙汤证和麻黄汤证该如何区分呢？

麻黄汤证属于典型的肺系感染。为什么呢？如果出现麻黄汤证时，患者的胃口是很好的。虽然会起高热，但不影响吃饭。麻黄汤的组成是麻黄、桂枝、杏仁、甘草。患者虽然比平时的胃口稍弱，但基本上还是该吃吃、该喝喝。而大青龙汤证则不同。患者一开始是胃肠型感冒，属于桂枝汤适应证，即太阳中风。应该用生姜、大枣、甘草来保护胃气。但患者由于又遭受了凉风的打击，所以会出现剧烈的发烧，而且完全吃不进饭，还会出现高热、不汗出而烦躁。这是鉴别两者的很重要的标准。

大青龙汤证一般来说，患者吃饭都不行，而麻黄汤证则是该吃还是吃。而且大家要知道，麻黄汤证也是身疼痛，也是汗出不去。但患者不烦躁，只是发烧，不烦躁。为什么呢？因为虽然有歪风邪气，汗出不去，但患者的正气还在，所以不会烦躁。什么时候才会烦躁？当无可用之兵，全都是用不上的人时，才会烦躁。

我们来看大青龙汤的配方：麻黄六两（去节），桂枝二两（去皮），甘草二两（炙），杏仁四十枚（去皮尖），生姜三两（切），大枣十枚（掰），石膏如鸡子大（碎）。

上七味药，以水九升，先煮麻黄，减二升，去上沫，内诸药，煮取三升，去滓，温服一升，取微似汗。

“取微似汗”在有的版本中写作“复令汗”。不同版本的《伤寒论》条文都有其价值。首先，“复令汗”证明患者本来是有汗的，只不过后来憋住了，这更印证了我们说的道理。而“取微似汗”也很有价值。大青龙汤只要用上之后，一定会出汗，但我们并不是要让患者大发汗。用上一碗，可能汗就出得很多了。我们的目标不是让他再出更多汗，一旦看到汗出得多了，马上就应该勒一勒鬃绳，要悬崖勒马，不让继续出汗。这时候，取微似汗，只要全身均匀出汗了，就要准备停药了。所以这句话给我们很大的提醒作用。

“汗出多者，温粉粉之。一服汗者，停后服。若复服，汗多亡阳，遂虚，恶风，烦躁，不得眠也。”

如果汗出过多，用错了大青龙汤，汗出太多，第一步不是吃水梨，不是输液，也不是用栝楼桂枝汤，而是温粉粉之。所以在给人用大青龙汤之前，家里要备有龙骨、牡蛎，打成粉。如果没有糯米，用大米也可以。然后在用大青龙汤时，如果发现出汗太多，把粉在微波炉里加热十几秒钟，让它温热，不用太烫，像痱子粉一样扑在身上，就能止住汗。之后再用栝楼桂枝汤、水梨或输液的方法补充体液。出汗多了，体液丧失了，补回来就好了。

“一服汗者，停后服”，意思是已经出汗了就应该停药，但患者没听你的话，又喝了一碗，导致汗出亡阳。阳气就是水蒸气。很多中医大夫把中医讲成玄学，我很害怕这样的事情。中医不是玄学，它是一个有很强实用性的技术活儿。我们经常讲的阳气是什么？阳气就是水蒸气，就是这上面一层水雾，这就是阳气。所以很简单，汗出了，水蒸气就全都变成汗出去了，血液就会变黏稠。就这么简单。这会导致很多问题，身体会变得虚弱，恶风烦躁不得眠。如果是恶风烦躁，一般来说是炙甘草汤主之。如果还不得眠，这是典型的炙甘草汤证。当然，也有可能会出现黄连阿胶汤证，即少阴热证。到时候我们会观其脉证，知犯何逆，随证治之。具体情况要看他的脉象和症状表现。如果是普通的恶风、烦躁，大部分是因为出汗过多，会便秘、异常出汗，毛孔合不上，容易心慌。此时用炙甘草汤，桂枝甘草加火麻仁通便，麦冬润肺，再重用生地黄。这是大青龙汤用错后，出现失眠、恶风、烦躁、异常出汗时，常用的炙甘草汤。

第 39 条：伤寒脉浮缓，身不疼，但重，乍有轻时，无少阴证者，大青龙汤发之。九。用前第八方。

这句话的意思是，一开始出现的是伤寒，最后还是用大青龙汤来治疗。这个人并没有被空调吹，也没有洗冷水澡，上来就是完全的伤寒症状。伤寒通常表现为身疼痛、不出汗、怕冷得厉害。但这个人虽然不出汗、怕冷厉害，脉象却是浮而缓，这就很奇怪了。这说明什么呢？说明他本身的基础体质就胃肠道不太好，津液供应不足。即使毛孔闭合，他也不觉得疼，因为他的津液不多，没有多余的汗液积压在毛孔里，也就不会感到疼痛。这就好比家里招贼了，但因为没有钱可抢，所以也没钱被抢。同理，津液亏虚的人，长期胃肠道功能不佳，没有足够的营养物质可供利用和升腾，也没有多余的汗液要排出。虽然一开始就是伤寒，闭合无汗，但脉象还是浮缓，身上也不疼，只是感觉沉重。“重”代表病邪在肌肉里。正常情况下，人是感受不到自己身体的重量的。只有当皮肉肌肉不够强壮时，才会感觉到身体沉重。

“乍有轻时”又说明什么呢？这是因为脾主肌肉，脾胃功能不佳，津液不足，肌肉也较为松弛，所以会感觉身体有点沉重。在病邪入侵的过程中，还会有一定的拉扯感，所以才会出现“但重，乍有轻时”的情况。就好比掰手腕时，偶尔松一下，病势往里切入时也没有那么顺利。

“无少阴证”指的是没有出现但欲寐的症状。像这种身体沉重、脉浮缓而弱的情况，如果老是犯困，我们就说这是少阴病，需要用麻黄附子细辛汤、麻黄附子甘草汤或四逆汤，这些都是针对衰败迹象的。但如果患者没有衰败，虽然脉浮缓，身体沉重，但不犯困，反而特别烦躁，睡不着，这说明没有进入少阴病。那么，我们就可以用大青龙汤来治疗。

这说明什么呢？无论是一开始出汗，后来憋回去了，用大青龙汤发汗；还是一开始就没有汗，但平时胃肠道功能不佳，没那么多汗要出，这种情况下还是用大青龙汤来发汗。因为要去除病邪，只要是不汗出而烦躁，我们就应该用大青龙汤。而且大青龙汤用起来非常有效，常常三碗药煮出来，只用一碗就解决问题了，第二碗和第三碗都会扔掉。大家不要觉得可惜，药不值钱，人最值钱。好了，讲完这个大青龙汤，我们继续往下讲。

第 40 条：伤寒表不解，心下有水气，干呕发热而咳，或渴，或利，或噎，或小便不利，少腹满，或喘者，小青龙汤主之。方十。

麻黄（去节）、芍药、细辛、干姜、甘草（炙）、桂枝（去皮）各三两，五味子半升，半夏半升（洗）。

上八味，以水一斗，先煮麻黄，减二升，去上沫，内诸药。煮取三升，去滓，温服一升。若渴，去半夏，加栝楼根三两；若微利，去麻黄，加荛花，如一鸡子，熬令赤色；若噎者，去麻黄，加附子一枚，炮；若小便不利、少腹满者，去麻黄，加茯苓四两；若喘，去麻黄，加杏仁半升，去皮尖。且荛花不治利，麻黄主喘，今此语反之，疑非仲景意。

这段内容说的是什么呢？大青龙汤属于表寒里热，里边是热的，热得烦躁，而且汗出不去，都在干烧，汗液全都集中在皮里肉外，而里边还有点儿干烫干烫的，所以会出现烦躁，这是大青龙汤证。

那小青龙汤的适应证是什么呢？就是表寒里饮，也可以说是表寒里寒。也就是说，里里外外都透着一股寒气，而且伴有湿气。像这种情况，“伤寒表不解，心下有水气”。关键词在于“水气”。

“心下”指的是鹕突穴位置往下，也就是胃里有水气。这种情况常见于平时爱喝水、喝水特别多，但阳气又不足的人。自身热能不足，无法将水蒸腾起来，就会形成固态的水。要知道，身体里真正需要的好水是蒸腾气化上来的水，干净的蒸馏水才是我们真正需要的，而不是一摊“死水”。我们需要的是云雾之气，是蒸腾气化的水，而不是那种无法消化吸收、无法抓取蒸腾的“死水”。这种水我们称之为“坏水”，很容易导致身体出问题。所以叫“心下有水气”，用听诊器听会听到“咕咚咕咚”的声音，声音会很吵。如果没有听诊器，晚上喝水喝多了，可以让老伴听听那种咕咚的水声。

心下有水气，干呕发热而咳。也就是说，平时喝水太多，偏偏又着凉了，伤寒表不解，毛孔闭合，就会出现各种变证。干呕是因为喝水太多，胃气受到打击；发热是因为有表证；咳嗽是因为毛孔闭合后，肺的压力增大。或渴，说明水没有蒸腾起来，喝水再多还是觉得口渴；或利，说明水不仅在胃里，还进入了肠道，导致拉稀，大便不成形；或噎，说明胃里有点堵，觉得老是噎得慌，吃饭也不好；小便不利，说明膀胱里有水邪；少腹满或喘。

水邪在身体里是三大疾病诱因之一。在汤本求真的论述中，提到水毒、血毒、便毒。便毒是大便的便，血毒是瘀血，比如身体里的斑块，不能参与氧气和二氧化碳运输的血液都叫瘀血。第三个是水毒，即喝水太多，身体无法利用，这就是水毒。它会在身体的不同部位出现，具体要看哪个“门”开着。比如噎，感觉在上消化道；利，是下消化道有水；渴，是因为无法蒸发利用。水邪变动不拘，而小青龙汤正是专门针对这种情况的。

小青龙汤中既有桂枝，又有麻黄，还有姜、辛、味、夏。经常听我们讲课的同学应该知道我在说什么。对于寒性咳嗽，中医上有四个药是必须配上的，分别是姜、辛、味、夏。具体是什么呢？小青龙汤适用于急性支气管炎、慢性支气管炎，甚至像百日咳这样的疾病。生姜、细辛、五味子、半夏没错，姜、辛、味、夏是用来消除里饮的，而麻、桂、芍、甘则是用来清除外感的。这就是我们的小青龙汤，谓之神方。

为什么称之为“神方”呢？因为一个小小的方剂，只需要八味药，就可以把百日咳、慢阻肺、肺气肿这些非常严重的疾病消除掉。我先举个例子给大家听，再分析药性。

有一位男士，多年哮喘，脸色发黑，脾气也不太好。给他用小青龙汤结合了一点石膏，即小青龙汤加石膏。因为他的哮喘是慢性的，时间比较长了，所以小青龙汤既可以清除外感，又能消除里饮，再加上石膏来清除烦躁。结果，基本上在一周或五天内，就把他的咳嗽止住了。后面慢慢地给他调养了大概半年，才逐渐把他的身体调整过来。后来我媳妇问我："那谁谁谁，他的哮喘好了没有？"我说："早就好了呀！"这就是当头一炮，先用小青龙汤清除外感。

为什么用小青龙汤呢？因为他只要一到晚上，咳喘就会加重，需要喷雾布地奈德来缓解。冬天的时候症状会更加严重，戴口罩、围脖，稍微不注意，嗓子眼儿一受凉就喘不上气来，是非常严重的哮喘。我们都是用小青龙汤，几服药就可以把他扳回来，这就是我们讲的经方。当然，因为是慢性的，所以给他加了一点生石膏，这是清除外感非常有效的方法。

再给大家举一个例子。一位女士，她的脸总是肿肿的。如果不感冒、不发烧，情况会轻一些；但只要一感冒，脸马上肿一圈，眼睛也肿，有时还会起色斑。不过，感冒好了之后，色斑会变浅，甚至不仔细看就看不到了。这种色斑是水斑，呈对称性分布在脸颊两侧。如果是额头长斑，则是苓桂术甘汤证，患者会头晕。脸颊两侧的水斑，虽然看起来像老年斑或肝斑，但实际上是水斑。这种情况还可能伴随面色发暗，尤其明显。对于这位女士，每次感冒脸都会肿，而且完全无汗。给她用小青龙汤，效果很好。但如果她也有肿、发烧，但身上有汗，又该怎么办呢？我想问一下各位，这种情况应该用桂枝汤加白术、茯苓，对吧？有汗属于中风病，不是伤寒表不解，而是中风，所以用桂枝汤作为底方。但因为患者总是浮肿，所以在桂枝汤的基础上加上白术、茯苓即可。

小青龙汤证的患者通常会有剧烈的咳喘，体内有水气。这种情况下，我们需要用麻黄剂，通过麻、桂、芍、甘来清除外感。那位女士在用了一剂小青龙汤后，出了一层大汗。之后，我们把方子改成了桂枝汤，连续使用了 14 天小剂量的桂枝汤。因为她那次出完汗后就不再咳嗽了，用桂枝汤调节了差不多半个月。从 2017 年到现在已经七年过去了，她再也没有犯过。后来她再发烧，也不会脸肿了，通过正常的输液或打针就能好，再也没有找过中医。虽然她不太喜欢看中医，但她也不得不承认一件事：中医解决了她多年来一直困扰的问题只要一感冒就脸肿。

只要一感冒就流鼻涕、流眼泪，鼻涕和眼泪特别多，这说明水气上泛。我们身边有没有这样的人？一感冒就会水肿，脸变胖，鼻涕一把泪一把的，这种情况就是水气病。如果有汗，就用桂枝汤加白术、茯苓；没有汗而且咳嗽得很凶，干咳，用小青龙汤发出来，这就是表里双解的小青龙汤。

大家看到这里，麻、桂、芍、甘清除外感，有制之师，非常有分寸。姜、辛、味、夏则是干姜来温中。你不是里边有寒饮吗？想吃凉的但不敢吃，一吃就开始喘，这说明是寒证。用干姜热性药，再加上细辛。细辛一用上，尿会变多，不仅从外面发汗，还要通过尿液清除里饮，清除深层次的里饮。五味子一方面镇咳，另一方面收敛肺气。久咳之后，肺气会涣散，用五味子来收敛。半夏清除里饮，常与生姜或干姜配对使用。生姜清除胃里边的水，半夏清除胃外面的水，同时还有祛痰的作用。

什么时候用姜、辛、味、夏？很简单，我们问病人咳嗽什么时候加重，是白天还是晚上。如果患者晚上咳嗽严重，无法平躺，需要坐着睡，这是阴性。是吹空调还是冬天的时候更严重呢？还是暖和、天热的时候更严重？冷的时候更严重。你知道，阴性寒性的东西，肯定要用热性的药来应对，对吧？他怕冷、怕阴天、怕天黑，所以得用阳热的药才能解决问题，这就是“阴者阳之”。这人怕冷，成天特别忧郁，这时候给他介绍一个乐观的朋友，带他出去走走，对不对？比如，“走，咱们出去打乒乓球去！”这样他也会慢慢变得开朗起来。姜、辛、味、夏，就像这些乐观的朋友，是充满热情的。所以，当我们鼻涕一把泪一把，一点精气神都没有，一直咳嗽，晚上加重，身上没汗时用小青龙汤；身上有汗时用桂枝汤加白术、茯苓。

小青龙汤方：麻黄（去节）、芍药、细辛、干姜、甘草（炙）、桂枝（去皮）各三两，五味子半升，半夏半升（洗）。

上八味，以水一斗（2000毫升），先煮麻黄，减二升（400毫升），去上沫，内诸药，煮取三升，去滓，温服一升。这种煮法没有什么特别之处。

“若渴，去半夏，加栝楼根三两”——这句话是错误的。为什么会渴呢？患者不是缺水，而是无法利用水。心下有水气，怎么会缺水呢？此时不能加寒凉性的甘寒柔润的天花粉。这种渴需要振奋，用姜、辛、味、夏，用干姜把水气加热，让其蒸腾起来。因此如果渴，不应该去半夏，反而应该加重干姜的用量，或者不进行加减化裁。包括“若微利，去麻黄，加荛花，如一鸡子，熬令赤色；若噎者，去麻黄，加附子一枚，炮……”这些加减化裁完全没有用，是非常可笑的。大家以后就会明白。小青龙汤，直接用原方就行。

只要出现小青龙汤证，不要考虑加减化裁，就用小青龙汤的原方：麻、桂、芍、甘、姜、辛、味、夏这八味药即可，小青龙汤最简单。它后面的加减化裁，如“若小便不利、少腹满者，去麻黄、加茯苓四两”等，都是想当然的，没有实际意义。这些可能是后人做的笔记，没有价值，我们直接用小青龙汤的原方即可。

第 41 条：伤寒，心下有水气，咳而微喘，发热不渴。服汤已渴者，此寒去欲解也。小青龙汤主之。十一。用前第十方。

这段话很有意思，我们来分析一下。“伤寒，心下有水气”，这属于外寒里饮。心下有水气，即里边有“咣当咣当”的水。“咳而微喘”，倒不上气来，这就是咳而微喘。“发热不渴”，患者不觉得渴，也不想喝水。这种情况本就是平时喝水太多，此时再给他多喝水，脸会更肿。这就是我们讲的发热发烧但不太渴的情况。

“服汤已渴者，此寒气欲解也。”这句话是什么意思呢？小青龙汤怎么算用到位了？怎么算不能再喝了呢？答案是：服汤已渴者。只要喝完小青龙汤后，本来不渴的患者开始有点渴了，这时就要停止服用小青龙汤，再喝就会有点太燥烈了。小青龙汤是纯阳热性的，姜、辛、味、夏、麻、桂、芍、甘，没有一个是“省油的灯”。这盏灯照得很亮，但也挺耗油的，小青龙汤就是这样，所以不能长期使用。

因此，对于慢性阻塞性肺疾病（慢阻肺）、百日咳，以及会出现水肿的情况，小青龙汤一般用两三服就差不多了。比较严重的，反佐以生石膏，最多用到五服，小青龙汤没有长期使用的。怎么算小青龙汤该停下来呢？就是患者开始老犯口渴。这就说明

"中病"了，"中"就是打中了，已经见效了，可以停药了。这就是我们讲的"此寒去欲解也"。

我要提醒大家，口渴的时候喝水应该是"少少与饮之"，即一小口一小口地喝，千万别咕咚咕咚地喝，一杯两杯三杯，连干三大杯是不行的。如果是多喝或者暴饮，又容易复发，等于自己给自己又找了一回病。

第 42 条：太阳病，外证未解，脉浮弱者，当以汗解，宜桂枝汤。方十二。

桂枝（去皮）、芍药、生姜各三两（切），甘草二两（炙），大枣十二枚（擘）。

上五味，以水七升，煮取三升，去滓，温服一升。须臾啜热稀粥一升，助药力，取微汗。

这里又重新回到了桂枝汤。太阳病外证未解，脉浮而弱者，当以汗解也。就是说，一定要让患者稍微出一层润汗。但他的脉是浮而弱，而不是浮而紧。在这种情况下，我们通常认为是津液不足，身体里的水蒸气不够，所以脉搏才不能鼓荡有力。就像一个人花钱很谨慎，说明他的收入比较低，囊中羞涩。此时，我们应该给他补液。生姜、大枣、炙甘草，这三个是在补液吗？不是，它们是在鼓舞胃气。我们喝进来的水，在胃气的鼓荡之下，能够快速蒸腾，被全身利用。这样连皱纹都会减少，人不会显得皮松肉垮，而是被水蒸气"撑起来"，精气神儿很足。为什么呢？因为水蒸气在后面持续供给，体质自然会强。此时，如果想要去除外邪，再喝碗粥，捂捂汗，稍微出一点点润汗，邪气就出去了。因此，桂枝汤是非常好的方剂。

这里讲的是“宜桂枝汤”，意思是可以用桂枝汤，也可以用桂枝汤的加减化裁方剂。如果患者没有胸闷，可以用桂枝去芍药；也可以加白术、茯苓，或者加厚朴、杏子，或者其他药物。您可以根据具体情况自行调整。

第 43 条：太阳病，下之微喘者，表未解故也，桂枝加厚朴杏子汤主之。方十三。

桂枝三两（去皮），甘草二两（炙），生姜三两（切），芍药三两，大枣十二枚（擘），厚朴二两（炙，去皮），杏仁五十枚（去皮尖）。

上七味，以水七升，微火煮取三升，去滓，温服一升，覆取微似汗。

太阳病没有下法，体表的病怎么能用下法呢？这就好比门口有人在骂街，在你门口各种羞辱你，而你却跑到屋子里把自己家具扔出去，现实中你肯定不会这么做吧？你应该去解决表证，把祸害你的人赶跑。太阳病是在体表的，无论是在皮肤、肌肉还是骨骼，都是体表出了问题。你让他拉稀干什么呢？太阳病没有下法。所以这里讲的“太阳病，下之微喘者”，可能是吃了泻药，也可能是吃坏肚子了，或者碰到水平不高的大夫用了大黄，用了各种寒凉的消炎药，导致拉稀，加重了病情。就像人家骂了你半天，你没有反应，反倒打了自家孩子，结果人家就跑到你家里来了。病势往里切入，下之微喘者，此时不仅仅是皮肤肌肉受影响，肺也开始受到影响，微微有点喘。这说明表未解，表皮上的邪气没有解除。此时还是用桂枝汤，但要加上厚朴和杏子。为什么要加入呢？因为厚朴可以宽中，消除胀满。这也是为什么有厚姜半甘汤腹胀厉害时重用厚朴，胸口闷时也重用厚朴。肺出现问题，杏仁可以滋润，厚朴和杏子是用来消胀平喘的。这属于变证，也就是坏病。所谓坏病，就是本来生病不怕，但处理方式错了，导致出现了新的异常情况。没关系，我们随证治之。

第44条：太阳病，外证未解，不可下也，下之为逆，欲解外者，宜桂枝汤。十四。用前第十二方。

这就是刚才讲的，外面有问题时不可用泻下法。下之为逆，意思是用错了方法。解外应使用桂枝汤，如果用了下法，但表证仍在，泻下法会打击到胃肠道，导致消化道出问题。这时，我们用麻黄汤是针对肺的，而用桂枝汤、生姜、大枣、炙甘草才是重新温中养胃的，再加上桂枝和白芍。因此一定要用桂枝汤，富含姜、草、枣的才能恢复胃气。这部分没什么太多可介绍的。

第45条：太阳病，先发汗不解，而复下之，脉浮者不愈。浮为在外，而反下之，故令不愈。今脉浮，故在外，当须解外则愈，宜桂枝汤。十五。用前第十二方。

这里有一个重点，“脉浮者”意味着什么呢？脉浮意味着有一份浮脉，就有一份表证。以前郝万山老师被刘渡舟先生多次提醒，说你过来摸摸脉，摸它是什么？是表脉吗？是不是浮脉？浮脉代表的什么啊？代表的是表证啊！他连续三次才真正记住，所以郝万山老师得到了一个评价，就是悟性有点差。

其实在《伤寒论》的原文中，就能找到依据。有一份浮脉，就有一份表证。如果一个人的脉象如水漂木，重按无力，是浮脉，那么就按表证给他治，不要用下法，也不要轻易用和法。浮脉就用桂枝汤、麻黄汤、大青龙汤、小青龙汤，这些解除太阳表证的方剂才是对路的。

第46条：太阳病，脉浮紧，无汗，发热，身疼痛，八九日不解，表证仍在，此当发其汗。服药已微除，其人发烦目瞑，剧者必衄，衄乃解。所以然者，阳气重故也。麻黄汤主之。十六。用前第五方。

这段话很有趣，我们来看一下。

“太阳病，脉浮紧，无汗，发热，身疼痛”，应该用什么方剂？应该用麻黄汤。然后，“八九日不解，表证仍在”。他已经八九天了，我们觉得病情一定发生了变化，但是有的人没有变化，仍是麻黄汤证。所以我们一直观察的是现在的脉证，不需要告诉我已经多少天了。无论是百日咳还是肺气肿，只要是小青龙汤证，就用小青龙汤。所以八九日后仍是麻黄汤证的，就用麻黄汤。这里说“此当发其汗”，应用麻黄汤。

“服药已微除”，好像稍微好了一点儿，烧也退了点，也出了点汗。“其人发烦目瞑”，这时突然烦躁，眼睛好像闭不上。他烦躁，瞪着眼，感觉眼睛有点发花，像出现了瞑眩反应，头昏昏的，甚至“剧者必衄”，要流鼻血。这说明麻黄汤用得太燥了，导致身体过于燥热。这叫作瞑眩反应，这是好事，说明用药对路了。正如《尚书》所记载的“药弗瞑眩，厥疾弗瘳”，中医常常碰到这种瞑眩反应。遇到这种情况时，需要加大药量，快速让症状平息。

瞑眩反应与毒副作用的区别在于一个启势急，一个启势缓。瞑眩反应的启势急，一出现就会感觉很厉害，可能会异常出汗、异常烦躁、异常拉稀。前段时间有朋友跟我讲，他的小舅子用了理中汤加肾四味后狂喷，一直在拉稀，都不敢用了。这是怎么回事呢？我说一定不要停，继续用并加大剂量，用量再加大1/3。因为理中汤的党参、白术、干姜、炙甘草再加上肾四味，都是纯热的药，吃完后拉稀不是好事吗？包括用麻黄汤后感觉特别烦躁，这说明用对路了。用对路了才会出现这种情况，继续用就行了。这就是瞑眩反应。毒副作用则是慢慢地，越用时间长了越难受。瞑眩反应一上来特别难受，但它走下行路线，连续再用几服药后，就没有这种难受劲儿了。这说明什么呢？说明病重药轻。方向是对的，用药没错，但病情太重，相对而言药量有点轻，控制不了病情。所以加大药量再接再厉就可以了。这就是瞑眩反应。

“剧者必衄，衄乃解。所以然者，阳气重故也。麻黄汤主之。”就是说里边的水蒸气出不来，用药后要出来但没出来，这时有个地方绷不住了，就是鼻子这块黏膜出血了。毛孔可能还太瓷实，要出还没出来时，鼻孔先开了，出点鼻血，这个称之为红汗。

有一位女士，她儿子感冒发烧。我忘了是用桂枝汤还是其他经方，反正是给他用了经方，不是麻黄汤就是桂枝汤。用完之后，这个小孩跑到卫生间，他妈妈说刚才流了好多鼻血。我说没问题，这是瞑眩反应。流鼻血叫红汗，“剧者必衄”，那孩子就不会再起高烧了。之前他老是高烧，“衄乃解”，只要喷出鼻血，他就会退烧。这是“阳气重故也”。他妈妈很担心，小孩流鼻血又发烧，还担心是不是白血病，忧心忡忡。家长常常是这样的，回家之后还是忧心忡忡的。结果没过半个小时，她孩子的烧就退了，而且后面还出了一点点汗。

大家要知道，出鼻血说明什么？说明病邪找到出路了。我们兵法上讲“穷寇勿追”，不要把病邪逼到绝路上去，否则它会狗急跳墙，反咬你一口，所以要给病邪一点出路。虽然病邪不好，但你给它一个台阶下。稍微出一点鼻血是好事，出完鼻血之后很快就会出汗，烧也跟着退了。这是经验之谈。

如果患者出不了鼻血，我们常常会用三棱针放血，扎少商和商阳穴，或者在大椎穴用三棱针点刺一下挤出血，或者走罐，尽量多抽出一点血，身体一会儿就会出一点点汗。出完血，本身就在退烧，邪气漏出来了，就像轮胎漏气一样。同时，全身上下也会出一层润汗。如果纯用针刺法，只出血不出汗，有药配合着出一点点血，全身汗也跟着出来了。这就像是有一个“投降的”，大家都跟着投降了，都缴枪不杀了。因此，病人只要喝了麻黄汤或者桂枝汤，出了点鼻血，或者给他扎了一点点，烧很快就会退。为什么呢？因为全身的汗跟着一起出来了。

第十三讲

【伤寒论精讲】

第 47 条：太阳病，脉浮紧，发热，身无汗，自衄者，愈。

这种情况是典型的麻黄汤证，患者脉浮而紧，又发高烧又怕冷，但是一点汗都不出。然而，如果他突然出了点鼻血，烧通常会迅速退下，而且患者会稍微出一点点润汗，有点像“一泻千里”。这就好比打仗时，有一个人往后撤，剩下的人稀里糊涂地也都跟着跑，很容易出现这种情况，这就是所谓的“兵败如山倒”。

“自衄者”一般会马上全身出汗。或者平时看到有小孩扎少商穴和商阳穴，大家可以自己去查那些穴位，给他点刺，或者在大椎穴给他点刺之后，稍微挤出几滴血，就会发现烧一下就退下来，退下来差不多一度两度。而且如果他身上能够再出一点点汗的话，烧一下就退了。

如果说我现在没有退烧药，这可怎么办？现在孩子正发高烧，医院没开门，药店也没开门，我明明知道该用麻黄汤，但没有药。那怎么办呢？现在就给他扎两针，让他出点血，再给他喝点热汤热水，稍微捂捂汗，出一点点汗，汗出热退，蒸发带走了热量。

刚才我们讲了，一旦出血，无论是鼻血，还是扎手指头尖出来的血，有些高热时甚至会“十宣”放血。“十宣”就是十个手指头的尖上。像倪师讲的，你把它给捋啊捋啊，让他甩一甩手，这块就全是血。给他捋出来之后，拿三棱针砰砰砰一口气扎，再给他捋一捋就捋出血来，很迅速地就可以退热。

所有这些，无论是指尖放血，还是少商穴、商阳穴、大椎穴放血，或是自衄出血，都会紧跟着像扑哧一下泄了气的皮球，开始退烧。而且只要一出血，这叫红汗，汗血同源，马上鼻子也会开始出血，腋下也开始出血。这时你再给他稍微用一点方式和方法，就会全身都出汗，只要一出汗，烧就退了。

我给大家举个例子。我小的时候，我们村子和隔壁村关系不太好。我们村比隔壁村大，但村民不够彪悍也不够团结，分为一队二队什么的。我们村和隔壁村之间有一个大水坑，是铲土机铲出来的。有一次，小孩子之间爆发了激烈的冲突，最大的孩子可能上到初一，再大一点的就不屑于这种争斗了。当时我们上三四年级，打坷垃仗，互相扔土坷垃。那边的孩子非常勇猛，有二十多人，我们这边更多，有三四十人，小孩跟着大孩，一起向对方扔土坷垃。那边的孩子劲大，心齐，非常勇猛，不停地往前冲。我们这边就有逃跑的，一个跑了、两个跑了，大家互相看着都往后撤，撤着撤着就被打散了。那边越冲越猛，我属于死心眼的，还一直在那儿扔，结果被包围，最后被人欺负了。

这说明什么？这叫兵败如山倒。只要有一个地方溃散，其他的就都冲上来。出血、出汗、退烧也是一样的道理。只要一出血，其他地方也就跟着开始出汗。我们要了解这个情况，知道出一点点鼻血不要害怕，不用担心。

第 48 条：二阳并病，太阳初得病时，发其汗，汗先出不彻，因转属阳明，续自微汗出，不恶寒。若太阳病证不罢者，不可下，下之为逆，如此可小发汗。设面色缘缘正赤者，阳气怫郁在表，当解之熏之。若发汗不彻，不足言，阳气怫郁不得越，当汗不汗，其人躁烦，不知痛处，乍在腹中，乍在四肢，按之不可得，其人短气，但坐以汗出不彻故也，更发汗则愈，何以知汗出不彻？以脉涩故知也。

现在讲第 38 页最后一节条文：“二阳并病，太阳初得病时，发其汗，汗先出不彻，因转属阳明，续自微汗出，不恶寒。”这段“二阳并病”指什么？“二阳并病”指的是太阳和阳明陆续发病，而“二阳合病”是同时发病。“合病”是同时发生的，“并病”是陆续发生的。也就是说，本来是太阳表证，但病势非常剧烈，外邪非常猛，导致阳明消化道也开始受到病邪干扰。这是前四个字的解释。

“太阳初得病时，发其汗”，太阳刚开始得病，通过汗法来解是对的，不要通过普通的下法、吐法等。要稍微发发汗，因为他怕冷，怕冷就肯定有寒邪、风邪开始入侵，要给他发一点点汗。

“汗先出不彻，因转属阳明，续自微汗出，不恶寒。”这句话的意思是什么？重点在于“汗先出不彻”。“汗先出不彻”的意思，首先结果就是“不彻”，没把病邪带走，这事办得不利索、不彻底。就像给你安排点事，你办得“洒汤漏水”的。这就是我们经常讲的，领导有时批评我们的时候，说“你这事办得洒汤漏水的”，意思是“不彻”，没有办彻底，没有办好。那“没有办彻底”指的是什么呢？出汗不是目标，出汗带走细菌病毒才是目标。我们稍微回忆一下前面学的内容就知道，这指的是通过出汗的方式，把风寒这些外邪排出来。用现在的词来说，实际就是细菌病毒这些外邪入侵，通过汗腺排汗的方式将它们排出来。

经常有人问，桂枝汤、麻黄汤、大青龙汤哪个是杀病毒的，哪个是消炎杀菌的？其实，这些汤剂没有一个是直接杀病毒的，而是通过“赶走”病毒来达到治疗效果。因此，当你出了一层汗，拿个刮板刮一刮，去检测化验，就会发现汗液里全是细菌病毒，这就是出汗的目的通过汗腺把那些脏东西、细菌病毒排出来。

但是，如果汗出得不彻底，光出汗了，细菌病毒却没排出来，这就等于花了钱却没办成事。就像请人吃了饭，结果人家不领情，这就白干活了，这就是“汗先出不彻”的意思。

古人说话非常凝练，尤其是张仲景，他不是为了押韵或其他原因。你看他这里在前面说“汗先出不彻”，就像领导还没发话，有人已经蹿出去，“叮咣”一顿操作猛如虎，结果到最后还是“原地杵”。这是说什么呢？我们做事一定要有节奏，比如合唱团要唱合声，在诗班里要一起赞美一起唱诗，这时突然有一个人抢拍子，明明要顿上两拍，他非得抢拍子，大家都会很尴尬，因为这算是唱砸了，他就是“先出”的意思。

“汗先出不彻”，就是明明要出一层层的润汗，喝了桂枝汤后面要喝一大碗稀粥，把门窗关上，不要再吹凉风，不吹空调，盖上薄毯子或者薄被子，温温润润地出足两小时的汗。我非不，我现在要大捂大盖让大汗出，结果到最后损伤了津液，出了很多汗，但人都虚了，风一吹过来都要摇三摇，这就是“汗先出不彻”，过犹不及，太抢拍子、太抢节奏了。

应该怎么办呢？“太阳初得病时，发其汗”，没错，但一定要按桂枝法来发汗。我们经常讲“喝法同桂枝汤，法同桂枝汤”，这句话常常出现，其用法皆仿照桂枝汤后面的说明。

发汗一定要讲方法。你处理任何事情，心里再着急，别急于发言，一定要讲方式和方法。教导小孩是这样，处理外界的问题是这样，包括治病让他发汗也是这样，一定要按照方式和方法来。不遵循规律，不遵循方式和方法，说我一定要人定胜天，到最后你会发现是自己傻。你可以随意搞，但最后可能会导致出现其他问题。我们一定要千人合一，指的是什么呢？就是要发现规律，利用规律，发现这种方式和方法，掌握它、使用它并且传承下去，不再走弯路、不再摔跟头。这就是我们讲到的“汗先出不彻”。“先出不彻”导致病邪没有赶跑，但又大出汗，所以表层的防卫已经被打垮，等于是自废武功，这首歌算是唱砸了。

“转属阳明”是指病情直接深入体内，因为大出汗后一般很难进入少阳经，而是直接转化为阳明热证。阳明经的提纲后面会讲到，叫“法多汗，阳明病”“法多汗，胃家实”，即体内容易出现燥屎，这是阳明腑实。腑指的是脏腑，也有可能是阳明经热，会带来各种热象。白虎汤证就是老口渴，但无论是腑实证还是经热证，总而言之都是热象，所以会“续自微汗出”，紧接着会源源不断地出汗。这里的出汗不是怕冷那种出汗，而是“不恶寒”，不怕冷，已经进入阳明胃家实的情况，这时会出现内热。

这种内热有几种可能：如果患者开始拉稀，拉的还是那种很臭的稀，就用葛根黄芩黄连汤；如果患者不拉稀，但“续自微汗出”，并且喘得厉害，喘得很明显，一般用麻杏石甘汤；如果不影响患者的胃肠道，正常吃饭没问题，排便也是正常的，只是喘并有点出汗，肺里有热，也用麻杏石甘汤；有时候患者也不喘，只是渴得厉害，那是白虎汤证。

这时候“转属阳明”，大家记住这三张方子：葛根黄芩黄连汤、麻杏石甘汤和白虎汤。不怕冷、不恶寒而微汗出，已经进入到阳明经阶段，就需要用到这三张方子，择一选之。要辨证，看到底是哪一种类型。看他拉不拉稀，拉得臭，用葛根黄芩黄连汤；喘、咳嗽得很凶、肺热，用麻杏石甘汤；不怎么咳嗽，但渴得很厉害，而且高热得很厉害，完全不怕冷，那是白虎汤证。这就是“转属阳明”。甚至可能会出现燥屎，出现发狂，那种情况很少见，后面我们会详细介绍。这是在这阶段常常出现的三种汤方的适应证，这是第48条前半句的解释。

我们来看“若太阳病证不罢者，不可下”，这就是“汗先出不彻”，“不可下，下之为逆，如此可小发汗。设面色缘缘正赤者，阳气怫郁在表，当解之熏之”。这句话是什么意思呢？大家先理解一下，“太阳病证不罢者”就是说如果太阳病证没有消除，患者还是怕冷、脉浮、胃寒、发烧，这种情况是在表皮上有病，绝对不能用下法。就像别人堵着你家门口骂你，你回家却把孩子打了一顿，抽老婆俩嘴巴子，用下法，把她们吓得够呛，实际上哪都不挨着。你希望通过打老婆来吓跑外人，这是很愚蠢的做法。所以不能通过泻下通便的方式来解除表证，这是非常愚蠢的方式。

但是现在很多人会发生这种情况，比如吃泻下药，或者吃消炎药，再或者吃所谓的败火药、解毒丸。一般来说，出现太阳病证都会有点嗓子疼，所以经常吃这种非常激烈的消炎药和败火药。这种败火药吃进去后，如果胃肠道本身就有点虚弱，感冒还没好利索，又开始伴随着肚子疼、拉稀。这种情况叫“不可下，下之为逆”，算是把自己反倒掏空了。

这时候应该干什么呢？应该应用太阳病表证的桂枝汤或麻黄汤。如果现在有点嗓子疼，可以结合一点上呼吸道的蒲公英、桔梗，或者色白入肺的生石膏。记得在饭后食用，垫着点，不要打击到胃肠道的胃气。这些都是临床中常常会发生的情况。有些人说我知道这个原理，谁会那么去做，我不会那么做的。但是当你真正上手时，给患者吃败火药，他又开始拉稀，这是不是客观上造成了泻下？“下之为逆”，它会影响到整个治疗的进度。

有同学提到“心热解表”“心凉解表”等说法，当然可以这样表述。就像我们经常看到的“心肾阳虚”“肝肾阴亏”等术语。不过，我个人不太喜欢使用这类词汇，这源于我曾经的一次经历。当时，我被老师批评，老师说患者的情况属于“肝肾阴虚”。我问：“怎么判定是肝肾阴虚呢？”老师只是看了一眼，装作很忙的样子继续写字。当时有很多同学和患者在场，我心想是不是有些冒昧了。于是，我私下又去问老师什么是“肝肾阴虚”，为什么患者的脉象或症状会被判定为肝肾阴虚。老师只是瞪了我一眼，然后就走了。从现在的角度看，我认为那位老师实际上并不清楚自己为什么写下“肝肾阴虚”。他只是随意使用一些中医术语，比如“心肾阳虚”等。事实上，他只会用那几张方子，似乎总共就掌握了 5 张方子，反复使用。有时能蒙对，有时效果却不怎么样。

现在这种中医大夫很多，我们不要因为有人给你讲了一堆类似成语的词汇，就觉得他很厉害。一般来说，这种人并不是真正厉害。我们讲“知其要者，一言而终”，如果你真正明白，知道问题的根本，并能清楚地解释给别人听，才证明你是真懂。不要用那些所谓的专业词汇，比如“你这是误取了”，这种说法很讨厌。我们现在要做的是把中医变得不再像玄学，甚至不要用成语式的词汇，而是用大白话，让老百姓都能听得懂，真正掌握中医的知识。

这就是为什么我那么喜欢张仲景，他是真正的至圣先师。因为他很少写这种成语类的东西。我们已经讲到第 39 页了，我们什么时候讲过这是心温解表，我要调整肝肾阴虚之类的？他不会给你弄这些虚头巴脑的词汇，他会说这是哪里的问题，差在哪里，实实在在说事。刚才我说这些并不是要否定谁，我的意思是我们在共同研究或学习《伤寒论》的过程中，要忘掉那些成语，因为那些往往都是虚头巴脑的。

再来看“如此可小发汗”，在这种情况下，应该进行轻微的发汗。因为患者明显存在“二阳并病”的传变情况，如果进行大发汗，他可能会直接“转属阳明”。但又不能完全不发汗，那该怎么办呢？一般情况下，通常会使用桂枝汤。如果是“面色缘缘正赤”等情况，又该用什么呢？这就是后面那句话提到的，“设”是假设的意思，“设面色缘缘正赤者，阳气怫郁在表”。

我们回顾一下，前段时间刚讲过的内容。我问大家，“设面色缘缘正赤者，阳气怫郁在表”，应该用什么方剂？答案是桂枝二麻黄一汤，岳安红同学的回答是正确的。此时患者“面色缘缘正赤，阳气怫郁在表”，且“太阳病证不罢”，为什么不能用泻心汤呢？“平凡世界”同学写的桂枝麻黄各半汤也是正确的；而葛根粉加桂枝汤则是完全错误的。

我曾经明确说过，葛根粉和粉葛根完全是两回事。葛根粉是保健品，它是吃的；粉葛根是一块一块的，那才是药材。用葛根粉很容易煳锅、起沫什么的，粉葛根才是药材。包括今天我还听人说：“我从网上查，王老师说的粉葛根，人家说这是提升津液用的，柴葛根是疏通筋骨用的。”我已经先告诉大家正确答案了，葛根分为粉葛根和柴葛根，有用的是粉葛根，没有用的是柴葛根。但是网上随便再忽悠你一句，你还是会用柴葛根，那你去走弯路好了。柴葛根目前被认为没有医学效用，也没有发现其药用价值。

如果有人说它能疏通颈椎、肩颈，但不通过疏通提升津液，那么这种疏通方式是不可行的。至少在我这里，这是我的发现和定论。

现在来看，在“面色缘缘正赤者，阳气怫郁在表，当解之熏之”这一位置，我们可以考虑使用葛根汤、桂枝二麻黄一汤或桂枝麻黄各半汤。关键在于观察患者是否有颈项强急的症状。如果患者出现“缘缘面赤、额头痛、颈项强急”等症状，那么这就是葛根汤证；如果没有脖子难受，颈椎感觉良好，那么可以排除葛根汤。此时应该用什么呢？用桂枝麻黄各半汤，因为它适用于面部通红（类似猴屁股）的情况，可以轻微地打开毛孔。如果症状相对更轻，那么就用桂枝二麻黄一汤，这是一种更轻柔的用法。因此，大家需要根据具体症状来判断，到底属于哪一种情况。

这里注意一句话，“当解之熏之”，“解之”就是以汗来解，“熏之”指的是你可以二煎。头一煎我们的标准是以水八升（1600毫升），然后煮取三升，剩下600毫升分三次温服，这是用来喝的。二煎可以用来蒸一蒸，熏蒸一下。那种稀汤寡水的药汁，用毛巾浸湿全身擦一擦也是可以的，这就是“解之熏之”，这是第48条。

“若发汗不彻，不足言，阳气怫郁不得越，当汗不汗，其人躁烦”这句话是什么意思呢？就是说发汗没有发到点子上，就像说话没说到点子上，唱歌抢了节拍，也没发出正经音来，所以叫“发汗不彻，不足言”。你做了这事，不足以道哉，不用参加辩论了。然后，“阳气怫郁不得越，当汗不汗，其人躁烦”，这时候一开始没让你发汗，你非要发汗，现在“阳气怫郁不得越”，该发汗了，你又觉得之前发汗没好，就不用再发汗了。你所谓的经验教训，会影响到后面的正常治疗。该发汗的时候，你却不发汗，就像开会时老弄怪动静，想让你回答问题，你又不吭声不说话，这时候就真讨厌了，“其人躁烦”，这是我们经常会碰到的情况。

“不知痛处”指的是询问患者哪里疼痛，患者回答说全身都疼。此时按压腹部，患者表示肚子难受，即“乍在腹中”。再问患者身上是否疼痛，患者回答身上、胳膊也疼，即“乍在四肢”。甚至腿、脑袋、背部都疼痛，全身都不舒服，但具体位置又说不清楚，这就是“乍在腹中，乍在四肢，按之不可得”。

“其人短气，但坐以汗出不彻故也，更发汗则愈。”在这种情况下，张仲景先生虽然没有明确给出具体方剂，但是方剂已经在言外之意中给出来了，只不过我平时习惯直接告诉大家。有些朋友可能已经知道该用大青龙汤，而有些朋友可能不太清楚。我们经常讲到“其人躁烦”，这时就应该清楚该用什么方剂了。

不汗出而烦躁，像这种情况就应该用大青龙汤。大青龙汤适用于汗出不来、水湿内停、又在皮下的情况，所以患者全身疼痛，烦躁不安，容易发高热，哪里都不舒服。像这种情况，我们就知道要用大青龙汤了。

“更发汗则愈，何以知汗出不彻？”怎么知道他出过汗，但病邪还没排出去呢？“以脉涩故知也”。这里的脉涩有争议，有些前辈医家认为这是错简，应该是脉实或脉浮而紧才对，不可能是脉涩。涩指的是脉管塌下去，这肯定是错简，所以主张应该是脉浮紧、脉实而紧才正确。也有些医学家认为这不是错简，认为脉涩有时真的会出现，因为脉管太充实，摸上去不太滑利，不那么流畅，也会出现涩。就像有一肚子话要说，但说不出来，这也是有可能的。想想也有道理，但从实际临床经验来看，不管脉涩不涩，重要的是脉非常有力量。脉实紧到像包子馅掖得太多，皮薄馅大，不管是哪种情况，关键是脉有力量。脉非常有劲，而且患者没汗，脉确实是浮而紧，这是这段经文的意思。

这就是为什么我们经常讲，治病时常有人走弯路。比如回到这段话的第二行第一句话，“当汗不汗，其人躁烦”。为什么该发汗时不给他发汗，导致躁烦，浑身难受，一会儿肚子难受，一会儿后背难受，一会儿四肢难受，气喘不上来，坐着一直咳嗽，这样很凶险。如果小孩出现这种大青龙汤证，容易出现急性大脑炎。病情已经这么严重了，却还不知道给他用一点点汗法。

还有人拦着说当汗别给他发汗，不给他发汗是因为它前面有一句话叫“若发汗不彻”。这就像是发过言后被领导骂了，你以为是因为发言本身，其实是因为发言没发在准时候。该让你说话的时候，你反倒又不说话了，你却告诉我说是因为前面发言挨骂。现在为什么很多人用半夏，却说半夏有毒？是因为他自己用错过，所以就跟他的子孙后代也好，或者跟他的学生也好，说半夏这东西不能随便用。

为什么我们从一开始，先不说前面王叔和的一些词，他前面有一句话是最错误不过的，就是“桂枝下咽，阳盛则毙”。桂枝只要一喝下去，这人是阳盛的一下子就毙命了，“毙”是“枪毙”的“毙”。就因为这句话，后世有不少人说不能用桂枝汤，不能用麻黄汤，不能用什么什么，就连桂枝汤都不敢让你用，用完之后随时有可能会直接要人命。还敢用麻黄汤？还敢用小青龙汤、大青龙汤？他把人吓得要命。

但是你知道这句话是什么意思吗？意思是阳气太盛了，他憋在那儿，他应该是麻黄汤证，他应该完全不出汗，憋在那儿出不来，阳气要出而出不来才叫阳气盛。阳气就是水蒸气，憋在这儿不出去，像高压锅一样。那么在这种情况下，你还给他用桂枝汤，生姜、大枣、炙甘草各种养胃气的，促发他的津液。这块毛孔是憋着的，还源源不断地给他弄，排队的越来越多，他肯定更难受。那么他会走掉吗？不会的。怎么叫“阳盛则毙”？不会毙的。他无非是出现不汗出而烦躁的大青龙汤证，我们用大青龙汤就好了。有什么“则毙”的？现在来讲，吃点西药片，随便你吃什么退烧药，都会让你大发汗。你吃了那些药之后，一下大发汗出来，就说你用错了。人家用西药然后出一点点汗，就说还是西医厉害。不是西医厉害，是你太愚蠢，你就不知道其实他就是缺那点汗。

看到这里的时候，很多朋友可能已经听明白了，但也有些朋友可能觉得好像听懂了，又好像没有完全听懂。建议大家回头再多看几遍我讲的内容。在中医历史上，有各种经验，也有各种教训。比如有人说不能用桂枝汤，不能用麻黄汤，不敢用大青龙汤，这些说法实际上都是错误的。该用的时候，就应该大胆使用。不要犹豫不决，否则反而会陷入混乱。如果该发汗的时候不发汗，患者可能会出现烦躁不安的症状。希望大家能够精准把握，把学到的知识学精学透，掌握扎实。而且不要害怕，即使出现问题，也有后续的解决措施。

有时大家可能会觉得有一点点难懂，特别是第一次读，尤其是刚开始读的朋友，如果没有经方基础，可能会觉得好像读懂了，但又好像没有真正掌握。没关系，多读几遍就好了。

第 49 条：脉浮数者，法当汗出而愈。若下之，身重心悸者，不可发汗，当自汗出乃解。所以然者，尺中脉微，此里虚，须表里实，津液自和，便自汗出愈。

“脉浮数者，法当汗出而愈。若下之，身重心悸者，不可发汗，当自汗出乃解。”“数”指的是脉跳得快，“浮”指的是太阳表证，这是典型该用桂枝汤或者麻黄汤的情况，“法当汗出而愈”，就是让他稍微出一点点汗就行了，非常简单。

“若下之”是指一下子把胃肠道里的津液都给拉出去，体液不足，这时候身体就会感觉沉重，因为没有足够的水蒸气，人会觉得累。我们常常会觉得身上沉重，不像年轻时那样有使不完的劲儿，现在总感觉每天身体特别软、特别累。这种情况就像火车头，火车跑得快，全靠车头带。蒸汽机的气就是我们讲的阳气。如果本来是体表的问题，现在体表问题没解决，还把内部搞虚了。就像有人堵着门口骂你，你家内部还闹矛盾，老婆离家出走，小孩也离家出走，这就是“下之”，正气都跑掉了。这时候没有水蒸气，胃是提供水蒸气的地方，胃肠道被虚掉，没有水蒸气就会出现身重，而且容易心悸。心悸意味着胃肠道不仅提供水蒸气，还提供营养。

人是铁，饭是钢。人每天都需要通过吃东西，通过胃肠道转化为营养物质来滋养血液。血液需要这些营养，而血液中的营养首先是供给心脏的。心脏是发动机，负责全身的血脉循环。所以当血液中缺少由食物转化而来的营养时，心脏就会感受到心悸，这有点像税官收不上税，因为老百姓手里真没钱。第一个感受到财政困难的就是心脏，这时就容易出现心悸，身体也会感觉特别累、特别疲劳。

所以当有外邪时，一定要通过出汗来治愈，而不是伤害自己的胃肠道，尤其是不能打击到身体之根本的胃肠道。胃气是不能随便“下”的，所谓“下不厌迟”，意思是下利的方法不怕晚，晚一点没关系。晚了大不了有点狂躁，有一点浊气上冲，精神上会有一点狂躁，烦躁几天也没关系。如果实在是大承气汤证，这时候再用下法。

汗法是不能等的，当该出汗而不出汗时，人会躁烦，反受其乱。但是当该下而不下时是可以等几天的，没关系。所以“下不厌迟”，“厌”是讨厌的意思，就是不怕稍微晚点，晚几个小时，甚至晚一两天，晚两三天。有些人一辈子便秘，也没什么问题，大不了精神上比较烦躁，皮肤比较差。所以“下不厌迟”，不要动不动就给人用败火的、消炎的，甚至寒凉的药，最后导致他闹肚子。

“身重心悸者，不可发汗，当自汗出乃解”，这时候就不要用发汗的办法，要等他“自汗出”。刘渡舟先生讲到这儿的时候，感慨地说《伤寒论》真是非常周密，它既有冲锋陷阵之方，也有护卫周全之剂。当我看到刘渡舟先生讲到这儿的时候，感觉好有文采既有冲锋陷阵之方，如大、小青龙汤，也有护卫周全之剂。他讲到这里实际引出来的是什么呢？在这“当自汗出乃解”，就不要再给他发汗了。他隐含了一张方子，应该用的是什么呢？应该用桂枝汤加芍药，或者是再加上麦芽糖；要不就是桂枝汤加芍药，因为他胃里面有点虚掉了，要不就直接用小建中汤。

这时候的心悸，就是心跳会很快，心会很慌。有人说我有点胸闷，不应该用白芍。你要知道在这种情况下，他是心悸、心慌，而不是那种胸闷。心慌常常有人表述为胸闷，但他不是胸闷，是心脏扑腾。所以这时需要号脉，看看他那脉跳得噔噔噔的，跳得没有规律，跳跳停停，或者是忽紧忽慢的。像这种阶段，一般都是用小建中汤。“所以然者，尺中脉微，此里虚，须表里实，津液自和，便自汗出愈。”这是对这一段的解释。

第 50 条：脉浮紧者，法当身疼痛，宜以汗解之。假令尺中迟者，不可发汗。何以知然？以荣气不足，血少故也。

这一段指的是脉浮而紧，按理说他应该身上疼，这是水蒸气出不去，毛孔闭合上了，应该用汗法帮他解开这湿块。但是给他号脉还是很有必要的。给他一搭脉，“尺中迟”，迟脉是跳得比较慢。“迟”指的是慢，“数”指的是快。尺脉慢，他的寸关尺不可能单一地只有尺脉跳得慢，关脉跳得快，没有这种事，所以一定是指整体脉搏跳得比较慢。这种情况下，就不要给他发汗了。

对于“尺中迟”且脉浮紧、身疼痛的情况，一般认为属于精亏血少，这是由于濡养不利导致的。如果脉搏跳得比较慢，结合身疼痛，通常需要采用一些营养补充的方法。后面我们会讲到桂枝汤加芍药，再加人参三两，这种用法才是针对这种情况的，属于新加汤证。待会儿讲到新加汤证时，我们会再给大家详细介绍。

我们经常讲疼痛分为两种：一种是不通则痛，比如毛孔该出汗却出不来，憋在里面就会疼痛；另一种是不荣则痛，“荣”在这里是营养的意思，当身体没有足够的营养或水蒸气跟上时，也会出现疼痛。因此，“尺中迟”与否，这是一个鉴别要点。如果他的脉象不是迟脉而是数脉，典型的该用麻黄汤，脉跳得比较快，浮紧而数，这是属于他的毛孔闭合上了，导致里面的汗一直想出来但是出不来，在里边固住。如果里面跳得还很慢，它一点想出来的意思都没有，有点攻不上，那像这种情况就需要给他增加营养，应该给他用桂枝汤加上芍药，再加上人参，包括生姜也要加量。

第51条：脉浮者，病在表，可发汗，宜麻黄汤。十七。（用前第五方，法用桂枝汤。）

再下一条。

第52条：脉浮而数者，可发汗，宜麻黄汤。十八。（用前第五方。）

“脉浮而数者，可发汗，宜麻黄汤”，这就是刚才我讲的如果脉浮而迟，不要用发汗法，应该补充营养。如果脉浮而数，跳得很快就可以发汗。为什么说浮而数就应该给他打开毛孔？是因为它想出来，所以才会跳得那么快，就是紧等着呢，就像学生说：“老师您说吧，马上好。”他一直是待命的，这叫“浮而数”。浮而迟就像学生生怕被老师提问，“这题怎么做”，学生心想别看到我、别问我，躲着、往回缩，这个叫“浮而迟”。它跳动得慢，不愿意引起注意，不是憋得不行，不是主动的意思。呼吸也会有一点点急促，但是呼吸不是最重要的，最关键是脉象，所以脉浮而数可发汗，浮而迟不可发汗。浮而迟的情况应该给他增加营养，尤其是身疼痛的那种情况。

这两条都是约略言之，为什么刚才这两句话我不重点说，是因为脉浮而数者，也不一定就是麻黄汤，有可能是桂枝汤。你看他有汗还是没汗，他都说是宜麻黄汤，其实是详于前而略于后，前面已经分析得够清楚，所以在这块就提一嘴，应该用解表发汗的法子就可以。刚才这两句不重点说，它没什么大意思。

第 53 条：病常自汗出者，此为荣气和，荣气和者，外不谐，以卫气不共荣气谐和故尔。以荣行脉中，卫行脉外。复发其汗，荣卫和则愈。宜桂枝汤。十九。（用前第十二方。）

“病常自汗出者，此为荣气和，荣气和者，外不谐，以卫气不共荣气谐和故尔。以荣行脉中，卫行脉外。复发其汗，荣卫和则愈。宜桂枝汤。”这句话挺有意思。如果是今天新进来的朋友，可能一听会觉得好复杂，但如果是前面听我们讲过的朋友，就不会觉得复杂。这话是什么意思呢？

什么叫“荣”，什么叫“卫”？“荣”指的是业主，就是血管里的血液；外边的“卫”是保卫的意思，保卫指的是物业的保安。这卫气从哪来？“卫行脉外”，它是在外边一直转圈巡逻的。“荣”就是血，行于脉中，血液一直供养着外面剽悍的保卫之气。保安的工资实际上源于业主付的物业费，所以这两个应该是一种什么样的关系呢？是鱼水情的关系，就是我供着你，你不用再去外边找工作，你就保护这片家园就可以了。这就是“卫”，卫之所以有营养来源，是因为血液一直在不断地给它“发工资”，一直在供着它。

但是物业跟业主有时会闹矛盾：业主虽然交了物业费，但车位被外人占了，小偷进来偷东西了。这就相当于异常地出汗，“病常自汗出者”，出汗而汗血同源，汗实际上是业主的钱，业主一直在莫名其妙地“遭受经济损失”，“此为荣气和”，这不是业主的问题。

“荣气和者，外不谐”，意思是外部的物业，包括保安，没有发挥应有的作用。因此“以卫气不共荣气谐和故尔”，他们没有真正去保护业主，营卫之间出现了问题。我给你钱了，但你还在继续偷我的钱，让我在经济上损失。我的车被划，车位被占，被偷被抢，物业完全没有发挥作用，所以总是有损失。“病常自汗出者”，这不是业主的问题，而是物业该换了。

怎么去换这物业呢？我们讲叫“复发其汗”。这时候跟业主说一声，别再交物业费，直接换物业，但需要多花点钱，整个换一批梯队换一批人。可能原来物业费是一个月 1000 元，现在平摊下来可能得花到一个月 3000 元，但后面会回归到正常。这时候需要花点钱，发点汗出来，“复发其汗”。发一点点汗之后，“荣卫和则愈”，新请来的物业挺负责任的，所以要发汗。发完之后，这人可能会掉下一层皮屑，也有可能会出一层疹子，总而言之，就是把血管外边这层彪悍的护卫之气重新建立起来，这人就不再出汗了。

我举两个案例，第一个是郝万山老师曾经讲过的。说有个人老是异常出汗来找他，郝老师问他之前用的药，都是哪个大夫给开的什么方子？病人说用过浮小麦止汗的，生龙骨、生牡蛎止汗的，再加上麻黄根、麻黄节止汗的，各种止汗的药，用量还挺大，连核桃中间分瓤的皮都用上了，什么都给他用上了，而且用量很大，但是止不住汗。郝老师说：“你这样，我不给你用止汗的方法了，你不是老出汗吗？我给你以汗止汗，就是给你发发汗，给你用桂枝汤。用完后如果好使，你就不用再复诊，如果不好使你来找我，我带你去找老大夫，找胡希恕老爷子。”那病人因为已经很长时间老是异常出汗，就没吃，虽口头说好好好，然后回头又过来说：“你看我没好。”郝老师那时年轻，说：“那行吧，我带着你去找老教授。”然后找到胡希恕先生。胡希恕先生号完脉，了解完他的情况后，看着郝万山老师写的这张方子说：“你写的这张方子挺对，怎么用的呀，你用没用呀？”那患者就扭扭捏捏不好意思，实际上意思是没去用这张方子。他想着之前用了那么重的止汗方法，还用什么桂枝汤给他发汗，他就没相信。这时候胡老说：“我给你开的也是桂枝汤，你就按照这种方法，你不老是异常出汗吗？你每天下午两点钟出汗，就在发汗之前，提前一个小时先喝这桂枝汤，关闭门窗，穿厚一点，然后发发汗，发上一个多小时、两小时的汗，你再看看情况。”结果患者发现自己经过这种发汗方法之后，虽然也还有点汗，但是不至于出很多汗，再换一身衣服，慢慢地用了一段时间之后，这人就恢复了。

郝万山老师在讲解这个案例时，给我们很多启发。他提到要“先其时而发汗”，这是什么意思呢？比如，他不是每天在两点钟闹汗、发汗嘛，这就像是不负责任的坏物业，半夜到点就开始偷东西。这种卫气是不好的，“不共荣气谐和故尔”。我们不能等着物业来偷，而是要先掏钱把物业换掉，直接换另一家物业公司。我们把物业换了，所以“先其时发汗则愈”。这就是以汗止汗法，这条讲的就是这个意思。

我们在应用桂枝汤止汗时，常常也会这样。但它的止汗法与其他方法最大的鉴别点是什么呢？这个鉴别点在于，他不是时时发汗，而是“病常自汗出”，即经常出汗，且这种出汗通常有固定的时间点。他不是一天24小时都在出汗，那种蒸蒸汗出的情况，如果伴有热象，一般需要用石膏剂，比如白虎人参汤来清热，清除肺和胃里的热。蒸蒸汗出，一直在出汗，而且还热得厉害，像这种情况就用白虎人参汤。

但还有一种情况是毛孔非常疏松，体质较弱，脸色没有光泽，这属于表气虚，持续性毛孔松弛。这种人看起来没精气神，脸色也不好。我们常说“气色”，“色”是指颜色，比如白脸、黄脸或黑脸，以及自己脸色的变化；“气”则指光泽度。如果他脸上一点光泽都没有，这时应该想到用黄芪、白术再加上防风，玉屏风止汗的效果也很好。但这种是持续性的，毛孔一直松软，脸上气色不好，没有精气神，这些都是鉴别点。

那桂枝汤适用于什么呢？是每天准时准点出汗，可能上午10点，也可能下午3点，甚至半夜，反正基本上就是那个点，每天到那点前后就出汗。像这种情况，属于你的“物业”不行，该换“物业”了，这时候才应该用桂枝汤。大家要知道，并不是所有的异常出汗都用桂枝汤，它有具体的鉴别要点。

“恒昌名门”同学说，他就是吃桂枝汤治好的，效果非常好。这属于典型的营卫不和。营卫不和型还有一个特点，就是特别怕风吹。桂枝汤证的患者，风一吹就很难受。

第54条：病人脏无他病，时发热，自汗出，而不愈者，此卫气不和也。先其时发汗则愈，宜桂枝汤。二十。（用前第十二方。）

我们刚才其实已经讲完这句话了。“脏”指的是脏器组织，没有查出什么病来。这人得了个怪病，怎么能发汗呢？他气色也还好，也没说出现什么其他问题，没什么问题就是奇怪，到点他就发汗。

这种情况属于“物业”不行，他们商量到点就过来坑你一把，你应该是卫气不和，换“物业”就行。于是说“先其时发汗则愈”，把他直接替换掉。患者会掉一层皮，有的是明显能看到，有的是不太明显，有的发出一层疹子来。那疹子发出来的时候，水痘也好、水泡也好，会迅速消退。发出来时患者感觉好可怕："哇，怎么这样！"就像物业被换掉的时候也是不情不愿的，反正会给你闹不痛快。所以人发出来疹子、水痘，包括出现其他所谓的过敏现象，你要去接受这个过程，挺住，继续用桂枝汤就会好，而且好得会很快。把他赶跑，新的物业过来后就能尽职尽责。

我们有个案例。有一位厨师，20 年异常发汗，每天下午 5 点钟发一身臭汗。他以前是配菜的，现在从学徒做到了大厨。年轻时他就爱出汗，到现在当了大厨，还一直异常发汗。他听了我们讲经方的课程后，自己回去连续应用了 10 天，按照"先其时发汗则愈"的方法，提前把桂枝汤喝下去。喝完之后，汗就越来越少，越来越少。后来他在后台给我们留言，说："老师，我现在已经不再异常出汗了。我这做厨师的异常出汗太痛苦了，本身厨房里就热，自己又蒸蒸汗出。这种情况我看过很多地方的医疗机构，但这一次真的好了。"他没有经过任何人的诊疗，也没有通过我，而是通过我们讲的经方，自己把自己治好了，这就是经方的力量。

因此，不是某一个人伟大，而是我们这个民族伟大。我们经历的患难太多，起起伏伏太多，各种打击创伤太多，还有各种各样的瘟疫。正是因为这些经历，我们总结出了很多宝贵的经验，而这些经验都是血泪换来的。就像张仲景所说，未及十年，他家里本来是个大家族，但因为闹瘟疫等原因，七七八八的人都倒掉了。所以他才想办法去搜集这些真实有效的方剂，最终编成了我们现在能够看到的《伤寒杂病论》。我们现在多去掌握这些知识，身边人就能减少痛苦，包括我们自己。这才是我们真正应该去掌握的真实本领，技多不压身。

第55条：伤寒脉浮紧，不发汗，因致衄者，麻黄汤主之。二十一。（用前第五方。）

“伤寒脉浮紧，不发汗，因致衄者，麻黄汤主之。”这句话很有趣，“伤寒脉浮紧，不发汗，因致衄者”指的是老流鼻血。在这种情况下，患者的毛孔出现了异常，可能他的毛孔比较硬实。就像一个人老是从同一个地方钻狗洞每次发烧就流鼻血。这种情况用麻黄汤，把毛孔全打开，就不会再流鼻血了。这是我们之前讲过的宋孝智先生用麻黄汤解决了一个顽固性外感就会流鼻血的患者的例子，好像是一个少年。

对我而言，我对这句话有深刻的体会。在我上初中时，我大姥爷从郑州来我们家，他带了一个使命，就是把医书留给我。他超级喜欢我，虽然我爸希望我学西医，但我大姥爷很倔，有真本事的人都有点脾气。我爸那时年轻气盛，和我大姥爷说话不太友好，但我尊重这种有真本事的人。

我有一个初中同学经常头疼，一头疼就流鼻血，老是捏着鼻子进教室。他学习成绩很好，但很有性格，喜欢趴着睡觉。我们是初中重点班，学习压力很大，早上5：50跑早操，跑完早操之后开始上早自习，到7：10下早自习再去吃饭，吃完早饭马上回来上一上午的课，一直到晚上9点才下晚自习，所以一天到晚不停地都是在学习，下了晚自习还得再写作业，常常写到晚上11：00，所以确实也累。他不写作业，喜欢装睡，但老师一问他问题，他什么都知道。后来他头疼流鼻血，反复发作。他说流完鼻血挺痛快，我说你不会有什么大病吧？他说没有，去查过没有问题。

那时候我大姥爷过来，给他号脉，用的就是麻黄汤。现在回想起来，就是用纯纯的麻黄汤，一味都没有加减。麻黄汤用了一服，从那次之后他再也没有流过鼻血，一直到高中我们都在一所学校。他说好像不流了。从初二到高三，连续四五年，他再也没有流过鼻血，也没有再头疼。这就是麻黄汤，经方很不可思议。因此从那次之后，我对中医的医术很感兴趣。

当然也有一些人说，这一条不一定纯粹用麻黄汤煮汁。如果流鼻血流得太多，可以在麻黄汤的基础上，加一些生地黄来凉血，加一点麦冬来润肺，再加一点丹皮来祛除血中之脓，等等。这有一定道理，但我没有这方面的经验，只是分享给大家听，有这种说法。

第 56 条：伤寒不大便六七日，头痛有热者，与承气汤。其小便清者一云大便清，知不在里，仍在表也，当须发汗。若头痛者，必衄。宜桂枝汤。二十二。（用前第十二方。）

这段话的重点在于，如果一个人便秘六七天，便秘会导致胃家实，容易多汗、头痛，因为便秘的人通常会有些头痛，这是属于自身中毒性疾病。

汤本求真先生说，人的慢性疾病的内源性有三种：第一种是水毒，小便或发汗不好，这人就会出现水毒；第二种是血毒，女人在产后恶露排除不净，很容易出现一些妇科的症瘕积聚，比如子宫肌瘤、卵巢囊肿，或者腹膜炎，还有一些外伤或做过手术的人，跌打损伤的，也容易出现瘀血，导致出现各种血脉里的堵塞；第三种是便毒，大便如果不能及时排出体外，胃肠道会吸收其中的毒素，导致脸上起斑，嘴巴有味，精神上也容易出现问题，还容易头痛，因为血液中的毒素实际上来自大便。

所以我们应该保持正常的排便，每 24 小时排便一次，早起时上大号。如果六七天不大便，身体肯定会吸收便毒，头也疼，身上也发热，这时应该用承气汤，有大黄甘草汤、调胃承气汤、桃核承气汤、小承气汤、大承气汤，择一而用，看他属于哪一种。后面讲到阳明篇时，我会重点梳理所有的承气汤系列。现在先不在这方面耽误时间。这时应该怎么办呢？用承气汤通便，把便毒清理掉。胃肠道尤其是肠道会吸收大便中的毒素，所以人会感到难受，比如烦躁、头痛。

这时候就给他清掉宿便，但我们要知道有一个鉴别标准，就是小便黄者才是在里。如果小便清者，你问他小便怎么样？他说小便正常啊。小便有没有灼烧感，黄不黄？他说多喝水就不黄。那既然能做到多喝水就不黄，而且也没有灼烧感，这叫小便清。因为小便不可能像白开水一样，它本来就应该带点淡淡的黄色，这就是“小便清者”。

如果真正有便秘，不管喝多少水，小便还是明显发黄，而且有灼烧感，小便时感觉滚烫甚至疼痛。判断头痛发热是外感型还是里实型，鉴别时就看小便，小便有没有灼烧感，小便黄不黄，这是金标准，这样就能准确判断。同样是头痛有热，同样是不大便，有些人感冒后也不容易大便。就像我们说的那个管，如果插在水里，摁着上边，底下就不容易流出来，不仅小便不容易流出来，大便也不容易拉出来。

所以感冒后，大便不那么顺畅是正常的。这种情况下不要用通便药，应该用解表药，把毛孔张开后汗出来了，大便也就顺畅了。就像吸管，你把上边一松开，水就哗地流出来。同样是大便不顺畅，同时头痛有热，分不清是哪一种，就问患者的小便情况。小便清的是在表，小便黄有灼烧感的是在里，这样就很清楚了。

“若头痛者，必衄。宜桂枝汤。”如果患者出现了“必衄”，就是流鼻血，毛孔张开，出一点汗，就用桂枝汤。如果没有出汗还是用麻黄汤，就是看有没有汗。这不是桂枝汤主之，而是“宜桂枝汤”，带着商量的意思。张仲景用词很有规律，如果他说“桂枝汤主之”，就是只能用它，其他的别瞎用，这是板上钉钉的事。但他说“宜桂枝汤”，意思是觉得桂枝汤的概率更大，但其他的你自己看着办。就像点 10 个菜，7 个菜我已经点好了，剩下的你自己看着弄，就是这个意思，“宜”带着商榷的意思。

第 57 条：伤寒发汗已解，半日许复烦，脉浮数者，可更发汗，宜桂枝汤。二十三。（用前第十二方。）

在这种情况下，指的是他已经发过汗，也已经退了烧，但过了半天或一天，他又开始重新起烧。有这种情况就要号号脉了。如果一看他的脉象，“脉浮”而且“数”，说明病还在表，需要再给他发发汗；如果脉浮而迟，就应该用新加汤。

“脉浮数者，可更发汗”，这里的“更”是更替的意思，也就是二次再发汗。给他用桂枝汤就好了。但这里通常也是“宜桂枝汤”。通常从实际经验来看，如果反反复复有那么两三次之后，纯用桂枝汤可能不太恰当。一般这种情况下，患者都会伴随着扁桃体发炎。这时候里面都有点炎症，用桂枝汤加蒲公英可以；或者里面有些化脓，桂枝汤加桔梗也可以。

如果他起烧，每次起烧还是高烧，就可以给他用桂枝汤加一点点生石膏辅助退热也可以。我们要自己辨证着去办，看他有没有扁桃体化脓、发炎、肿大，或者是有没有高热。根据他的需求，在桂枝汤的基础上，大家可以灵活地使用桂枝汤。这是我们讲到的“宜桂枝汤”。

第 58 条：凡病若发汗、若吐、若下、若亡血、亡津液、阴阳自和者，必自愈。

这句话的意思是，如果一个人有病，无论是用发汗的方法，还是吐法，或是泻下通便的方法，甚至已经出现过“亡血、亡津液”等情况，无论治疗方法是否标准，或者身体受损了，只要他出现“阴阳自和”，就不用管他，他自己就能好。这时我们一听能够自愈会觉得好开心，但是问题就来了：“阴阳自和”中的“阴阳”指的是什么呢？怎么判定他是阴阳自和了呢？怎么看出来他就行了呢？

“阴阳自和者”的“阴阳”是一个立体的概念，因为阴阳包含的内容很多。第一个是寸关尺，寸脉和尺脉是平和的，不要有太大的坡度。寸脉要稍微高一点，关脉稍微少一点，尺脉再稍微沉一点，这是一个梯队，但不能滑坡，底下都没了，摸不到，那就是阴阳不和，这是从脉象上来看。第二个是表里，表里指的是体表和内部，要“自和”。这人不要出现体表怕冷，内部却有燥热，这些情况是典型的表里不合。第三个是水火，渴了应该喝水，但要怎么喝水？咕咚咕咚连喝三大杯可以吗？可以，但会对身体造成伤害。胃是热性的，喝一点点水进去后，要把它蒸发、吸收、利用起来，这叫水火和。火在下面，水在上面，少量喝水，逐渐利用，这是和的。咕咚咕咚三大杯凉水冰水喝进去后，胃会凝固，这是水火不和，把火浇灭了。

我们将息时不光是喝水，吃饭也是一样。我现在饿坏了，吃个自助餐一口气吃了仨小时，拼命吃，吃到最后扶着墙走都不行了，这也是阴阳不和，消化吸收功能应付不了这么多食物。有形有体者为阴，无形而有用者为阳，胃的消化功能应付不了这么多食物，这也叫阴阳不合。水也是一样，包括所有其他的任务也是一样，包括日夜。白天该精神抖擞时就精神点，尽量振奋精神，晚上该休息了早点休息，这叫日夜和。你说我就反着来，熬夜，这是自己硬作出来的阴阳不和。所以阴阳是一个立体的概念，表里、脉象的寸关尺，包括饮食、将息、日夜的循环运转，所有的一切常讲要自家和，要顺天地之刚柔，视为君子。

话不能不说，不说人家把你当哑巴欺负；但也不能说太多，说太多了反倒显得话痨。事情不能不办，不办肯定坐吃山空；但也不能办得太过激，把人得罪了也不行。所以要掌握尺寸，这就是中国人经常讲的中庸。为什么要中庸？这蕴含着自身的道理，这道理就是永远持守中正和平。

人不能不吃饭，走极端干吗呢？三天不吃饭，绝食，或者天天拼命大吃大喝、胡吃海塞。谁说非得走极端？难道不能是一日三餐粗茶淡饭，每天七八分饱，不也挺好吗？身体最需要的是这种中庸状态。不是说不睡觉了，等以后有的是时间睡觉，现在活着就不能睡，那很快就要永远地睡了。不要走极端，讲求中庸之道，这就是“阴阳自和者，必自愈”。后面还有一条跟这类似。

第 59 条：大下之后，复发汗，小便不利者，亡津液故也。勿治之，得小便利，必自愈。

这句话的意思是，有些有本事的人可能会乱作为。“大下之后”指的是大泻下，拉得已经不行了，润肠通便，导致胃里没有水，营养也没有，水谷都没有。这时没有营养和水分供应，再给他发汗，通过全身毛孔发汗是最耗液伤筋的。

有些国家的朝代到了末期，很多贪官极其有钱，但即使把他们抄没也不顶用。为什么呢？全身毛孔一发汗，三杯水 15 分钟就耗尽了。所以一旦发汗是非常耗液伤筋的，身上所有毛孔一旦全张开，肉眼看不到的都在往外冒水蒸气。这就是为什么要藏富于民，要让全身组织都有水，老百姓都有钱，这时才经得起消耗。否则“大下之后”，里面水谷都没有，再发汗，整个人马上就会虚掉，虚掉之后就没有小便了。

有人会说，小便不利没关系，我可以解决小便不利。用猪苓汤，茯苓、泽泻这些东西是不是都可以利尿，车前子专门利尿，或者是用五苓散，用白术或者再用些薏仁，所有能够利尿的全给你用上。一天只尿两泡尿，这是病，我给你利尿吧。这是错的，因为他之所以没有小便，是因为他没有水，全都发汗或大便排掉了，所以身体非常虚弱。这时不要给他治才是对他最好的，他“小便不利”是“亡津液故也”。

“勿治之”，不要管他，让他慢慢缓过来，慢慢喝一点水，不要大口喝水，慢慢吃一点饭，慢慢活动，不要剧烈健身、跑步、打球。要慢慢让他恢复；“得小便利，必自愈”。这时不要急于干预，不用利尿剂是最聪明的办法，让他自己慢慢缓过来，这是最好的。

我们讲这时的有为，就像康有为一样，急于有所作为，显示自己懂一点点，但真正高明的做法是以退为进，不要急于炫技。采用利尿剂，小便出来了，但身体会垮掉，会很麻烦。这时一定要克制自己去做点什么的欲望，要无为，“勿治之，得小便利，必自愈”，停下来，自己会好的。

举个例子，这跟病无关，是我自己的经历。有一次赶飞机，误了航班，重要的事没赶上，不仅误事，还需要重新买票。我大发雷霆，那时是 2012 年，我二十七八岁，跟航空公司那姑娘大发雷霆，很没有风度。有个老太太在我身后五米左右，挎着小包，叫我“先生、先生”，没有多说什么。她这样看着我，我知道她是体面人，也希望我是体面的人。她没多说什么，如果她多说一堆，我可能会跟她争吵辩论起来。但她只说了两句“先生”，然后停下来，默默地看着我，我突然冷静下来，不再说什么，去想办法看看后面怎么做，停下来，不再做错误的反应。这就是“勿治之”，说话不用太多。

这就是我们讲的“大下之后，复发汗，小便不利者，亡津液故也”。他身上的水谷全都耗掉，这时大错已成，但不要再采取剧烈措施。先不要管他，船到桥头自然直，“勿治之”，无为就是有为。不要用利尿剂，他小便不利，不要急于利尿，什么都不做，什么都不管他。

有人摔跟头，你不去看他摔倒的狼狈样，是对他最大的尊重，不要管他，他自己赶紧爬起来，拍拍土，装作什么事都没发生。过一会再跟他说，咱们待会还有别的事，让他缓一缓，“勿治之”才是对他最好的保护和尊重。“得小便利，必自愈”，他自己会恢复的。

第十四讲

讲课前我先说个事，我的确会经常拒绝人。就像之前有人提到渐冻症，不是说咱们自大，我不会主动去给他看病，也不会主动去给他调理身体，无论什么冠冕堂皇的理由，还是为了出名也好，不需要这样去做。医不叩门，这是基本原则。

昨天下午，一位很好的朋友，这个姐姐和我关系特别好，突然给我打电话，说她的一个亲戚在北京顺义某个医院已经确诊为某种癌症。医生建议做手术，但手术成功率只有50%，而且可能需要割掉子宫、卵巢，甚至其他部位。她决定不做手术出院了。她们有个亲戚也是医生，建议找一个中医保守治疗，否则必死无疑。于是，我那个姐姐想起我来，给我打电话，问我怎么办。

我明确告诉她："首先，我现在不在临床一线。你们作为我的好朋友，多年的老姐妹，过来找我，我肯定会热情地帮助你。但不要给我拉活，不要给我介绍这个人那个人。"我本身已经很累，忙不过来。我现在教给大家的是真知识，希望复制出千千万万的我。

如果有人说："我认识王文龙，我让他来加你，或者让他来给你看病。"不要相信。首先，我对这个是不积极、不主动的。鲁迅先生当初意识到这个问题，他一个人做医生只能帮助有限的人。一天最多十到二十个人，因为看一个病人最少半小时，看二十个人就要十个小时，还得吃饭、喝水、上厕所。所以，我把知识分享出去，让大家真正掌握，去守护身边的人，这才是一个真正的中医要去做的事情。

现在，我们来回顾一下。

第 58 条：凡病若发汗、若吐、若下、若亡血、亡津液、阴阳自和者，必自愈。

阴阳既可以是表里，也可以是水火。水火指的是要慢慢地喝水、吃饭、去做恢复性训练。而不是刚好一点就跑到健身房去“撸铁”，撸了四小时，累得浑身酸软，这样绝对不会自和的。因此，凡事都要循序渐进，才能做到阴阳自和，必自愈。张仲景先师早就已经看得非常透彻，要阴阳自和，是自家和，就是家庭和睦。自家和才能逐渐复兴起来。一定不能贪多求快，贪多嚼不烂。

第 59 条：大下之后，复发汗，小便不利者，亡津液故也。勿治之，得小便利，必自愈。

患者大泻下之后，把肠胃里的水全给利掉了。然后又发汗，把肌肉和体表的水又都给发出去了。肠胃里面没有水，肌肤和体表也没有水，都干掉了。全身上下就只有脏腑器官组织里剩点水。这就是小便不利的原因。因为没水可下，即为亡津液：亡就是消耗殆尽。在这种情况下，杜绝用利尿剂。也不能用车前子、五苓散、猪苓汤。因为此时没有出现尿路感染和其他问题，是亡津液。要稳住，无为而治，无为就是有为。患者自然而然地，慢慢就会恢复过来。让他喝点稀饭，吃点水梨等含水分多的食物，在逐渐将养的过程中，小便又正常了，得小便利者自愈。

比如在汉朝文景之治的出现，就是无为而治。只要不去扰民，老百姓本身就想过好日子。中间有些动乱，约法三章，不要去彼此伤害，不要去械斗……就可以了。也就是说，不要强制性地去利尿；不要吃凉的、不太干净的，以及不太新鲜的食物；要注意保养和保护自己，慢慢地津液就补回来了。人的身体很皮实。我们要有点耐心，让小便自回，必自愈。

第 60 条：下之后，复发汗，必振寒，脉微细。所以然者，以内外俱虚故也。

“振寒”是指打哆嗦，患者会一直发抖，很怕冷。“脉微细”是指内外俱虚，“内”指的是肠道，“外”指的是肌肉和表皮，全部都处于虚弱状态。

第 61 条：下之后，复发汗，昼日烦躁不得眠，夜而安静，不呕，不渴，无表证，脉沉微，身无大热者，干姜附子汤主之。方二十四。

干姜一两，附子一枚（生用，去皮，切八片）。

上二味，以水三升，煮取一升，去滓，顿服。

“下之后，复发汗”，会把身体耗空，导致白天烦躁而夜晚安静。白天的时候，患者会特别烦躁，非常虚弱，想睡却睡不着，烦躁不得眠；而到了夜晚则安静下来。不呕，不渴，无表证，这是典型的中医排除法。“不呕”指的是没有出现少阳病的呕吐；“不渴”指的是没有阳明热的渴证，不是白虎汤证。这时要用排除法：呕，指的是有少阳病，因为小柴胡汤少阳病有干呕症状。渴表现在阳明经上，一方面也会烦躁，热得厉害。不呕不渴，说明病位不在少阳经和阳明经，而且没有表证。感冒之后也会很烦躁，比如我感冒之后，如果媳妇批评我，我就会有点烦躁，忍受不了；平时批评我，我都虚心接受。“不呕，不渴，无表证”，没有少阳病，没有阳明病，而且也没有太阳表证。表证是怕冷，脉浮，浮脉乃轻取之得，重按无力。“脉沉微，身无大热者”，这个时候我们用干姜附子汤。

这实际上是一个急救方剂，适用于非常凶险的脉证。由于大发汗和大泻下，身体已经被虚耗，掏空了。白天很烦躁，晚上很安静。栀子豉汤的适应证是不分白天黑夜都烦，一天 24 小时都在烦躁，而且睡不踏实。而这里的情况是，晚上安静不烦躁，是因为阳气已经大受损。白天有阳气，天阳在这儿，还能够与阴寒邪气稍微较劲。夜晚没有足够的阳气，阴寒之气较重，有时候他就完全丧失了抵抗能力。就像留守儿童，家长不在身边时最乖、最懂事，这种懂事让人心疼，因为他们根本不敢反抗，不敢提出任何反对意见。“昼日烦躁不得眠”，只是白天阳气重、足的时候，他才敢跟你犟嘴，晚上马上就老实了。清代诗人龚自珍讲过：“万马齐喑究可哀。”这正是急危之证。“昼日烦躁不得眠，夜而安静，脉沉微，身无大热者”，干姜附子汤主之。

在这种情况下，我们讲“身无大热者”，就是说他没有表热，只有里面有一点点热，是阴阳离决之象，就是里边阴寒内聚，阳气不得而入，所以才会出现这种情况。怕冷，身上无大热，这种情况下，随时有可能会丧失生命体征。因此，把炙甘草拿掉。炙甘草，甘以缓之，会影响到干姜释放大的热能，影响到附子释放它的热量。做最后的一搏，用干姜附子汤。

干姜一两，附子一枚，生用，去皮，切八片。

上二味，以水三升，煮取一升，去滓，顿服。

干姜一两，按汉代换算单位，约相当于15.625克。附子一枚，生用去皮，切八片。生附子一枚一般重 15—20 克。但目前生附子难以获取，若使用炮附子，剂量需加倍，即 30—40 克，甚至可达到 30—60 克。以如此重的剂量，入干姜附子，以水三升煮取一升。煎煮时需用少量水，旺火急煎，以抢时间急救，如用于心衰。可取600毫升水，煮至剩200毫升，去滓顿服，一口气喝下。这里还有一个技巧：第一次服药后，体温会回升，但最多一个半小时后又会怕冷。此时可加炙甘草，以缓和药力，使其如同缓释剂般持续释放药力。干姜附子汤可进行二煎，桂枝甘草汤亦然。

接下来举一个例子。有一位先生，手脚冰凉，出现了四逆之证。典型的症状是昼日烦躁不得眠。白天似睡非睡，跟他讲话时，他觉得烦，别人接电话慢一点，他烦得恨不得把枕头扔过去。到了晚上，他却很安静，能够睡一整觉。然而，他的心率已经降到了40—47次，这种情况随时有可能导致心衰，于是我们给他使用了干姜附子汤。炮附子用到了40克，干姜用到了20克，直接用500毫升水武火急煎，煮取小半杯，稍微降温后，抓紧时间给他喝下去。喝下去不到十分钟，他的心率就恢复到了67次，这是一个正常的心率。但是，没过多长时间，心率又再次下降，他又开始烦躁。于是，我们给他二煎再喝下去，剩下的药再加上一点炙甘草，逐渐地把他的情况稳定下来，后来又加了桂枝和山萸肉（山茱萸）等。

这就是我们讲到的干姜附子汤，它在心衰急性发作时，急救顿服是有必要的。

第62条：发汗后，身疼痛，脉沉迟者，桂枝加芍药生姜各一两人参三两新加汤主之。方二十五。

桂枝三两（去皮），芍药四两，甘草二两（炙），人参三两，大枣十二枚（擘），生姜四两。

上六味，以水一斗二升，煮取三升，去滓，温服一升。本云

桂枝汤，今加芍药生姜人参。

这里涉及一个问题，就是发汗之后出现的身疼痛。通常情况下，身疼痛是由于不发汗引起的，但如果发汗之后出现身疼痛，那就说明是发汗过多导致的。你看，脉沉迟，身疼痛，说明“不荣则痛”。典型的脉沉代表津液不足，所以脉管鼓不起来。脉迟一般代表寒象，但在这里不仅代表寒象，还代表津液虚、津亏血少，不能够濡养心脏，导致心脏跳动速度放缓。心脏本身需要大量血液濡养，就像大脑需要大量氧气一样。它是一个发动机，就像我们常说的，在场上踹谷的牛或其他牲口，不能拢住它的嘴，它干农活饿了，就得有吃的，不能既让马儿跑又不给马儿吃草。心脏也是需要耗血的，当津亏血少不足以濡养时，心脏跳动速度也会放缓（就像不给他发工资，他也会没干劲），这就是脉沉而迟的原因。而且身上疼痛，该怎么办呢？这个时候我们应该用桂枝加芍药生姜各一两、人参三两的新加汤主之。

在郝万山老师的讲解中，曾经提到过这样一个案例。他在外面讲课时，遇到一位农妇，生产完小孩后身上疼痛。郝老师给她用过四物汤、理中汤、八珍汤、十全大补汤等，都是很好的补品，但始终没有效果，患者已经吃了很长时间，仍未好转。于是，他赶紧回去请教刘渡舟教授。刘老师询问后指出：“可能是怀孕生产过程中发汗过多，导致营卫虚弱，体内津液亏虚，这种身疼痛应该用新加汤。”于是，郝老师就给她用了新加汤，但发现效果不佳。他回去问刘老师为什么不好使，刘老师也感到困惑，说：“怎么会不好使呢？你把方子拿过来我看看。”刘老师一看，发现生姜的用量不足，导致药效未能充分发挥，于是将生姜的用量加大，很快便见效了。

生姜在这里起到了振奋胃气的作用，并且能够引导药力达表。通过加大生姜的用量，使人参的力量以及桂枝加芍药的力量得以扩展到表皮，在肌肉皮肤上发挥作用。因为患者此时的疼痛是皮肤肌肉的疼痛，属于“不荣则痛”，需要将药力输送到疼痛的部位。所以，郝老师提供了这样一个案例。在实际应用中，我们也会发现，一些老人会用到这个新加汤。老人常常会出现异常出汗，不一定是因吃感冒药而大汗，而是平时经常出现盗汗或异常出汗。这种过度出汗之后，身体就会开始疼痛。同样，产妇和术后患者由于体质虚弱，也会不停地出汗。

我父亲也曾出现过这种情况。他做了大型手术，摘掉了一个肾，肺也被切掉一部分。术后，他即使坐着不动也会不停地出汗，没有体力劳动也会冒虚汗。这种大汗之后，就会出现脉沉迟、身疼痛等症状，此时就有使用新加汤的机会。还有一种情况是重体力劳动者，容易因劳累而受伤。比如，他和别人一起干活，两人比赛，他在比赛中赢了，但从此以后就干不了重体力活了，身上总是疼痛，稍微一用力，筋骨就受不了。这种情况我们称之为“劳伤”，即因劳动而造成的损伤。

举个例子，有一位男士去修大运河，挖沟清淤泥。年轻气盛，与人较劲，看谁干活快，挖得更深。结果，他赢了比赛，却落下了病，完全无法再干重体力活。家里的农活需要干，他自己干不了，必须与邻居合伙才能完成。持续了七年，体质下滑得很厉害，一直缓不过来。后来，中医给他号脉，发现他的脉沉迟，伴随着身疼痛，身上总是酸痛。于是，给他用了新加汤，准备给他用十四服药，因为病程很长。结果，只用了五服药，身上的酸痛感就消失了。他想着再去干活，我们劝他悠着点，不要太过劳累。连续吃完十四服后，再也没有出现过身体酸重的情况。这就是我们讲到的新加汤的应用。

新加汤适合老人、产妇、重体力劳动者、术后体虚以及动不动异常出汗的人群。异常出汗时，大家可能会想到玉屏风散，单用黄芪，或者桂枝加龙骨牡蛎汤、浮小麦，等等。但是，如果身上疼痛，脉象沉迟，这就是金标准。总是异常出汗，身上像漏汗似的，动不动就一身汗，那么我们该用什么方式呢？就问患者身上疼不疼，如果回答是疼，患者身上总感觉酸疼，有时还容易抽筋，这种情况就是新加汤的适应证。你再给他号号脉，脉象沉而迟，津亏血少，就更精准了。

我们分析一下它的药性：桂枝三两，芍药四两，甘草二两（炙），人参三两，大枣十二枚，生姜四两。上六味，以水一斗二升，煮取三升。一斗是 2000 毫升，一升是 200 毫升，也就是用 2400 毫升水煮取 600 毫升，去滓温服一升。本云桂枝汤，加芍药、生姜、人参。

首先，第一个加了芍药一两，芍药加重有以下几方面的考量。第一个，针对身体疼痛，尤其是腹痛，常常会用芍药。芍药的第一个作用是止痛。第二个，促进静脉血回流。无论是大发汗（肯定用到桂枝），还是干活用力过猛，其实都是动脉血的流动速度超过了静脉血的流动速度，所以才会出现“不荣则痛”。动脉血流动不停，而静脉血回流不足，导致疼痛。增加芍药的用量，可以促进静脉血回流，缓解疼痛。我们单用芍药，桂枝还是该用，但芍药的用量可以多一点。这就像是“东风压倒西风”，你想让它稍微平和一点，让它先缓一缓，这边给他稍微加强一点就可以。芍药的第一个作用是止痛，第二个作用是促进静脉血回流。这二者兼备，丝丝入扣，这就是真正意义上的经方特点。它只需要加重一两的芍药，身体就不疼痛了。

单纯增加芍药的用量还不足以达到体表，因此需要用足生姜四两。生姜可以振奋胃气，并引药达表，使药力扩展到表皮和肌肉上发挥作用。同时，人参也要跟上。人参一方面固卫气，另一方面大补元气，迅速补充亏空的地方。人参在这里的作用就像一个小财主，迅速补充资源，恢复元气。在这个时候，它不仅仅是恢复胃气，更是把全身所有丢失的元气，以最快的速度补回来，这就是我们所说的人参。人参在这个时候不适合换党参，我们曾经试过，换成党参没有意义。换成党参的话，只是胃口加强了，身上还是疼。你用人参或者红参，它的力量很强，这就是典型的“不荣则痛”。

第 63 条：发汗后，不可更行桂枝汤，汗出而喘，无大热者，可与麻黄杏仁甘草石膏汤。方二十六。

麻黄四两（去节），杏仁五十个（去皮尖），甘草二两（炙），石膏半斤（碎，绵裹）。

上四味，以水七升，煮麻黄，减二升，去上沫，内诸药，煮取二升，去滓，温服一升。本云，黄耳杯。

“发汗后，不可更行桂枝汤”，这句话的意思较难理解。其含义是：如果发汗用对了，那么患者的症状应该是“汗出热退，脉静身凉”。汗液蒸发会带走热量，体温自然会下降，脉搏也会变得缓和。原本是浮数脉（脉象浮而快），无论是麻黄汤证还是桂枝汤证，发汗后脉象应不再那么快，身体也会感觉凉爽舒适。这就是发汗正确的表现，即“汗出热退，脉静身凉”。然而，如果发汗后出现“汗出而喘”，即不停地喘息，且持续出汗，这就说明问题并不简单。“无大热者”，这里的“大热”并非指高烧，大指的是表，就是指没有明显的表热（即皮肤表面的发热）。患者虽然汗出而喘，但肺中有热，热邪压迫导致喘息，肺主皮毛，因此会轻微出汗。这种情况下，应使用麻杏石甘汤。

因此，无论是经方家、普通患者，还是后世医家，都可能会出现误诊或用错药的情况。比如，患者可能本来就发烧、咳嗽，或许还有一点怕冷，但症状又不太明显。此时，摸脉象似乎呈浮数脉，于是便考虑使用桂枝汤或麻黄汤发汗。然而，发汗后发现病情并未好转，甚至可能还有一点加重。再比如，给孩子用完桂枝汤后，体温似乎略有下降（因为汗液蒸发带走了部分热量），但并没有完全退烧。反而在后续体温再次升高时，出现了更高热的情况。原本体温为 38℃，退烧后降至 37.8℃，但几小时后又升至 39.5℃，甚至超过 40℃。这就说明发汗用错了，因为发汗本应带走热量，但此时却适得其反。

但是，患者属于肺热。从一开始用药就错了，错过一次就不要再错第二次。发过汗之后，无论如何再给他用桂枝汤都是错误的，不要再用桂枝汤这种辛温解表的方剂了，我们应该用麻杏石甘汤来清掉肺里的热。因为他汗出而喘，里边有热才会逼迫他出汗，源源不断一直在出汗，而且还会有喘的情况。胡希恕先生曾说：“这种汗，和桂枝汤出的汗不太一样，桂枝汤的汗没什么味。麻杏石甘汤，就是肺热里边出的那个汗，有一种浓烈的体臭味。”

我没有闻到过，其实我的鼻子还算好使，我仔细去闻过，像肺热、适合用麻杏石甘汤的患者，身上也没有那种很明显的怪味。所以，我们对这一点存在疑问。我不是要否定胡老的意见，而是说我个人到现在为止，还没有遇到过、闻到过肺热患者出汗后，身上特别臭的那种特殊体味。他们出汗肯定有点汗味，但基本上没什么太大区别。

然而，我们需要知道真正的鉴别点在哪里。同样是发烧，什么时候该用麻杏石甘汤，什么时候该用桂枝汤呢？桂枝汤大家要知道，在使用的时候，因为它里面有生姜、大枣、炙甘草，所以它实际上是针对胃肠道的感冒（不是西医讲的胃肠型感冒）。在中医上讲，患者吃不进饭又发烧，比如平时最喜欢吃鸡腿，感冒时却完全吃不了；平时最喜欢吃炖鱼，感冒时也吃不进去。这种感冒影响胃口，就叫胃肠型感冒，适合用桂枝汤。因为桂枝汤里有姜草枣，即生姜、大枣、炙甘草。但如果患者确实感冒了，发烧到 39.5℃，但不影响吃饭，不影响吃鸡、吃炖鱼，给他半盆鱼，他还想吃，说明病不在消化道里，而在呼吸道里。这时叫肺热，是麻杏石甘汤证。同样是发烧，我们应该学会鉴别：看看患者是否有胃口。因此，我们很容易就能看出，这孩子发烧，但不影响他吃饭，那就是麻杏石甘汤证。这种情况下，孩子虽然发烧，但并不严重。在我们看来，能吃饭并不是什么严重问题，只是这种证型的表现。

这就是我们看病时最明显的鉴别点：到底是用桂枝汤，还是用麻杏石甘汤。按理说，麻杏石甘汤证的患者不应该怕冷，但有些人会觉得身体里面太热了，而外面冷。在表述症状时，如果鉴别不清楚，可以通过胃口的好坏来鉴别得非常清楚。麻杏石甘汤证对应的是桂枝汤加厚朴、杏仁，同样是喘，一个是有胃口的，一个是没有胃口的。因此，大家要知道，孩子但凡碰到这种情况，看能不能吃饭，吃饭胃口不受影响，“中午的时候我请你吃个鸡腿”，“可以啊”，那就是麻杏石甘汤证。

但是，关于麻杏石甘汤，我想给大家分享一点经验：最好在饭后使用。在我们后续的用法说明中，没有提到饭后使用，所以我想在这里补充一点，麻杏石甘汤最好在饭后服用。饭前使用麻杏石甘汤，一方面退烧效果没有那么快。因为我们希望药力能够堆积在胃中，起到更好的作用。肺中有热，饭后服用麻杏石甘汤，以饭作为打底，药力堆积在饭上面，这样药效更快，且不容易损伤胃气。我儿子当时的情况就是这样：他没有胃气受损的表现，该吃吃、该喝喝，但发烧不容易退。在农村，医生给他用的是地塞米松等激素类退烧药。在我这里，一开始我也误诊了，用了桂枝汤加紫苏子，但都不好使，烧退不下去。这时我意识到，这不是桂枝汤的适应证，可能我搞错了。他还有点咳嗽，于是改用麻杏石甘汤。麻杏石甘汤不分饭前饭后，每两个小时轻轻喝上一碗。我儿子很听话，每隔两个小时喝上一碗。但他妈妈希望他退烧退得更干净，一次让他喝一大碗。结果烧虽然退了，但从那之后，他的胃口就没那么好了。两次发烧都是麻杏石甘汤证，每次用上三五天就能把烧退干净，但之后他的胃口变差了。从那两次治疗之后，他的胃明显缩小了，甚至出现了理中汤证，即胃里很寒凉。后来，我们花了一段时间才帮他调整过来。

所以，大家不要再走这样的弯路。麻杏石甘汤最好在饭后服用，而且要轻轻喝，每次少量饮用。慢就是快，你会发现烧慢慢就退了，而且退后不再反复。这就是麻杏石甘汤的正确使用方法。

麻杏石甘汤，除了用于春夏季节的高烧不退，其应用范围其实非常广泛。我非常喜欢使用麻杏石甘汤。它不仅适用于发热，还可以用于眼睛问题。现在很多人抽烟、喝酒后，眼睛分泌物（眼屎）会非常多。对于这种情况，我们可以使用麻杏石甘汤。举个例子，有一位女士，她患了重度结膜炎（红眼病）。通常情况下，熟悉我的人都知道，我会用蒲公英的根、茎、叶、花整株，用量在 60—90 克，甚至 120 克，基本可以解决这个问题。但这位女士用完后效果不佳，症状有所减轻但没有彻底解决，还会反复。在这种情况下，我给她号脉，发现她有浮数脉，还有一点咳嗽、喘，喜欢长出气。我问她："你的脸颊怎么这么红？"她说："我上次感冒没好利索，感觉很渴，特别想喝水。"这时，我考虑使用麻杏石甘汤。不过，麻杏石甘汤中的石膏不要用得太重，要"轻飘飘"地使用。当时我用生石膏 30 克，研细成粉。麻杏石甘汤里的石膏必须研成细粉，才能真正发挥退烧作用。因为石膏有两种形态：一种是已经研磨成粉的，另一种像水晶一样。煅石膏用于骨折固定，不能内服，否则会对人体造成极大伤害。生石膏如水晶般，需要用蒜臼捣碎，或用打粉机打成细粉，才能发挥退烧作用。如果未捣细，退烧效果不佳。这位女士之前已经用过蒲公英 80 克，但只能缓解症状，结膜炎仍未消除，眼睛里仍有重度血丝，分泌物很多。在这种情况下，我们给她使用麻杏石甘汤，生石膏只用 30 克，其他药物正常轻量使用，同时配合蒲公英 90 克。结果，几天后，她眼睛的红血丝消退了，结膜炎也明显好转。

这说明，对于一些流行性结膜炎、角膜炎，甚至眼睛羞明流泪（对光敏感）的情况，麻杏石甘汤有很好的效果。如果眼睛对光敏感，眼压增高，通常会考虑用苓桂术甘汤加半夏。这是我常用的方剂，尤其在早上拉开窗帘时，眼睛疼痛，像青光眼一样睁不开，眉棱骨胀痛，用苓桂术甘汤加半夏可以有效缓解。但如果患者同时有炎症、肺热，甚至长期低烧，仅用苓桂术甘汤只能缓解症状，无法彻底清除病因。这种情况下，如果患者白天咳嗽较重，晚上稍轻，还怕热，我们可以用麻杏石甘汤作为基础方，结合蒲公英和半夏。这样既能消除眼内压，也能解决羞明流泪的问题。

以上就是关于麻杏石甘汤的分享。

第 64 条：发汗过多，其人叉手自冒心，心下悸，欲得按者，桂枝甘草汤主之。方二十七。

桂枝四两（去皮），甘草二两（炙）。

上二味，以水三升，煮取一升，去滓，顿服。

这是另一张急救方剂，主要用于治疗急性心衰。就在前几天，我们刚刚目睹了一起惨剧：一位年轻运动员在赛场上比赛时突然倒地，离开了我们。这位小伙子很年轻，作为运动员，他的体质本应很好。每当想到这里，我们都希望尽快将真正的知识传递给更多的人。如果他身边有我们的健康课学员，或者有我们的粉丝朋友在场，并且带着桂枝甘草汤，或许就能救回他的命。且不说他以后能否为国争光、参加比赛，这些都是身外之物。如果连命都保不住，还谈什么荣誉、为国家做贡献呢？自己都保护不了自己，又何谈其他呢？因此，我们不仅要多掌握知识，更要掌握实用的知识，关键时刻能救命。

“发汗过多，其人叉手自冒心”，指的是患者双手交叉，想要捂住胸口。而“欲得按者”，说明患者希望有人按压胸口，这表明其内心感觉虚弱。这是因为发汗过多，导致心气不足。有人曾问我，桂枝甘草汤是心脏急救方，瓜蒌薤白白酒汤也是急救方，二者如何区别呢？其实很简单：一个是喜按，一个是怕按。如果患者总是想按着胸口才觉得舒服，这种情况适合用桂枝甘草汤，属于虚性问题。而如果患者害怕按压胸口，比如你问“我来按按你胸口怎么样”，患者回答“别按，别按我”，这说明胸中有阻塞，此时应该用枳实、瓜蒌、薤白、白酒等来疏通，甚至用半夏来清理。这种情况下，才需要使用《金匮要略》中的相关方剂。

我们来看一下，桂枝甘草汤适合什么样的人呢？比如打比赛的运动员，他们因过度疲劳，不一定是因为发汗过多，身体也可能会虚弱。他们看上去很强壮，拥有丰腴的肌肉，但心脏可能已经虚弱，从而出现急性心衰，甚至突然晕倒、心绞痛等情况。在这种情况下，我们应该给他重用桂枝，轻用甘草。从我的经验来看，可以参考李可老中医的方法。他习惯使用经方原计量的1/2。例如，桂枝四两，按理说应该用到60克，但他用到30克；甘草二两，按理说应该用到30克，但他用到15克。这是我常用的剂量，已经很有力量了，不需要用到60克。因为用到60克煮起来会比较慢，用30克就足够了。

上二味，以水三升（600毫升），煮取一升，去滓，顿服。也可以二煎，不会浪费，里面还有一些药物的有效成分。煮的时候，用少量的水，旺火煮开。因为患者已经快撑不住了，此时如果大家在现场，应该做什么样的动作来急救呢？有以下几种方式。

第一个方式，如果患者心衰，首先把他扶正，让他坐好，然后别人扶着他，抬起他的胳膊，用手拍打他的心包经，连续拍五下，拍红即可。这样患者会迅速缓过来。可以同时拍打双臂的心包经，这是最简单且有效的方法。第二个方式，如果患者已经昏迷，完全没有意识，可以掐人中穴。如果没有尖锐的指甲，可以用大拇指。人中穴位于人中沟上 1/3 与下 2/3 的交界点。可以用大拇指掐，或者用中指弯曲点按。不要一次性按到底，以免伤到牙齿。轻轻点按即可，这方法屡试不爽。很多人突然休克，我习惯用大拇指，因为大拇指找穴位手感更准确。即使没有长指甲，直接按也能迅速起效。

曾经有一次，一位阿姨按了许久人中穴都没有反应，我赶紧过去，按几下就让她恢复了意识。人中穴的位置并不难找，就在上 1/3 与下 2/3 的交界处，点按几下即可。按下去时，患者会有反应，身体会微微动一下。多按几次，患者就会醒过来。在按人中的同时，还可以掐内关穴，在内关穴进行点按。

如果此时你身边有针灸大夫，那简直再好不过了。针灸师几针下去，患者或许就能渡过难关。因此在急救方面，针灸确实比经方更为实用。然而，我的精力有限、时间有限、脑力有限，实在没办法同时去研究针灸。我与其什么都会一点、什么都略懂，倒不如专注一项。因此，我一直都在经方上下功夫。

那么，桂枝甘草汤是否已经准备好呢？早就准备好了。你在这边拍心包经，我在那边就弄好了。用开水煮，不要用冷水煮。以水三升煮取一升你要是非要量，我就用 400 毫升，煮个三五分钟，甚至五分钟不到就煮好了。然后，来回拿个纸杯或者碗，这边在急救过程中给他用心肺复苏术什么的，三五分钟，这边药已经煮好了。只要让他喝下去，他的心脏就算保住了，这个人就死不了了。这就是我们所说的“急救”。在采取所有措施的过程中，一直都没闲着，有人专门在煮药、来回倒腾。这有什么技术含量？不需要技术含量！用开水，少少的水，给他煮，一点点喂他喝下去，随煮随喂，才能把人命救回来。别嫌我啰唆……当我们以后遇到这样的情况，真正去救人的时候，你会发现每一个步骤都不能出错。错了的话，就会耽误几分钟，而几分钟之内，这个人可能就救不回来了。分秒必争。

那么，除了急救时会用到桂枝甘草汤，对于一些心率过缓的情况，我们也可以使用桂枝甘草汤。很多人在体检时会发现窦性心律过缓、窦性心律不齐，甚至有早搏、房颤。患者会问：“我有早搏、房颤，这怎么治啊？”我会说：“你不是会治吗？早就跟你讲过了。”“用什么呀？”“用桂枝甘草汤啊。”桂枝甘草汤在这个时候可以轻量使用，桂枝 20 克，炙甘草 10 克即可。因为这是慢性问题，不需要急救，急救时用量需过猛，不过猛则效果不佳。早搏、房颤、窦性心律过缓、窦性心律不齐等情况都可以用桂枝甘草汤，它是非常有效的，尤其是对于心下悸、欲得按（总是想按一按胸口）的症状。

还有一种情况是失眠。很多人感冒后，因发汗太多（感冒药大多是大发汗的），本身心脏就不太好，有早搏、房颤等问题，之后就会出现心慌、心悸、顽固性失眠。这种顽固性失眠，用黄连阿胶汤、炙甘草汤，或者各种百合、茯苓等方剂都难以治愈。此时，桂枝甘草汤就能发挥作用。因为这是大发汗后导致的心气虚，汗为心之液。怎么理解“汗为心之液”？因为汗和血同源，大发汗后，血管里的血液会变黏稠，水分流失，心脏就会出现问题。心脏主管血液，血液出问题，心脏自然也会受影响，这就是“汗为心之液”的含义，心脏这个“发动机”就会受影响。对于感冒后因大发汗引起的顽固性失眠，用桂枝甘草汤效果显著，基本一剂知，二剂已。我用桂枝甘草汤治疗失眠用得比较少，但我非常相信，总有一天会遇到这种情况。因为山西名老中医门纯德先生有相关医案记载：在门诊部或住院部，患者用尽各种方法仍无法入睡，但使用桂枝甘草汤后，几个小时内患者就入睡了。查房时，患者还在鼾然大睡。问家属情况如何，家属说患者喝完药没多久就睡着了。桂枝甘草汤比安眠药还有效，这说明对证了，因为大发汗导致心气虚。

好了，现在我来分享一下我使用桂枝甘草汤的心得。我喜欢将桂枝甘草汤与茯苓结合使用，因为茯苓有安神的作用。桂枝甘草汤加茯苓可以有效调整慢性的心慌、心悸。茯苓一般用到 30 克，如果能打成粉，起效会更快。如果不能打粉，就用小方块熬一会儿，把它捣碎也行，但效果没有打粉快。

桂枝甘草汤针对慢性的心率失常，还可以结合生脉饮使用。生脉饮是后世方，由人参、麦冬、五味子三味药组成，典型的保养津液方剂。桂枝甘草汤快速振奋心率，人参补充津液，恢复卫气；麦冬补充肺中的津液，有退热和止渴的作用；五味子也有止渴作用，捣碎入五脏。所以，这个方子可以与桂枝甘草汤合并使用。在临床中，我们常常将它们合在一起使用。如果患者大出汗后需要补充津液，就可以用生脉饮，生脉饮纯粹是用来生脉补液的。

第 65 条：发汗后，其人脐下悸者，欲作奔豚，茯苓桂枝甘草大枣汤主之。方二十八。

茯苓半斤，桂枝四两（去皮），甘草二两（炙），大枣十五枚（擘）。

上四味，以甘烂水一斗，先煮茯苓，减二升，内诸药，煮取三升，去滓，温服一升，日三服。

作甘烂水法，取水二斗，置大盆内，以杓扬之，水上有珠子五六千颗相逐，取用之。

脐下悸是其用药标准。“脐下悸”即患者肚脐眼下边（关元穴位置）开始悸动，这是用药的关键指征。“欲作奔豚”，奔豚气是什么？“奔豚”意为奔跑的小猪，豚即小猪。现在在日本，豚骨汤其实就是猪骨汤，这是现代的俗称。实际上，古人称其为“豚”，日本的许多词汇实际上源自中国古代的惯用语。“奔豚”即气从下往上冲，甚至冲至咽喉，发作时气上不来。此时，气虽未完全发作，但已有发作之势，就像猫准备短跑时，身体弓起，准备发力。脐下悸，患者肚脐眼下边，关元穴那个位置，已经开始出现悸动了，肚脐底下那一块开始悸动了。在这种情况下，应当降逆平冲。桂枝甘草是关键，因为桂枝不仅强心，还有降逆的作用。桂枝加桂汤专门用于治疗奔豚气，其中桂枝用量加大到五两（25 克），即可降逆平冲。因此，此时仍用桂枝甘草来平息奔豚气。然而，这种奔豚气的脐下悸，代表水气欲上犯，此时必须用茯苓。茯苓的作用包括：第一个，通利三焦；第二个，宁心安神；第三个，主忧恚惊恐，《神农本草经》记载，茯苓能缓解因惊恐导致的不安。因此，当患者精神状态不稳定、惶惶不可终日时，茯苓可以增强其定力。大枣的作用也不可忽视，大枣能去除水毒，尤其在脐下部位。《皇汉医学》中汤本求真记载，在乱世中，大枣可以去除水毒。《神农本草经》也提到，大枣可以缓解大惊（突然受到惊吓）。因此，大枣既能安神养胃，又能辅助去除水毒。这就是茯苓、桂枝、甘草、大枣，这就是苓桂枣甘汤。

我给大家分享两个案例。第一个案例是一位女士，她腹腔内出现了大动脉瘤。她的情况比较特殊，因为她之前切除了子宫，术后保养可能不太得当，导致她经常出现低烧。经过消炎治疗后，她出院了。然而，两年后，她感觉腹部下方有血管在“哒哒哒”地跳动，像是血管在蹦跶。检查后发现，她的动脉血管发生了变形，形成了动脉瘤。医生建议她手术修复血管，但手术风险较大。医生告诉她，如果不做手术，腹部血管随时可能破裂，导致大出血。因此，医生建议她当晚住院，准备手术。然而，这位女士比较固执，不想做手术，于是选择出院。当时，她的儿子正好认识我，我决定先尝试用中药缓解症状，没想到竟然治好了。说实话，她的病情已经很严重了，我原本只是想缓解症状，没有想过能彻底治愈。这种情况下，桂枝茯苓丸或当归芍药散似乎都不对证。桂枝茯苓丸主要用于瘀血积聚，而当归芍药散针对的是腹部剧痛，但这位女士并没有腹痛，只是能感觉到血管在跳动，这确实很奇怪。于是，我决定给她用苓桂枣甘汤试试看，没想到效果出奇得好。现在回想起来，脐下悸可能就是血管变形的表现，可能是血管怒张导致的。经过连续服用苓桂枣甘汤 20 天后，她停药并进行了腹腔扫描和增强 CT 检查。我其实很反对她做增强 CT，因为增强 CT 需要注射造影剂，但检查结果显示，她的血管已经恢复到正常状态。

这个案例让我们印象非常深刻，我们从未想过苓桂枣甘汤对血管有恢复作用。这位女士的情况属于“欲作奔豚”，即气欲往上冲，我们通过苓桂枣甘汤平冲降逆，让血管安静下来。没想到，这个方子不仅缓解了症状，还让血管恢复正常。整个治疗过程中，我们没有用到第二个方子，只是单纯使用了苓桂枣甘汤。

苓桂枣甘汤的组方构成如下：

茯苓半斤，桂枝四两，甘草二两（炙），大枣十五枚（擘）。

上四味，以甘烂水一斗，先煮茯苓，减二升，内诸药，煮取三升，去滓，温服一升，日三服。

茯苓半斤的用量有多大？半斤的话是 125 克，这个用量是比较重的。对我来说，茯苓用到 60 克，差不多用到原方的一半的用量，茯苓最少用到 60 克，用少了不管事。桂枝四两，约 20 克。甘草 10 克。大枣 15 枚，有很多人会用到 7 枚，但在这个阶段一枚都不能少，得用到 15 枚，才能起到稳定的作用。大枣甘以缓之，首先大枣就把它稳定住，不要往上去犯上作乱，水气上泛也好，大枣甘以缓之是来拉偏架的。拉偏架绝对不是一个人，需要三个大妈，所以光用大枣五枚、七枚不好使，不管用的，拉不住它。甘草在这个地方不是拉架，甘草是跟桂枝搭配，进行降逆平冲，强心，也就是让我们的君主之官，强悍起来的。茯苓是去消除水逆的。所以说，它们各自有各自的功效。这里边，尤其需要注意的是甘烂水（甘澜水）一斗，先煮茯苓，减二升，内诸药，煮取三升，去滓，温服一升，日三服。甘烂水的制作法：取水二斗，用 4000 毫升水，相当于八瓶矿泉水，放在大盆里面，用勺不停地搅动，搅啊搅啊搅，大概持续15—20分钟，你会发现水面上漂着一层细腻的小水泡。这个时候，我们称之为劳水，“劳”是劳动的“劳”。这种水的状态像是奔豚，一直在往上搅动，显得很活跃，跃跃欲试。但它的性质柔软。这有点类似于疫苗。疫苗是什么？是经过灭活处理的细菌或病毒。我们直接接触到这些细菌或病毒，可能会被感染、被打倒。但经过灭活处理后的细菌或病毒，虽然仍然会刺激我们的身体，却能让我们产生抗体。我们会知道如何应对它、如何杀灭它、如何排除它。所以很多人打完疫苗之后会起水泡，这其实是身体在排异，把疫苗中的异物挤出来。这叫排异反应，给它排出来了，这个水泡慢慢会消掉。这个疫苗增强人体的免疫反应机制，那么现在它是属于水逆。我们在用水的时候，就用类似于劳水，类似于奔豚气的这种水，想要化气的这种水。但它其实又比较好欺负，比真正的水逆的水好欺负。因此用它来煮药，相当于起到了类似于中药当中疫苗的作用。状似奔豚，其实柔弱，所以我们就用这种甘烂水是最好的。如果不用甘烂水行不行？用比较清的水也一样是没有问题的，也能起到作用。如果你觉得想要用甘烂水，我建议大家试一试。我曾经试过，确实是煮出来的药性比较好。古人都是经验之谈。

第十五讲

我们来复习一下，苓桂枣甘汤与厚姜半甘参汤，给大家做一个总结。这两个方剂都代表了发汗后可能出现的辨证。

厚姜半甘参汤主要针对肠胃里出现问题，表现为虚性腹胀。苓桂枣甘汤主要用于治疗“底下有停水”的情况。患者平时喝水过多，而心脏功能又不够强大，导致水气上逆，出现虚性腹胀。

同样是感冒，表现症状却不一样。外感性哮喘或其他感冒，可能会需要发汗，但如果发汗不得法，该用桂枝汤时，错用了麻黄汤；或者不该大捂大盖时，却过度保暖，导致大发汗；或者喝完桂枝汤后，没有适当保暖，也没有关闭门窗，反而吹空调，重新受到风寒。这些情况都会引发一系列的辨证变化。医生开处方只是治疗过程中的一步，最终目的是要战胜病痛、驱逐病魔。中医将整个身体视为一个内环境，注重整体调理。

俗话说：“不为良相，则为良医。”领导干部学中医很容易上手，因为这与管理单位事务很相似；而学问高的人，比如大学教授学医，更是得心应手，就像“秀才学医，笼中捉鸡”一样容易。

苓桂枣甘汤：发汗后，其人心下悸，欲作奔豚，苓桂枣甘汤主之。这属于发汗过程中，底下的停水往上冲，导致大发汗的情况。

如果有人感冒了，同时又有一些汗、怕风、怕冷，这是典型的桂枝汤证。脉象类似于弦脉，在尺脉位置上还稍微有点发沉。寸脉和关脉为浮，尺脉为沉，这表示下腹部有停水。问诊时可以问：“平时喝水多吗？”如果回答是“特别爱喝水，一天八杯”，此时应该用桂枝汤加茯苓、白术。因为是寒性感冒，所以用桂枝汤。平时喝水多，感冒后容易流鼻涕、流眼泪，这属于水邪上犯之证。加白术、茯苓可以清除底下的停饮，就不会出现苓桂枣甘汤证。

发汗后脐下悸、水气上冲、欲作奔豚的情况，就不会发生。如果尺脉沉，有点陷下去，则表明少腹部位有过多的停饮，应该用桂枝汤加白术、茯苓。如果脚还有点冷，就用桂枝汤加茯苓、白术、附子。这也是很多日本经方家常用的一种方式。

现在很多人喝水太多，感冒时，尺脉会往里沉降，表现为沉弦之脉。寸、关、尺的定位如下：寸脉靠近手腕的位置，代表胸部及胸部以上；关脉桡骨高起来的位置，代表胃气；尺脉代表下腹部、腰部及腿部。号脉时，往往不是一搭就结束，而是要上按下按，左右推巡。有三俞、六俞、九俞、十二俞之重。如果寸脉和关脉是飘着的，重按无力，为浮脉，这是表证；而尺脉为沉，就是因为平时喝水太多，底下有停饮。

苓桂枣甘汤是一种救误之法。本应使用桂枝汤加上白术、茯苓，结果却硬生生地发汗，甚至可能用的是麻黄汤或大青龙汤之类的方剂，导致大发汗。此时，上面的汗出去了，底下的停饮就往上走。因为上身躯干部是虚的，而底下的水要上来，就蠢蠢欲动，欲作奔豚。奔豚就像奔跑的小猪，欲作奔豚恰似敌人亡我之心不死，总想整点事。脐下悸就是蠢蠢欲动的表现。在这种情况下，用桂枝、甘草强心且降逆，茯苓利水，大枣一方面养胃，另一方面有祛水之能。这就是救误之法。

在实际临床中，常常会遇到没有感冒却直接出现脐下悸的情况。患者会莫名其妙地感觉心慌，同时肚子里咕噜噜地响，好像有东西在动。这种情况常见于更年期妇女，有时男性在 64 岁前后也会出现。

苓桂枣甘汤的适用证：心慌、心悸、神经性心脏病、心率亢进（西医称为神经官能症）、更年期综合征、胃扩张症（包括胃下垂）。

苓桂术甘汤也可以用于治疗头晕的耳石症（美尼尔综合征）、头晕型高血压。而苓桂枣甘汤则特别适用于治疗莫名其妙的心慌、心悸，肚子里有抖动感，一直在动，感觉像是怀孕时的胎动不安，这种情况在女性更年期期间较为常见。

上一次提到的甘澜水（一作甘烂水，也称劳水），其制作方法是取水后不停地搅动，让水形成一种“欲冲又止”的状态，类似于奔豚气的水。这种水可以用来促进药力，起到降逆平冲的作用。

第66条：发汗后，腹胀满者，厚朴生姜半夏甘草人参汤主之。方二十九。

厚朴半斤（炙，去皮），生姜半斤（切），半夏半升（洗），甘草二两，人参一两。

上五味，以水一斗，煮取三升，去滓，温服一升，日三服。

厚朴生姜半夏甘草人参汤适用于以下情况：消化系统功能不佳，如慢性胃溃疡、食管反酸、烧心、胀气、容易肚子难受。一旦发汗，马上会出现腹胀。

如果发现患者是胃肠型感冒，应使用桂枝汤，其中大枣可多加几个，生姜也适当多加一点，以保护胃气。如果有其他问题，应随证加减药物，但一定要保护好胃气，这是医生应该考虑的事情。即使没有这种意识，单纯使用桂枝汤，也基本能够保护好胃肠道。

如果已经出现异常发汗，且原本胃肠道功能就不好，就会出现虚性胀满，这种情况被称为麻痹性肠梗阻。

下面举一个案例。农村自供暖，冬季取暖时，容易出现煤气中毒，表现为剧烈头痛，同时伴有麻痹性肠梗阻。患者主要表现为以下几点：完全吃不进饭，且肚子胀得厉害。如果是喜按的，即为虚性腹胀，按压时会感到舒适；实性腹胀则拒绝按压，怕按。虚性腹胀者虽然按压会感到舒适，但仍然吃不了饭，吃一点东西就会呕吐出来，这并非五苓散证。患者大便呈喷射状、稀溏，且有点憋不住，每次都会排出大量气体，持续排气，排出一点点稀溏便。这些症状符合厚姜半甘参汤的适应证。使用厚姜半甘参汤后，患者基本上在两天内就能恢复正常饮食。

剧烈头痛是煤气中毒常见的后遗症。治疗时采用桂枝汤加川芎、桃仁、丹皮。煤气中毒会导致血液流动速度放缓，一氧化碳与红细胞结合，影响氧气输送。其中丹皮用于剥离一氧化碳与红细胞的结合；桃仁用于防止急性脑血栓斑块形成堵塞；川芎用于促进血液循环。因此，桂枝汤加川芎、桃仁、丹皮可以有效解决因煤气中毒引起的顽固性头痛。

对于煤气中毒及其后遗症，可采用以下两张方剂：厚姜半甘参汤用于解决胀气问题，恢复食欲；桂枝汤加川芎、桃仁、丹皮，用于解决头痛后遗症。治疗顺序为先用厚姜半甘参汤解决胀气和食欲问题，再用桂枝汤加川芎、桃仁、丹皮解决头痛后遗症。

厚姜半甘参汤的组成与剂量：厚朴半斤，炙，去皮（40克）；生姜半斤，切（40克）；半夏半升，洗（20克）；甘草二两（10克）；人参一两（5克）。

上五味，以水一斗（2000毫升），煮取三升（600毫升），去滓，温服一升，日三服。

炙厚朴具有宽胸理气的作用，用量非常关键。如果只是腹胀在少腹部位或肚脐下方，厚姜半甘参汤可能显得有些“轻”。厚姜半甘参汤适用于整个腹腔胀满的情况，包括膀胱前方、腹部、胃部、食管等部位都胀满，导致患者完全无法进食。厚朴必须用炒过的，且用量要大，达到 40 克。这是老前辈留下的经验。生姜用量也需达到 40 克，与厚朴等量。半夏一般用 20 克即可，甘草用量为 10 克，人参或党参用量为 5 克。

人体的津液和体液主要依赖肠胃的消化吸收。如果平时肠胃功能较弱，再加上大发汗，导致身体虚弱，就会出现持续的胀满。为什么会出现胀满呢？原因很简单：脾胃是人体的“后勤官”，类似于父母，表皮组织的津液供应都依赖脾胃。这有点像父母和儿女的关系。儿女还在上高中或大学，还没有参加工作，父母说没关系，该花多少钱花多少，我供着你。他们想尽一切办法，砸锅卖铁供孩子上学，但事实上父母确实供不起。如果脾胃无法供应足够的津液，腹部就会出现虚性胀满。胀满是因为气自然有向外扩张的张力。在这种虚性胀满的情况下，治疗的重点不是简单地增加补益药物（如人参、甘草），而是要用厚朴直接解决虚性胀气的问题。厚朴专注于消胀，生姜则解决肠胃中的浊水。治疗原则应以驱邪、消胀为主，采用“补三消七”的策略，即补益只占小部分，消除胀气占据绝对优势。这样方剂的比例才不会被破坏，才能有效解决问题。

第二个例子，郝万山老师在担任住院大夫时，曾接待过一位阿姨，她的肚子是虚胀的。尽管尝试了各种方法，但效果不佳。于是，郝老师决定使用厚姜半甘参汤。然而，患者喝完后，胀满的症状反而更加剧烈。于是，郝老师找到胡希恕先生，希望得到指导。胡希恕先生看了方子后，笑着说：“你的方子写得不错，但剂量比例我给你稍微调整一下。”他建议将厚朴和生姜的用量加大，而将人参的用量减少，避免过度补益。胡先生指出，不需要让所有药材的用量都一样，特别是不要过度用人参来补益。调整剂量后，效果非常显著。第三天，这位老太太就可以出院了。出院前，她还叮嘱郝医生要向胡医生好好学习，这让郝老师哭笑不得。胡希恕先生确实是一位临床经验丰富的老中医，因此大家要真正掌握每个方剂的比例。

这就是我们提到的，当肠胃功能比较虚弱，尤其是异常发汗或发汗不得法时，容易出现虚胀。在这种情况下，使用厚姜半甘参汤时，需要注意剂量的调整。

第 67 条：伤寒若吐、若下后，心下逆满，气上冲胸，起则头眩，脉沉紧，发汗则动经，身为振振摇者，茯苓桂枝白术甘草汤主之。方三十。

茯苓四两，桂枝三两（去皮），白术、甘草（炙）各二两。

上四味，以水六升，煮取三升，去滓，分温三服。

这是伤寒的情况。若吐，指使用吐法；若下，指使用下法。无论是上吐还是下泻，都会导致胃肠道出现虚证。“心下逆满”，心下指的是胃。在《伤寒论》中，心是心脏，心下是指胃。逆满是指胃部有水气往上冲，“气上冲胸”，即气还在往上冲。“起则头眩”，人只要一动，无论是从躺姿坐起来，还是从坐姿站起来，只要一起身、一晃动，就会出现眩晕。而且脉象沉而紧。“发汗则动经，身为振振摇者”，意思是身体总是来回晃动，用茯苓桂枝白术甘草汤来治疗。

给大家分享一下我们在应用苓桂术甘汤的时候，一些典型的案例。

一位患有美尼尔氏综合征的大姐。当时她头晕得厉害，无法骑自行车，但走路没有问题，正常坐着聊天也没有问题，只是骑自行车时会摔倒。起初用五苓散，症状有所减轻，头晕缓解了一些。后来改用苓桂术甘汤，彻底解决了这个问题。后来她没有再找我看病，可能是因为她的脑瘤还在，但头晕的症状确实消失了。至于她为什么后来没有再找我，我没有再去追问。她经济条件很好，是北京本地人，家族兴旺，医疗资源丰富，能找到很好的医生。当时她可能很纠结：一方面，她觉得我这个年轻的中医，穿着普通，性情倔强，不太可靠；另一方面，大医院的知名主任医生建议她做手术，认为脑瘤应该做开颅手术。我那时想用苓桂术甘汤结合桂枝茯苓丸或其他方法来治疗，但也不敢打包票一定能治好。那个主任医生可能会质疑："找中医怎么可能治好，这是脑垂体瘤。"她当时很纠结，吃中药虽然能缓解头晕，但主任医生说这只是暂时缓解，之后还会反复。当时我的态度有些自卑又敏感："没事，你去做手术吧，人家让你怎么做就怎么做。如果你愿意，那就去做吧。"这个案例说明，苓桂术甘汤能够快速缓解头晕的症状。

第二个例证是我自己家的亲人，她叫赞美，是我妹妹家的孩子。她被查出脑里长了脑瘤，西医建议从鼻孔做一个微创手术。当时她头疼得厉害，头又涨又疼又晕。我给她用苓桂术甘汤，加了一点点川芎，解决了这个问题。现在她已经亭亭玉立，比她妈妈还高，快一米六七了。这是自己家亲人，用苓桂术甘汤治疗脑瘤的案例。

但凡碰到脑瘤，大家不要慌，应该想到的第一个方剂应该是苓桂术甘汤。原因如下。

第一种，脑瘤压迫脑神经，造成晕胀、疼痛等情况。无论是肿瘤还是恶性细胞，都需要水分来维持生长。只要把水分排掉，就像在沙漠中寸草不生一样，肿瘤的营养供应就会被切断。因此，使用苓桂术甘汤加泽泻、川芎，把脑垂体和脑组织里的脏水排掉，效果非常好。

第二种，美尼尔氏综合征，即耳石症，纯粹的头晕。即使拍CT，内部也没有长东西，但就是迷糊、头晕、眩晕综合征，包括晕车。苓桂术甘汤对此也有效。对于所有的头晕，第一反应就是使用苓桂术甘汤。川芎和泽泻一般各用 30 克，对于晕车晕船常常有效。曾经有一个阿姨晕车得很厉害，从石家庄到衡水，坐中巴车会晕，后来更严重，坐火车都会晕。用苓桂术甘汤就好了。

为什么会出现这种情况？因为苓桂术甘汤实际上是在强心，并清除不良水液。以下是一些常见原因：第一，喝水太多；第二，喝水后的姿势不对，患者常常躺着喝水，或者斜着倚靠着，或者喝完水后立即躺下，都是不对的。喝完水后应该走一走，最起码坐一坐，不要立即躺下。一躺下，胃里就容易有停水。胃底是很热的，就像锅炉底下的火苗，所以一躺下，胃里很容易停水。使用苓桂术甘汤，实际上是清除胃里的停水。因为胃里有停水，很容易渗透到横膈膜，导致剧烈的耳石症和头晕。

再分享一个案例，有一位老太太，她的儿子和女婿都在同一个单位，和我关系很好。这哥俩都很孝顺，他们跟我说：“我们的妈妈有耳石症、高血压，经常头晕得很厉害。”我给她号脉后，建议用苓桂术甘汤。以前，这位阿姨在西医那里治疗耳石症的方法是坐在一个高级椅子上，来回转动，希望能把耳朵里的石头转回去。但这种方法让老太太感到天旋地转，效果并不理想。现代医学虽然看起来很先进，但在这个问题上效果并不理想。她使用苓桂术甘汤后，不仅耳石症的问题解决了，连高血压也降下来了。从这次治疗中，我意识到苓桂术甘汤不仅能治疗各种眩晕，还能治疗高血压。

还有一次，一位女士的婆婆高血压犯了，头晕得很厉害。通过视频问诊，我问了她一些问题，最后还是开了苓桂术甘汤。她喝了 3—5 服（具体记不清了），第一服喝完就不头晕了，高血压也好了，后来再也没有发作过。

还有一些患者出现了脑血栓后遗症，比如头晕、起床后感到迷糊、头眩晕。脑血栓患者甚至在平地都会摔跟头。这些情况都可以用苓桂术甘汤来治疗。对于有基础病的患者，如高血压或脑血栓，常常需要加川芎和泽泻，这两味药屡试不爽。甚至青光眼和夜盲症患者也可以用苓桂术甘汤。眼睛发胀、眼压升高时，苓桂术甘汤加半夏效果很好。如果眉棱骨胀痛，可以重用半夏 30 克，而不是常规的 6—9—12 克，这样效果更好。

苓桂术甘汤和真武汤都可以治疗头晕，但如何鉴别呢？真武汤的组成是茯苓、芍药、生姜、白术、附子，主要用于重证的美尼尔氏综合征。真武汤的适应证更多是已经陷入阴经的情况，患者会感到困倦，出现“但欲寐”（少阴病），这时才会考虑用真武汤。苓桂术甘汤证患者会感到心脏不舒服、头晕、精神不佳，但不犯困。70%的眩晕都是苓桂术甘汤证，很少会碰到真武汤证。即使是真武汤证，一开始用苓桂术甘汤也不会出大问题。

苓桂术甘汤的适应证非常广泛，除了青光眼、夜盲症，还可用于小儿麻痹后遗症、心包积液、迷走神经综合征、心脏官能症，只要出现眩晕，第一优先考虑的是苓桂术甘汤。问诊时可以问小便情况，小便正常的话，就不是五苓散证；再问是否困倦，犯困的话是真武汤证；问患者是否恶心，恶心可能是吴茱萸汤证，属于虚寒证，不恶心则是苓桂术甘汤证。总的来说，五苓散证、吴茱萸汤证、真武汤证加起来只占30%—40%，而大部分（60%—70%）的情况都是苓桂术甘汤的适应证。因此，本书重点介绍了苓桂术甘汤。

第68条：发汗，病不解，反恶寒者，虚故也，芍药甘草附子汤主之。方三十一。

芍药、甘草（炙）各三两，附子一枚（炮，去皮，破八片）。

上三味，以水五升，煮取一升五合，去滓，分温三服。疑非仲景方。

“发汗，病不解”并不是指太阳病，因为太阳病本身就有恶寒的症状，不会出现“反恶寒”的情况。这一段文字与前后文完全不相关，可能是由于战乱后重新编撰时插错了位置，导致前言不搭后语。

“发汗，病不解”指的并不是太阳病，而是芍药甘草汤的适应证，如抽筋、腿转筋、肚子痛、痛经等。本来这些症状可以用芍药甘草汤解决，但由于使用了发汗的方法，病情没有得到解决，仍然出现芍药甘草汤的适应证。症状包括肚子痛、腓肠肌痉挛（腿肚子转筋）、手部莫名其妙的疼痛等。例如，平时不运动的人突然去打篮球或踢足球，运动后第二天腿软、酸痛，这种情况就适合用芍药甘草汤。这种症状本应使用芍药甘草汤，但如果患者还出现了恶寒、怕冷，说明阳气不足，虚故也。这里的“虚”指的是阳气不够振奋、不够充足。在这种情况下，在芍药甘草汤的基础上加一点附子，就成了芍药甘草附子汤，效果非常显著。

芍药甘草附子汤常用剂量：

芍药三两（45—50 克），炙甘草三两（45—50 克），附子一枚（15—20 克），炮，去皮，破八片。

经方是汉代时期的度量衡，一两为 15.625 克。

芍药甘草附子汤重用芍药和甘草，少量加入附子，起到振奋阳气和温暖的作用。

举一个例子。有一位学员在铁路系统工作，听了我们的课程后，觉得与别人讲的中医知识不一样，于是学了很久，包括郝万山老师和倪海厦老师的课程。他用芍药甘草汤治疗静脉曲张（手术后容易复发），但效果不佳。后来直接加入一味附子，结果好了。

上三味，以水五升，煮取一升五合，去滓，分温三服。疑非仲景方。

“疑非仲景方”这句话写得很有意思，让人觉得不太对劲。如果是太阳表证，发汗后病不解，反而出现恶寒，虚故也，芍药甘草附子汤主之，这似乎不合理。但实际上，这肯定是张仲景的方子。芍药甘草汤是典型的经方，加上附子也是典型的经方加减化裁。只是竹简可能插错行了，应该跟着芍药甘草汤的条文，可能是少了这么一句，插到这里来了。这里的“病”并不是指太阳病，而是芍药甘草汤的适应证：四肢拘急痉挛、手脚抽筋、静脉曲张、腹中痛、痛经等。

经方是汉代时期的度量衡，一两为15.625克。大部分方剂不用这么大剂量。按照一两为一钱（原重量的1/3，约等于5克），效果可以；也有用一两为3克的，但测试过一段时间后，效果不好。遇上特殊病证，就要用到一两为15克。比如芍药甘草汤证，曾经测试过四两用20克，但效果不佳。这是从经验中得出来的。如果按照各60克，喝下去15分钟就不抽筋了。这是经过我们试错得来的经验，不想让大家走弯路。

第69条：发汗，若下之，病仍不解，烦躁者，茯苓四逆汤主之。方三十二。

茯苓四两，人参一两，附子一枚（生用，去皮，破八片），甘草二两（炙），干姜一两半。

上五味，以水五升，煮取三升，去滓，温服七合，日二服。

这里的“病仍不解”指的肯定不是太阳病，而是霍乱篇中的症状。霍乱篇里描述的症状是恶寒脉微而复利，怕冷脉微且下利，已经陷入危证。利止亡血也：不再拉了，停止下利，并不是病好了，而是因为没有东西可拉了，亡血是指没有津液了。这时应使用人参四逆汤。后面才应该是现在的第69条的经文：“发汗，若下之，病仍不解，烦躁者，茯苓四逆汤主之。”

茯苓四逆汤就是四逆汤加茯苓和人参，重用茯苓。

这种病证表现为上吐下泻，属于霍乱。吐：胃里的津液吐了；拉：肠里的津液泻了。肠胃道的津液源泉完全枯竭，加之脉微而恶寒，同时又拉稀，情况非常危急。脉微表示津液不足，脉管已经摸不太到了，还一直上吐下泻，出现阴寒重证。一般的医生可能会认为阴虚需要补阴，用石斛、麦冬、生地黄来滋阴润燥；阳虚则补阳，用阳性的药补阳气。这种做法是不可取的，可能会害死人。著名医家张景岳提出："善求阳者，从阴中求之；善求阴者，从阳中求之。"意思是，津液不够了，阴虚了，这时需要在下边用点火，上边用点水，慢慢蒸发起来才能补充水蒸气——"阴者阳中求之"。如果只补水或用大量的水，而底下没有火，这样的水叫死水，不能被人体利用。我们所能利用的水全部是蒸腾气化的干净的好水。倪海厦称这种水为活水，而死水则是无用的。需要有火兼有水，而且火要多一点，水要少一点，才能让水蒸腾气化，为人体所用。

这就是为什么用四逆汤。四逆汤是纯阳性的药，再加一点人参，人参是健胃的。这时再少量喝点水，会发现进来的水就能被利用，慢慢地阴虚症状就会缓解，水蒸气就够了。所以求阴要阳中求之，而不是直接滋阴，而是要补其胃阳，蒸腾水蒸气，布散全身，补阳其阴自回。这时一定要让肠胃强起来，要用四逆汤或理中四逆汤，让其温度恢复，才能让喝进来的水，吃进来的稀饭、果蔬为人体所用，以补充津液不足。

这个时候我们为什么用茯苓四逆汤呢？因为患者烦躁。这种烦躁并不是因为上火，而是有两个原因：第一个是身体缺乏"好水"；第二个是"坏水"没有排出，这时就会出现烦躁。此时就该用四逆汤加人参，引入"好水"，同时加茯苓利三焦，把不好的水清除。

茯苓四逆汤的适用人群包括如下几种。

低血压人群：一般不用茯苓四逆汤，通常用四逆汤加人参，也叫人参四逆汤。如果有低血压，可以吃人参四逆汤，或者用八珍汤（补养气血），即四君子汤加四物汤。建议自己煮，不要在外面买现成的。

头晕水肿、浮肿的人，心情烦躁的人，失眠的人：一般都会加点茯苓，茯苓有宁心安神的作用，还能通利三焦，让身体感到轻盈舒服。茯苓和人参四逆汤常常合并使用。

遗精漏尿的人群、前列腺出问题的人群、慢性前列腺炎、前列腺增生：可以用茯苓来利尿利水，同时振奋新陈代谢。附子、干姜、炙甘草可以温阳祛寒，振奋阳气，加入人参补气。对于生完小孩没养好漏尿，或者手术后漏尿、括约肌松弛的情况，常用人参四逆汤，效果非常好。

急慢性心衰人群：也常用茯苓四逆汤。

甲减人群：表现为每天没有食欲，不想出门，还快速长胖，少吃甚至喝水都胖。附子可以振奋沉衰，茯苓利水，常用茯苓四逆汤。

茯苓四逆汤的构成：茯苓四两，人参一两，附子一枚（生用，去皮，破八片），炙甘草二两，干姜一两半。换算为现代剂量：茯苓 60 克，人参 15 克，附子 30 克，炙甘草 30 克，干姜 20 克。

上五味，以水五升，煮取三升，去滓，温服七合，日二服。

人参四逆汤：四逆汤加人参，即附子、干姜、炙甘草、人参。

茯苓四逆汤：茯苓、人参、附子、干姜、炙甘草。

八珍汤（四君子汤加四物汤）：用于补气血。

四君子汤：党参、白术、茯苓、炙甘草。

四物汤：当归、川芎、生地、白芍。

第十六讲

第68条：发汗，病不解，反恶寒者，虚故也，芍药甘草附子汤主之。方三十一。

芍药、甘草（炙）各三两，附子一枚（炮，去皮，破八片）。

上三味，以水五升，煮取一升五合，去滓，分温三服。疑非仲景方。

上一讲结束时我们讲到第六十八、第六十九条，现在看第六十八条："发汗，病不解，反恶寒者，虚故也，芍药甘草附子汤主之。"这句话很难理解。一般人可能会随意解释，说发汗之后太阳病不解，反而怕冷，这时候比较虚，所以用芍药甘草附子汤。但他们再怎么强加解释都是错误的。为什么呢？这应该是错简。错简并不是简文错，而是安放的位置错了，它应该是结合着芍药甘草汤的条文的，应该属于芍药甘草汤证。

但他去发汗了，发完汗之后，芍药甘草汤证并没有得到缓解，所以叫"病不解"。"病"字应该理解为芍药甘草汤适应证没有得到解除。芍药甘草汤是什么适应证呢？首先我们要知道，肚子疼痛，包括静脉血回流不畅，以及出现静脉曲张、静脉血管怒张，所谓的毛细血管清晰可见，腿像蚯蚓一样，这些都是芍药甘草汤的适应证。为什么呢？因为芍药能促进静脉血回流，而且能拉平静脉血管。

郝万山老师曾经重点介绍过，说他给打球的学生用过芍药甘草汤。学生打完一天球后，发现自己腿酸，于是跟老师说平时缺乏锻炼，腿都酸了，明天还有比赛怎么办。郝老师说没关系，给你们煮芍药甘草汤，药开出来后让你们煲来吃。果不其然，学生吃完之后，第二天早起大家腿都不酸了，没有出现像平时不运动、一跑步腿酸疼像灌了铅的情况，确实不酸了。但虽然不酸了，腿也有点乏力。当时郝老师讲到这事的时候，让我印象极其深刻。所以，芍药甘草汤又号称“去杖汤”。

总是觉得腿疼，总是觉得小腿肿胀的，可以用芍药甘草汤促进静脉血回流，自然而然小腿就不容易发胀了，这是“病”字所包含的含义；肚子疼痛，包括痛经、一些普通肠绞痛等，也都属于芍药甘草汤的适应证。

肚子疼痛你发汗管什么呢？小腿静脉曲张你发汗管什么呢？所以肯定病就不解呀，问题没有得到解决。而“反恶寒者”，这时出现一个问题，你把津液给发出去了。津是天津的“津”，通过汗的方式把津液大发汗之后，患者里边出现恶寒。这不是有表证的恶寒，脉象能测试出来，绝对不是有表证的恶寒。他是发汗太多一下子有点虚，这时风吹过来他开始出现一些少阴病，开始出现但欲寐，这是出现阴寒之证落入阴经了。

我们经常说辨阴阳，阴阳是什么？阳指的是过剩的，阴指的是不足的。在这种情况下，等于是把水蒸气这阳气都给散发出去后，剩下一堆老弱病残，剩下恶寒之证，所以他“虚故也”，指的是阳气不足虚了。

“芍药甘草附子汤主之”，为什么还是芍药甘草汤？因为他“病不解”，还是应该用芍药甘草汤，但加了一味附子。附子的作用是振奋新陈代谢，启动沉降衰弱的状态。新陈代谢需要重新振奋起来，而所有沉降下去、放缓的东西，都需要用附子来调整。所以，虽然还是芍药甘草汤，但加上了一味附子。“上三味，以水五升，煮取一升五合，去滓，分温三服。”

从这句话中，我们可以看到林逸、孙琦、高宝恒三位先生写了“疑非仲景方”。他们之所以写“疑非仲景方”，是因为他们觉得不对劲：怎么可能在太阳表证不解的情况下，用芍药甘草附子汤？这肯定不是张仲景的原意。因此，他们认为这“疑非仲景方”，是因为他们摸不着头脑。然而，如果我们真正去意会，闭上眼睛好好思考，芍药、甘草和附子都是典型的经方常用药，这正是张仲景的风格。只是因为断章取义，将错简，即简文错误地安排在这里，这属于竹简编次错误。因为竹简是用线绳编连的，看过竹简的人都知道，经过五十年，房子都会开始掉皮、漏雨，更何况是竹简木简？肯定会有麻绳断裂的时候。在编连过程中，可能会放错位置。这就是关于芍药甘草附子汤证的解释。

第 69 条：发汗，若下之，病仍不解，烦躁者，茯苓四逆汤主之。方三十二。

茯苓四两，人参一两，附子一枚（生用，去皮，破八片），甘草二两（炙），干姜一两半。

上五味，以水五升，煮取三升，去滓，温服七合，日二服。

前两天我有一个朋友去北京图书大厦，因为他平时老跟我接触，所以他对《伤寒论》《金匮要略》非常亲切。他去逛图书大厦时说：“王老师，你知道吗，图书大厦里《伤寒论》这门医学书比较少，中医类的相对比较少，西医类的比较多，还有营养类的，包括一些杂七杂八所谓没营养的书很多，但真正的经典巨著《伤寒论》这块反倒不多。整个一排里全都是《伤寒论》各种注解性的书，各种花花绿绿的版本。像您说的人民卫生出版社最老的版本，也是最朴素、最准确的版本，在北京的图书大厦没有。”

图书大厦应该说是北京图书的集散地，这本书找不到，证明在我们真正去推广它之前，在北京图书大厦找不到它真正的原文。这本书不是畅销书，但现在这本书在网络上是畅销书。某宝某东上那些卖家都稀里糊涂地卖了很多，因为我们一直在推广这个版本。这版本跟我没有利益关系，我反倒老是去花钱买，可是这个版本的《伤寒论》确实是最准确、最简朴的，标价 13 元一本，有时搞活动 9.2 元，挺好的。

另外我给大家报告一个好消息，我们台里领导有个想法，就是把这本《伤寒论》作为未来的福袋，将会限制一百本，每一次我会亲笔签名五本或者三本，给大家发福袋用。《伤寒论》大家都可以买得到，但是我给大家亲笔签名会更有意义，在未来抽奖时用。等书到了我给大家现场签名。咱们大家都希望拿到签名的这本书，回头我们看看，别每次发三本，给大家准备五本，每次直播都给大家准备这本书。

在人民卫生出版社出版的《伤寒论》第四十二页中，有这样一句话：“发汗，若下之，病仍不解，烦躁者，茯苓四逆汤主之。”在上一讲的最后，给大家介绍到这一条。这条其实也跟上一条的芍药甘草附子汤是一样的。怎么说呢，它也是错简，错放在这里了。因为你想想看，这话没头没尾的，“发汗，若下之”，又发汗又给他泻下，身体的津液耗损，“病仍不解”，这病如果是正常的，指的是太阳病，这是太阳病篇。如果指的是“脉浮，头项强痛而恶寒”的太阳病，他无论是发高烧还是发低烧，无论属于哪种情况，“病仍不解，烦躁者”，就应该用茯苓四逆汤吗？这样用茯苓四逆汤完全搭不上，不应该这样。很多人、很多前辈可能会乱解释，到这块的时候就牵强附会了。

实际上，四逆汤或者人参四逆汤是什么时候出现的呢？是在霍乱篇。霍乱篇里有一句条文："恶寒脉微而复利，利止亡血也。人参四逆汤主之。"这里的霍乱指的是上吐下泻，上吐下泻而脉微，就是已经把所有津液全都消耗掉。这种情况下，患者还一直在吃坏东西，或者是吃了泻药，反正他一直在拉。拉着拉着，他不拉了，并不是他好了，而是他体内已经没有水可以往外拉。因为拉的都是稀的，而稀一定要有水参与，他的水全都耗干了，这时候就没什么可拉，还会砰砰拉一点点渣，但他已经拉不出水来，没有水了。这是急危重症。

如果出现这种情况，就需要用四逆汤加人参。这时候非常关键，绝对不能简单地认为他没有水了，认为那就是阴虚，阴虚就应该给他补水，开始给他用生地黄、麦冬、天门冬，开始给他用石斛，甚至连梨都不能吃。这时候属于阴证而且是虚证。虚指的是没有水，没有水的同时也没有火。所以，我们要想着让他的阳气（水蒸气）重新蒸腾布散起来。一定要注意用少量的水，然后让火旺起来。先要有火，适当补水。水是可以随时喝的，谁家还缺水喝呢？就算没有高级水，普通水也可以喝。水是家家户户都能喝得起的，从古至今都是这样的。

在这种情况下，人体里的火如何摆脱阴证呢？就需要用到四逆汤。你看，用的是炮附子、干姜，再加上炙甘草。在这种情况下，把他的火稳稳地调动起来，然后再给他加上人参。人参是补气的，大补元气。一方面可以撑持我们的全身；另一方面，它本身很容易化气。它和麦冬、生地黄比起来是什么概念呢？我们最终是要让它转化为水蒸气。也就是说，我单位招人一定要招熟手，这人一定是能够做到问题交给他，他能马上解决掉，这才是我所需要的人才。这是讲到的水蒸气，我们需要最终的那个结果。人参就是有工作经验的新员工。他过来之后，你问："会弄摄像机吗？""会呀。""你会剪辑视频吗？""会呀。""你会弄什么吗？""会呀。"这个人什么都会，他过来之后直接就可以上手。这是人参，他是有经验的员工。生地是什么呢？什么都不会。你得硬教他，他也愿意去学，你慢慢地去培养他、带动他，让他逐渐上手。如果平时只是有点阴虚，还有点上火，用生地、麦冬等这些就可以。

糖尿病人常常用人参和附子这两味药。糖尿病是慢性疾病，慢性意味着不怎么着急。但现在的情况是连一点火苗都快没有了，身体又同时拉得连个渣都拉不出来，连水都拉不出来，已经到了最后吊一口气的时候。没有时间培养人，没有时间再等了，我需要有个人过来抓紧时间帮我完成任务，这时候一定是用人参，千万不能用麦冬、玉竹等各种寒凉东西，连石斛都不要用。这种情况下一定是用四逆汤，加上一个可以大补元气并且快速转换的人参，用人参四逆汤就好。

为什么用茯苓四逆汤呢？茯苓四逆汤是在人参四逆汤的基础上，再重用茯苓。用茯苓的原因是因为前面的三个字"烦躁者"。对于"烦躁者"，就需要给他加茯苓。茯苓是干什么的？茯苓是去除浊水的，它能宁心安神，让心脏不会觉得突突，不会心慌心悸，而且晚上睡得会比较香甜一点，能够沉静一点。

为什么茯苓有沉降之性，专门针对"烦躁者"要加茯苓？是因为茯苓有通利三焦、去浊水的功能。现在陷入了茯苓四逆汤证，陷入了阴，带不动了，新陈代谢要停下，这口气都快吊不住了，同时又虚。虚是没有津液、没有水蒸气，就像公司没有可干活的人，工资要发出去，但发不出去，开不出工资来。在这种情况下，需要像人参这样的员工来帮忙，同时要把那些在这摸鱼、混吃混喝、混日子的员工给清理掉，否则他们天天都会消耗你。在这种情况下一定会烦躁，所以一定要加上茯苓。

茯苓把脏水、浊水去掉，把身上的负担去掉。所以“烦躁者”叫作心有余力不足，我想办成这事，但老被人牵制，老被人拖住，束缚住手脚。脏水在我身体里，但又没有好水进来。在这种情况下，必须用茯苓四逆汤才能去除其烦躁。在什么情况下用茯苓四逆汤？就是这个人上吐下泻，而且但欲寐，他身上的新陈代谢完全都在下降放缓，而且是烦躁者，这时才会用到茯苓四逆汤。

上一讲时我们提到，有些人患有甲状腺功能减退（甲减），甲减属于茯苓四逆汤证。我常常把茯苓四逆汤用来调整甲减。之前我也跟大家分享过，有位很好的女士，她是沈阳人，出现了甲减。她对什么都没有兴趣，也不想出门，家里装修她本来要去盯的，然而她觉得爱装成什么样就什么样，随便了，就是不感兴趣。这是甲状腺功能衰减的表现。甲状腺功能衰减之后，心率放缓，喝水都会胖，因为他根本代谢不掉，会出现浮肿现象，而且也会出现厌世情结，对任何情绪没有反应。我给她用茯苓四逆汤调整了一段时间，再去问她的时候，她正在菜市场买菜，恢复了生机盎然的状态。她再去检查所有激素的分泌水平，虽然当时还没有完全恢复正常，但也已经逼近正常。再后来她自己连续用了一段时间的药后，就不再找我，没什么事了。她老公跟我关系很好，喜欢出去钓鱼，钓完鱼之后就会给我打电话，说：“王老师这鱼我给你收拾好了，鳞也刮完，鳃都扒了。”他把鱼给我拎过来，他知道我手笨，刮鱼鳞对我来说是个大活。有一次我问那位女士：“你那甲减好了没有？”她说：“好了啊，没什么事了。”

有些甲减的朋友会问，你刚才说的是肥胖型，可以用茯苓四逆汤，但我甲减之后消瘦，这种情况怎么办？其实，出现消瘦的情况照样可以用茯苓四逆汤。只要出现了茯苓四逆汤证，就可以使用它。茯苓四逆汤并不是单纯的减肥方，而是可以调节身体的代谢。瘦的能胖，胖的能瘦，这就是中医的妙处。

还有一些患者出现了急性心衰，到了最后一搏的时候，我们常常也会用茯苓四逆汤。实际上，在学会破格救心汤之前，我只会应用四逆汤、人参四逆汤和茯苓四逆汤。我只会拿这些来抢救人，包括我父亲最后临终之前，我给他用的就是四逆汤，纯粹的四逆汤。但是那时候犯了一个毛病，就是现在很多学院派所犯的一个毛病。因为当初我也是学院毕业的，所以也有这种风气，就是对炮附子敬而远之。所以当时给我爸用四逆汤的时候，附子用到 30 克，就已经是我所能接受的极限，干姜用到 30 克，炙甘草用到 20 克。让它煮沸后煮上两小时，等那药煮好的时候，我爸就已经快彻底不行了。因为他一滴尿也尿不出来。当时给他打呋塞米，要做尿检，利尿剂打进去，剂量还很大。那主任跟我聊天，他说估计老爷子快不行了，让我抓紧时间准备后事。这呋塞米大家也知道，打这么大剂量应该是尿一大泡，尿袋都尿满才行，但当时他一滴尿都出不来，估计是快不行了。

那时候我们抓紧时间想办法给他用四逆汤，只是用炮附子、干姜，再加上炙甘草，想着把他的心衰给抢救回来。他心率一直是用强心针维持的，否则就会往下掉，掉到40、38。那时候我就能够理解，没有人会像你自己保护自己那样周全。因为他心率都掉到38了，护士看不到，也没有任何报警。我姐在那儿光顾着难受，所以我说保护人、救人，情绪化的表达是没有意义的。那时候我跑来跑去，一看心率这么低，就让他抓紧时间用强心针，打点激素进去，把他的心率往上调。调到差不多80多下后，逐渐地过半小时又开始往下掉，掉到60、50。我第二次看到之后又是我去叫，护士走来走去，没有一个注意到他的心率已经快不行了。患者是在急诊，却没有一个人意识到他的心率已经快不行了。没有任何人是因为看到情况不对，说："哎，不行，抓紧时间再给他打强心针。"都是我这个当儿子的去提醒。

到最后我得到消息说我爸可能不行了，我抓紧时间给他用四逆汤。煮好的时候我爸就已经快不行了，后来给他硬生生灌进去半碗，那一碗没喝完他就去世了，真是回天乏术。

那时第一个是附子用得晚，第二个是用量少，所以当我们发现患者心率开始往下掉的时候，已经开始用强心针了。不用等人告诉你说他病危快不行了，只要必须上强心针的时候，这时一定要振奋其沉衰，让他的心率首先提起来。这时可以用茯苓四逆汤，但用量一定要足够大。

你看他用茯苓是什么时候就是身上有水肿，而且身体非常烦躁的时候。破格救心汤我后来研究了很长一段时间，因为当我看到破格救心汤的时候，我的父亲已经去世了。所以那时候我挺后悔学晚了。现在回过头来想，其实即使当时我早学会应用破格救心汤，也难以回天，没有办法把他救回来。这是我经历过的失败，分享给大家。

还有很多次，我们用茯苓四逆汤去治疗术后或者产后的尿闭。有些产妇产后百脉俱虚，完全尿不出小便来，憋得很难受。一般来说，男性前列腺出问题才会上导尿管，但女性如果产后出现完全性尿闭，也需要紧急下管。然而，不能一直终身带管，这不现实，肯定还是要给她解决这个问题。我们一般会应用茯苓四逆汤，让她的新陈代谢重新振奋起来，使泌尿系统能够自行管控，该憋尿的时候憋尿，憋满之后该排尿就能正常排尿。

用茯苓四逆汤的情况非常多，急危重症的时候常常会用到。包括很多人会出现前列腺问题、尿闭症问题、遗尿（憋不住尿）的问题，都会用到茯苓四逆汤。

茯苓四逆汤在上一讲已经介绍过，我只是给大家做一个回顾。当然，如果说讲得不够仔细，并非不想讲仔细，而是不想重复太多，只是想勾起大家的记忆。

第 70 条：发汗后，恶寒者，虚故也。不恶寒，但热者，实也。当和胃气，与调胃承气汤。方三十三。（《玉函》云，与小承气汤。）

芒硝半升，甘草二两（炙），大黄四两（去皮，清酒洗）。

上三味，以水三升，煮取一升，去滓，内芒硝，更煮两沸，顿服。

“发汗后，恶寒者，虚故也。不恶寒，但热者，实也。当和胃气，与调胃承气汤。” 这实际是一个总结，同时也是承上启下的一句话。我们来看，患者发汗之后会有两个转归：一个可能会把人发虚。不要以为发汗就一定是非常安全的。很多老人本身体质比较虚弱，为什么老人容易出现三高问题，为什么容易出现血糖问题？就是因为他们血液黏稠度太高，喝水再多也存留不住，抓取不来。这时候实际上是需要振奋阳气的。

李可老中医在治疗很多重症（包括糖尿病等）时，都喜欢用附子剂，喜欢用炮附子、干姜。别人说他怎么什么病都用附子？因为老年人体质沉衰，沉衰之后喝多少水都留不下、抓不住。

我们不是经常讲“机会总是留给有准备的人”吗？那么现在给你很多机会，这水给你喝进去，就是给你很多的机会，但是你留不住，机会都流失掉，尿出去了，喝多少尿多少，这不就是消渴重症，对吧？这是我们经常讲到的“饮一斗，溲一斗”，溲就是小便的意思，饮也就是喝水，喝多少都会尿出去，根本就抓取不住。这说明什么？说明你根本没有力量，别人想拉你一把，都摸不到你的手在哪儿。这时候李可老中医就喜欢用一些附子剂，因为这是属于沉衰机制，沉衰所带来的慢性三高病，高血糖、高血压、高血黏，包括高血脂，等等，都是代谢缓慢所导致的。

所以老年人发汗，即使是一个普通的感冒，给他发汗的时候，一定要特别注意保持他的津液。存津液就是存钱的意思，千万别乱花钱，有钱当没钱花，富日子当穷日子过，慢慢地去消耗，慢慢地去花钱。这就是经常讲的“发汗后，恶寒者，虚故也”。老年人如果大发汗，一下子就开始怕冷，发完汗按理说应该是汗出热退，脉静身凉，应该是不发烧、不怕冷、脉不再跳动得那么快，然后逐渐有一些缓和的意思，病好了，这才对。但是他反倒怕冷，发完汗后怕冷，这时就是发虚了。

体质虚有一个转归，那就是刚才我讲的茯苓四逆汤证。我们来看“不恶寒，但热者，实也”。还有一部分人平时体格非常壮，他一发汗太多之后，转入阳明经呈现热证，出现胃家实，就是把大便拔干了。拔干之后他就开始出现蒸蒸上腾，情绪烦躁，这时身体纯粹一派热象，我们称之为“胃家实”，这“实也”指的是“胃家实”。

“当和胃气”，也就是说个人体质不同。我就是属于那种体质比较差的。我虽然不是老人，但以前很年轻，才二十二岁的时候，有一次发烧感冒大发汗。当时没有用中药，而是用了西药的发汗剂。西药的退烧药一般吃完之后都会大发汗。比如现在小孩吃的美林，吃完之后孩子能够退烧，是因为它能够大发汗。我当时就是吃退烧药，吃完后一层一层地发汗，被子都溻透了。我也觉得这回是真好了，但结果虚掉了，连饭都吃不进去，整个人看着脸都是煞白的。所以，不一定是老人才会出现被发汗发虚掉，年轻人照样有可能，像我这么差体质的就有可能。

另一种情况是什么呢？大部分年轻人发完汗后会进入阳明热证，便秘了。发汗发太多之后，肠子里都拔干了，出现阳明腑实证。“但热者”“当和胃气，与调胃承气汤”。

首先来看调胃承气汤的构成：“芒硝半升，甘草二两（炙），大黄四两去皮，清酒洗。”调胃承气汤的煮法很有意思：“上三味，以水三升，煮取一升，去滓，内芒硝，更煮两沸，顿服。”先煮大黄和甘草，用 600 毫升水煮取 200 毫升。水用得很少，大黄四两也就是 20 克，甘草二两用 10 克，一共 30 克的药，600 毫升水，相当于一瓶矿泉水再多一点，然后煮剩下 200 毫升。那种一次性的纸杯，一杯子差不多 200 毫升。煮取一升，煮剩下这些，去掉药渣子，把芒硝搁进去。芒硝一般不需要放半升那么多，太多了，基本上5—10克就可以。给它再煮上两开，就像煮饺子似的，开锅了再给它稍微点一点水就不开了，然后再开，也就是开两沸。开了两沸之后，一次性顿服，一口气给它喝下去。这是我们讲到的调胃承气汤。

调胃承气汤实际上是偏于去热的。这时候因为他是属于“不恶寒，但热者”，就是这个人会发高烧，会起高热不退，这时候能够烧到39.5℃以上，但他完全不怕冷。你问他：“你烧这么高，怕不怕冷？”他会说：“完全不怕冷，不要给我盖被子，我恨不得光着膀子睡，躺在床上把空调给我打开。”这时候是高热不退，纯粹的胃家实。你再问他：“便秘不便秘？”他会说：“有点便秘，大便干。”调胃承气汤证出现了。

这里的芒硝可以让肠管杀出点水来，出一点点汗，无论叫细胞液也好，还是叫什么也好，总而言之它是软坚散结之品。所以你看我们用芒硝，可以用于这么几个方面。芒硝长的模样跟石膏有点像，石膏也是白的，色白入肺，芒硝也是白的，长得跟盐也有点像，都是白白的。但它质重，可以直接入大肠。肺与大肠相表里，这两个虽然都是白的，但石膏是清肺热的，芒硝是清肠热的。所以大家记住这一点，芒硝可以直接入大肠。闹一些急性肠炎的时候，有时会用到芒硝。

芒硝直接清除掉大肠之热，而且能够杀出点水来。这时候他里边一个角一个角地拉不出，有点便秘。在它的作用之下，一方面是泄热，这样里面蒸蒸发热，老人怕热的那种情况就已经消除掉一多半了。后面还有个大黄，大黄是推陈出新的。它跟柴胡有点像，只不过柴胡是针对各脏腑组织之间，全面协调做工作，要推陈出新，推动全身脏腑组织的推陈出新。但大黄是只针对什么呢？只针对肠道和血管里的推陈出新。所以大黄相对来讲比较专一，它在后边一直拱着肠道里的宿便往下走，而且前面芒硝都已经给它杀出水来，有一个润滑作用，粗粗溜溜的就排出去了。

调胃承气汤中，大黄和芒硝搭配在一起，犹如开刃的快刀，刷一刀挥过去之后，马上可以斩断杂草、树枝什么的，叫披荆斩棘，可以劈得开。但是，有一些刀没有开刃，就只有大黄。你说今天不想用芒硝，没有芒硝怎么办呢？只用大黄可不可以？可以，但会非常非常疼，拉出来的时候感觉肛裂了，肛门都会出血。为什么呢？因为是硬推出来的，肠绞痛会疼得厉害。有芒硝的话，肚子就不会痛，因为芒硝润滑，滑溜溜的。这就是我们讲到的，大黄配芒硝犹如快刀开刃一般。

调胃承气汤偏于去热，我们可以跟小承气汤做一下对标。小承气汤是大黄、枳实、厚朴。枳实是干什么的呢？它能打开管腔，无论是胆管、血管还是肠管，都可以用枳实给它打开。厚朴是什么呢？厚朴可以宽胸理气，而且可以让气机下行。所以，虚性腹胀的时候，我们前面讲到厚姜半甘参汤，一定要重用哪味药呢？是厚朴。厚朴是理气的。现在不是有一些宿便吗？要去实去胀满，去胀满的话就一定用到厚朴消胀，同时用枳实给它撑开，大黄给它往外通，这是小承气汤。小承气汤跟调胃承气汤的区别在于：小承气汤去胀满，而调胃承气汤主要偏于去热。在鉴别比较的时候要注意到这一点。

调胃承气汤在这个位置上并不是非用不可。因为在《金匮玉函经》里面用到的就是小承气汤。你看它后面讲的“《玉函》云，与小承气汤”，也有可能是小承气汤证。但实际在临床中会发现，“但热不寒者”还有一部分转归出现了白虎汤证，就是这个人老想喝水，情绪倒并不烦躁。

一般出现承气汤证的时候，患者情绪上都会有一点烦躁，眼珠子都是红的，感觉老想发疯。像这种情况，都得问他有没有宿便。因为有宿便，舌苔非常厚腻，就证明肚子里有东西没排出去。宿便产生的沼气往上冲到脑的时候，容易让人失去理智。这才是用到诸承气汤证的时候。大部分情况下，其实用白虎汤就够了。用白虎汤把他的肺热清掉，照样可以消除掉他的高烧。而且白虎汤证的特点是口渴，但大便还好，而且不容易发疯。这是我们讲到的“与”字。“与调胃承气汤”中的“与”，实际上是商榷的意思。大部分情况下应该是用调胃承气这类方子，是这么个意思，这就是“与”。

如果说用“主之”，那就是非它不可，我就得要这个，才是“主之”。而“与”就是大概应该是用它这一类的，你自己去选择，就像点菜一样，只要别超过总消费额度就行，是这个意思，这就是“与调胃承气汤”。

第 71 条：太阳病，发汗后，大汗出，胃中干，烦躁不得眠，欲得饮水者，少少与饮之，令胃气和则愈。若脉浮，小便不利，微热消渴者，五苓散主之。方三十四。（即猪苓散是。）

猪苓十八铢（去皮），泽泻一两六铢，白术十八铢，茯苓十八铢，桂枝半两（去皮）。

上五味，捣为散，以白饮和服方寸匕，日三服，多饮暖水，汗出愈。如法将息。

这段进入到今天要讲的重点，是什么呢？就是要进入到感冒之后的后期养护，以及养护不当所带来的调整方法。

“太阳病，发汗后，大汗出，胃中干，烦躁不得眠，欲得饮水者，少少与饮之，令胃气和则愈。若脉浮，小便不利，微热消渴者，五苓散主之。”后面讲到“即猪苓散是”，这是错误的。猪苓散的成分是猪苓、泽泻，再加上白术，那才是猪苓散。在《金匮要略》里，五苓散就是五苓散，猪苓散和五苓散不是一码事，它里面有时会有一些错文。

我们看这一整段，实际上是两条，要在哪儿进行截取呢？就是“令胃气和则愈”这一条，证明它做对了，怎么样才算做对了呢？“太阳病”这三个字隐含的意思，括弧里边的话是什么？听话听音，我们讲“太阳病”后面是什么呢？“脉浮，头项强痛而恶寒”，浮脉，脖颈子难受，会出现怕冷、发烧这种情况，这是属于太阳表证。

发汗后大汗出，给他发过汗了，他这人体质比较强，“大汗出”，发汗有点发过了，过了不要紧，他倒没很严重，只是“胃中干”，就是胃里缺水，烦躁不得眠。只要胃里有问题就会影响到睡觉。我昨天在咱们“幸福健康课”讲失眠的时候，讲到“胃不和则眠不安”，你睡不踏实觉，是因为你可能吃东西太多，有应酬，胃里老是有东西需要消化，你吃撑了，晚上十二点钟吃撑了，这一宿睡觉总感觉胃里不舒服，睡不踏实，这就是“胃不和则眠不安”。

不要以为只有晚上吃撑了才会导致睡不好觉，胃里有水也会睡不好觉。不光是有食物，胃里没有食物也没有水，“胃中干”也会烦躁不得眠。我们要永远记住，中国人讲究中正和平，号称中庸，不要走极端。应该怎么办呢？要么这话我跟你吵着说，要么我就不说。你不让我提意见，我不提了。你非走这极端干吗呢？你就不能笑着跟人家把话沟通清楚吗？你跟人好好说不行吗？就非得要不就骂人，要不就不吭声，走那么大的极端都是不好的。所以说，发汗后，“大汗出，胃中干”，他就会脱水，胃里边就会不舒服，就会“烦躁不得眠”，老想喝水。我们看“欲得饮水者”，肯定是内有所缺，必外有所求，“欲得饮水者”，不要什么甘草泻心汤，这时候不是甘草泻心汤证。

下面的经文“欲得饮水者，少少与饮之，令胃气和则愈”。多简单呀！不要吃药，就纯粹给他少喝点水就行。可是这事既简单又不简单，很少有人能够把它做对。我觉得现在同学应该都会了，都知道我的一贯原则：喝水时应该想喝一杯喝半杯，吃饭时想吃三碗吃一碗或者两碗，绝对不吃到第三碗，绝对不吃太饱。说话的时候明明可以说到这，但是不把话说满，再说多之后你老婆就要骂人了。说到这其实对方已经都明白了，就是要“少少与饮之”，少少与食之，少少与说之，说话、办事、吃饭、喝水全都点到为止。这就是“少少与饮之”，只要你觉得你尽兴，你就完了。关键是不要尽兴，人就应该这样，始终保持持满的状态。

我说的“持满”并不是说要让你吃饱，“持满”是保持满格电的状态。这都要出门了，手机现在只剩百分之二十的电，你慌不慌啊？你要保持电是满的。那么“持满”指的是保持自己行有余力。我们看《动物世界》的时候，你看那豹子、狮子，它虽然咬死一只羚羊也好，或者是什么食物也好，它把它拽到树上去，它不会一口气把它吃完，或者是吃到撑为止。不行的，因为它要是吃到撑，一群野狗过来就可以把它干掉，它就跑都跑不动，打也打不过，因为肚子太撑了。

大家都知道，吃太饱后，你去跑步试试，去跟人摔跤试试，你肯定打不过人家，因为你负担太重。太饿了不行，完全没力气；太饱了也不行。所以过饥过饱都是不利于生存的，这是动物的生存法则。得尽可能让自己处于安全状态。野兽对这种生物的本能尚且知道，人却不知道，这很可怕。所以我们一定要知道，最起码从生物本能来讲，都不应该过饥或者过饱。喝水更是如此。因为刚刚大发汗，而且又经历了一场酣畅淋漓的大战就是发高烧，又给他出汗退掉热，晚上还没睡好觉，烦躁不得眠。早起之后口干舌燥得厉害。要是不管着他点，这一杯子水他一口气咕咚咕咚喝下去，那就错了。有人说不就是一杯水吗，三百多毫升怕什么，难道这么大个人喝一杯水还能出问题吗？会出问题的。就这一杯水三百多毫升，我都建议最起码分成三到四次喝下去。包括喝茶，这一杯水喝到这就停下来，你自己数数，数上一百个数，数慢点，再喝下一次，再慢慢地喝，一点一点地喝。这样才能够消化、抓取、吸收、利用、蒸腾气化为我所用，这才是正常的喝水方法。所以叫作“少少与饮之”。

在农村时，我姥爷带着我们上地里去，坐马车，有时是骡子，有时是牛拉着。我舅舅家、我姨家的好多小孩都坐在后面的车上，他弄个鞭子赶着回去。那牲口忙活一天回到家里，水都已经给它晾好了。用自来水的话，直接出来的水是特别凉的，夏天自来水出来的都比较凉，农村里是这样的。所以提前先给它整上两桶，这几个牲口让它们轮流喝。即便如此，还要往水里撒点草什么的，让它吹着喝，不让它咕咚一口气喝下去。不然的话，它得去看兽医，会出问题的。去看兽医就又得花钱。农民很有智慧，也是为了省钱，兽医那时很贵。

我们讲无论是吃西瓜、吃冰棍，还是喝凉水，所有这些东西能不能吃。我昨天讲到一个重要原则："君子固密，避寒暑而处之。"避寒暑指的是冬天的时候，你说我不要在暖气屋里待着，我不要在火炉子旁取暖，我就是要上外边去冬练三九，上外边光膀冻着去，这是有毛病啊！夏天反过来也是一样，你大夏天的非要出去天灸，非要出去硬晒，晒得跟大猩猩一样，而且都脱皮了。你知道农民被迫在户外劳动，长时间的劳动，他尚且知道要避开最烈的日光，要躲在屋子里。大家去农村转转就知道，家家户户只要是有地的，没有一个说我中午的时候必须捣鼓我那两亩地，中午也不歇，去锄地，没有这样傻的人。难道他不知道天灸？他都是最热的时候躲着，叫"避寒暑"。

冬天的时候就躲在暖气屋里，夏天的时候躲在空调屋里，我觉得爽得不得了，这是无比好的。你为什么非得去否定这个呢？只不过空调别吹得太狠，吹到最后自己都感冒了。凉凉爽爽地在大树底下扇扇子，或者现在这种条件吹吹空调不是很好吗？

冬天如果出去锻炼，不要早起，不要四点多钟就爬起来，应该等到太阳出来，迎着日光，最好是九点多、十点多的时候，朝阳升起、阳气升腾的时候去锻炼。太阳把自己晒得暖暖洋洋的，要懂得这样去养生，而不是那样极端去做。

中医经方从来都是避寒暑而处之。冬天不要出去触冒风寒，夏天也不要出去硬晒，很容易中暑。正常一点不行吗？我们是要锻炼，但要在保护好自己的情况下锻炼。

吃饭喝水也是一样，我们要保护好自己，去摄取它。这时候“令胃气和则愈”，千万别忘了是“太阳病，发汗后，大汗出，胃中干，烦躁不得眠”。“胃中干”，胃不合则眠不安；“欲得饮水者，少少与饮之”，你要管着他点。如果是你自己，你要管住自己的嘴，慢慢地喝，少少地喝，“令胃气和则愈”，那就会逐渐好转。

假如我们没有这样去喝水，而是随心所欲地多喝水，有一个电影台词说：“哎呀，看的真是随心所欲地活着呀！”就是感觉自己净出洋相，那人一点都不顾及自己的体面，不顾及自己的人，就随心所欲地活着。如果一个人随心所欲地喝水，我就是要多喝水，结果呢？“若脉浮，小便不利”，这说明什么呢？喝进来的水，脉管里的水一下子多了，但小便还排不出去。“微热消渴者，五苓散主之”，这时候重点来了。喝进来的这些水，有没有被真正抓取利用上呢？你说腿寒可以去晒太阳，当然可以。但如果喝进来的水不能被抓取利用，出现“小便不利”这种情况，应该怎么办？应该给他发汗解表，同时给他利尿。这才是五苓散的用意，我们把它称为太阳蓄水证。

这种情况下，患者一般不会起高烧，通常会起微热，体温一般在 38.5℃左右。我们来看这时候的“消渴”，这是一种很奇怪的现象：他一直很渴，一直想喝水，但喝进去过一会儿就会吐出来，吃饭吐饭，喝水吐水，但仍然渴得厉害，老想喝水。像这种情况就是太阳蓄水证，是太阳膀胱蓄水证，膀胱经和膀胱腑同时出现了问题。

那么我们用五苓散干什么呢？五苓散的组成是：“猪苓十八铢，泽泻一两六铢，白术十八铢，茯苓十八铢，桂枝半两，去皮。”

大家要注意这几味药分别在干什么。第一个猪苓是通利尿道，针对尿路感染常常去用，它是咸寒之品，咸能入肾，寒能入水分，猪苓直接利尿；泽泻是把全身的水，包括头面部的水全部聚集，运送到泌尿系统；白术是运转于中焦，祛除寒湿之用；茯苓是通利三焦的，这里不再赘述；桂枝起两方面作用，第一是引药达表，首先给他扩展到体表，第二是可以降逆气，这是我们讲到的桂枝的作用。

首先，大家记住五苓散的配比。有时我自己都记不太准，因为它用量的多少铢，换算起来很麻烦。所以大家可以直接记在自己的手机或本子上。猪苓十八铢，我是经过换算的，直接给大家讲这配比就好：猪苓用 60 克、泽泻用 100 克、白术用 60 克、茯苓用 60 克、桂枝用 40 克。

对大家来说，按一铢等于 0.65 克进行换算是有必要的。我之所以记不住是因为不常用，除了五苓散或者几个散剂，因为《伤寒论》里大部分都是汤剂，所以不会用到铢这个换算单位，不像两这些单位这么常用。记不住没关系，你把这些内容直接标注清楚。反正我们是实用主义，买五苓散的时候，把这比例单直接发给他，他就按照这个抓药。以上这些药打粉装罐保存，一共是 320 克，这是讲到的五苓散。

五苓散这几味药给大家从药性上稍微介绍一下，因为我很讨厌跟人辩论。首先第一个，我不跟西医辩论，因为我承认西医很强，我们中医只是土郎中，而且我们的目标是一致的，应该都是帮人把疾病解决掉。所以我们不是敌对关系，属于友军关系，属于同盟关系。他办不到的我来替他办，我办不到的请他帮我办。所以说中医跟西医是这样结合的，不是说谁指导谁，西医的理论来指导中医，不行，中医的理论来指导西医，也没有必要这样去做，不需要谁指导谁，各有所长，共同协同作战是要干掉疾病，恢复人的健康。第二个我不喜欢跟人辩论，是因为有些没有必要辩论。比如多少铢，如果我真的不知道，我承认我不知道，没关系。

五苓散这几味药，买的时候不要买次的，因为它不再煮汤，而是直接药面打进去。现在外面的药如果有些不太干净，比如说你去的不是同仁堂、胡庆余堂或者雷允上这些知名大牌子，而是去了一些普通的、不专业的药店，他们主要是卖西药的，现在中医火了，就开个中医柜台，卖的中药品质很差，里面好多土。你可千万不要买五苓散的时候上那儿买。去像同仁堂这种比较规矩的地方会更好。

当你要求打五苓散时，药店可能会告诉你，他们没有机器，或者机器打得很粗。其实花一百多元买的打粉机，就可以把药打得非常非常细。正规药店的药材比较干净、比较好，所以我们可以直接拿回来自己打成粉，必要时喝就可以了。五苓散是我随身配备的。

五苓散里面的猪苓、泽泻、茯苓、白术这几味药，都是干什么的呢？全部都是利尿的。但在利尿过程中，又有桂枝去解表。所以它的用法是："上五味，捣为散，以白饮和服方寸匕，日三服，多饮暖水，汗出愈。如法将息。""白饮"指的是白米汤，"方寸匕"指的是古代用的木勺，差不多一方寸匕，有点像铲子一样，基本上把它理解为 3—5 克就可以。"日三服"是一天用三次，每次喝完之后"多饮暖水"，汗出则愈。这是要注意到的。为什么一定要多饮暖水，汗出则愈呢？因为大家知道，但凡碰到五苓散证，患者都是属于小便不利。小便有没有呢？有，但是小便尿得不好，而且是吃饭吐饭，喝水吐水。

我先给大家举一个例子。有个小男孩晕车晕得非常厉害，他坐车永远都是坐在前面副驾驶，从小时候就这样。因为他只要是坐到后排，从这村到另一村亲戚那里，距离才两公里，就已经晕车了。后来我给他用五苓散，用的时候跟他讲："你喝完五苓散后就不晕车了，要不要试一试？"他说："可以呀，但是能不能喝得下去呢？"其实五苓散倒并不太难喝，直接生吞，吃完之后漱漱口就好。我说这里有一个最关键的要诀，就是你喝完五苓散之后，一定要多喝热水，要出一点点汗，这才算是达到目标。

吃桂枝汤不是目标，要喝碗粥，然后关闭门窗盖上薄被，稍微发两小时的汗，这才是目标，才能够把病毒去除掉。否则你如果喝完桂枝汤之后，出去吹冷风、吹空调，是好不了的。这就是我们讲的，吃药不是目的，治好病才是目的。怎么样治好病呢？要让他出一点点润汗。吃五苓散也不是目的，吃完之后一定要让他稍微出一点点汗，然后这尿就哗哗地全出来了。我们经常讲，你只要让他出点汗，汗毛孔打开，他底下的尿就会变很多，一下子水全都倾泻下来。

猪苓、茯苓、泽泻，包括白术全都是利尿剂，但是它们永远离不开一个阀门，是什么呢？桂枝冲到上面去之后，啪的一下，把毛孔打开。而且桂枝"自己去"，这时候不加白芍，不要有任何牵制，直接给他用桂枝，叫单刀直入。植物尖刀队直接冲上去把毛孔打开。这时候它得需要有个帮助，就是多喝点热水。多喝点热水的话，这水性给他积着，让它啪啪快速地打开，而且水性又能够上去。出一点点汗之后很迅速就会回头，水要往下走的嘛，然后又变成小便排出体外，快速地把脏水给他排出去。这就是我们讲到的五苓散用法。

我讲的时候，这男孩听得津津有味，说："叔叔我知道了，吃五苓散吃多长时间，吃半个月才能好吗？"他知道我这东西起效是比较快速的。我说："你就吃一个礼拜，不要等着要出门，才想起来说这时候吃能缓解。不如你现在就直接一口气吃上一个礼拜。"他吃上一个礼拜后，再也没有闹过晕车，包括去海上玩，去海滩，坐摩托艇之类的也都没问题。

我家二宝爱喝五苓散。我也觉得纳闷，他在那用手指，我说："你要喝水吗？"他还在那指。我媳妇过来翻译说："他要吃五苓散，他爱吃五苓散。"不知道怎么回事。这小孩学话晚，现在都两岁多了，还不太会表达。他什么都能听明白，脑子肯定没问题，但就是说话晚。后来我媳妇让我给他调那五苓散喝的时候，我说："要不我给他拍下来，看看这家伙是怎么回事。"拍下来就发到我的视频号里，很好玩。他喝五苓散也觉得苦，但是他还是要喝。为什么呢？我估计他喝完之后觉得舒服。

夏天的时候，很多小孩容易上吐下泻。但凡碰到一个孩子上吐下泻，胃肠型感冒，而且小便不利，吃什么吐什么。用倪师的话说，吃饭吐饭，喝水吐水，喝奶都吐奶。这小孩子吐奶吐得厉害。哎，很奇怪，给他喝五苓散，他就偏偏不吐。五苓散多难喝，正常来讲中药面很难喝，小孩子能喝进去吗？他就能喝进去！你给他哄着喝进去之后，再多喝点热水，让他稍微捂一捂，汗出之后他哗哗地尿，尿不湿全尿满。这时他就好了，不会再上吐下泻。

贵人语迟，我真希望我儿子以后能够平平安安的。我们同行还说不急，说他三岁才会说话。我们老王家有一个叫王阳明的，他也很聪明，五岁时才会说话，所以我才不着急。我觉得儿子现在会叫爸爸妈妈，会说一些简单的词汇，就已经不错了，他慢慢会很好的。我小时候说话也有点不太好，但现在不也是正常地跟大家聊天表达吗？而且确确实实是我觉得说话迟的人聪明。因为说话太早之后，会把气都泄掉，他说话晚一点，蓄水池子会高一些，可能脑子里内容会更多一些，我希望他是这样的。

现在大家可能觉得，王老师的知识存储量很大，那是因为我已经四十岁了，前面几十年时间里大量看书，五花八门的书都看。后来专注于医书，特别是经方派的医书，进行了这样的切换。为什么我讲历史时能够信手拈来，那是因为我看了大量的书，但具体的名字、时间、公元多少年，这些细节记不住了，早就忘了，那都是十几年前看的书。看了这么多书，现在这短短两三年时间才给大家分享出来，所以显得知识存储量比较大，其实这些知识已经存储了三十多年了。

现在给大家介绍五苓散，针对晕车晕船、小儿上吐下泻、胃肠型感冒等症状。小儿上吐下泻时，虽然患者不会说话，但会发低烧，38.5℃以内，或者有时会起高热，39℃以内。只要看到他老是呕吐，可以考虑用五苓散。大人一般用 3—5 克，小孩酌量稍微减一点。

我给大家分享一下使用五苓散的一些小经验。有的小孩流口水，这种情况很讨厌。他们会容易长浸淫疮，嘴角容易烂掉，口水老是莫名其妙地很多。包括有的大人睡觉时也是这样，枕头上全是口水。这时给他用五苓散是很好的。

除了流口水之外，还有脑积水患者。得脑积水就像有人说“脑子进水了”，虽然这是一句玩笑话，但有些小孩子，尤其是刚刚出生的婴儿，确实会容易出现脑积水。特别是难产出来的小孩子，有人说这小孩一直在哭闹，而且不喝奶，一直在哭，还有黄疸。我曾经接触过这样一个患儿，是用茵陈五苓散给他治好的。因为他的黄疸非常非常严重，黄疸数值我记不住了，但人家一测，说：“哇！这黄疸很严重。”一般的小孩晒晒太阳，就会尿出一大泡黄的尿来，然后黄疸就退了，总胆红素会随着尿液排出体外。但是这小孩晒太阳之后，黄疸数值还是很高，非常吓人。而且他完全不喝奶，成天哭，白天哭晚上也哭，小孩很可怜，还有点发烧。这时候给他挂水什么的消不下去肿，这时候给他用茵陈五苓散，这是我接触过的一次。

茵陈五苓散是由五苓散加茵陈蒿组成。茵陈蒿与五苓散的总量比例为 1 ： 1，即猪苓、茯苓、泽泻、白术、桂枝加起来的总量如果是 50 克，茵陈蒿也用 50 克。各自打粉，然后混合在一起，称之为茵陈五苓散。茵陈蒿用于降总胆红素、退黄疸，尤其是明黄疸是必用的。我们给患者用茵陈五苓散，服用两三天后，黄疸就会退去，小孩的烧也会退，能吃东西了。否则，不管怎么喂，喂完之后就吐奶，非常可怜。当时给小孩做脑部 CT，判定可能有先天性脑部发育问题，因为有脑积水，爸爸妈妈都非常心疼和慌张。在这种情况下，连续用了三天五苓散，总共花费不超过二十元，黄疸就退了。

所以说，中医的特色是什么呢？简便验廉。既可以灵活使用经方方剂，又可以让老百姓花很少的钱。知识就是力量，知识是无穷无尽的宝库。假如这种情况发生在自己家里，小孩出现发烧不退、黄疸不退、吃什么吐什么、全身浮肿，做 CT 后被告知可能智力发育不好，因为有脑积水，作为父母和祖父母会非常担心。但其实只需要几元就可以解决的问题，二十多元买的茵陈五苓散根本没用完，后来也就扔了，因为没有再出现黄疸。平时用五苓散的机会多，用茵陈五苓散的机会比较少。那次之后，他们全家就特别信中医。

平时五苓散可以治疗什么呢?

五苓散可以用于治疗带状疱疹的急性发作期。日本很多经方派特别喜欢用五苓散治疗带状疱疹的急性发作期。可以用艾灸灸它的两头,如果是一片的话,可以拿薄薄的棉,再用凡士林粘上后,撩一下即可。如果过了急性发作期，还有一点点后遗症，身上有一点疼痛的话，可以用密陀僧。密陀僧的质量很重，可以打粉后，用膏状的凡士林将密陀僧少量搅拌均匀，抹在疼痛的部位，抹薄薄的一层，连续几天，疼痛的后遗症就会消散。如果能够内服五苓散，效果会更快。这是灵活运用经方，可以用于带状疱疹（缠腰龙）的治疗。

当患者出现肾小球肾炎、肾盂肾炎等问题时，也常常会用到五苓散。只要患者有水肿、小便不利，还有点发低烧，最关键是吃啥吐啥，在这种情况下就可以用五苓散。

我给大家再分享一个我曾经拿五苓散调整两个非常难缠的病人案例。其中一个患者是用抗生素过敏。他没有做皮试，直接自己口服。他以前吃头孢抗生素是做过皮试的，但是几年前做过，做完后吃头孢没问题，所以后来他就买那种头孢，但是那一次他口服头孢前没做皮试，觉得没问题，结果吃完之后全身起了一层疹子，痒得不得了，晚上挠得不得了，脸上都起了一层。所以第二天直接就请假，戴着口罩和帽子来见我，说："我完了，我可能是吃抗生素过敏。我以前吃过，但是这一次没做皮试，直接一下子就中招了。"

那时候我给他进行号脉，他是浮脉。正常来讲，像他这种疹子，我们可能会考虑用到桂枝汤或者麻黄汤，或者是麻黄加术汤、麻黄连翘赤豆汤等。只要是没有汗，就会给他用麻黄剂，但他当时是有汗的。脉浮肯定是用桂枝剂，但没有用普通的桂枝汤加白术、附子，或者是白术、茯苓等。那这些症状用什么呢？用的是五苓散。因为他有点口渴，但又不能喝水，觉得眼睛都是肿的，想喝水但喝不进去，总想吐。他自己描述这些症状时，我直接就确定了用五苓散。五苓散给他使用后，第二天他身上就不那么痒了，疹子过了几天慢慢变成了干皮，蜕下一层干皮。这是我曾经的一个经历。

所以，针对抗生素过敏，大家不要太害怕。这里提醒一句话，叫作"有是证用是方"。甭管是由于疾病导致的，还是用药产生的中毒反应，只要出现了症状，就可以用相应的经方。这是我们要掌握的。

后来还有一次是碰到一个激素患儿。他眼泡非常肿，身上其他地方没肿，就是脸肿。平时脸不肿，一感冒脸就肿。平时眼袋会很大，眼泡会很重，上下眼皮都是肿的，老容易流眼泪，视力疲劳，出现了一点近视。但后来事实证明他是假性近视。因为给他用了一段时间五苓散之后，他比以前视力明显恢复。他所谓的近视，医生告诉他说：“你这应该是假性近视吧。”眼科大夫也挺有意思，本来这孩子马上要配眼镜了，结果到最后眼镜也没配成，说：“回去吧，没事，你这可能是假性近视。”他也不知道我们给他用了五苓散，消除掉了他的眼内压。

他为什么长期眼肿呢？是因为他误用过激素。当时给他用了一些地塞米松退烧，退烧之后，这小孩肾脏功能不全，一下子就肿了。这属于激素后遗症，也可以使用五苓散进行调理。

讲到这里，让我想起一本医书上的一句话。书中提到一些古代医家，比如金元四大家之首刘完素。刘完素曾经有一次上山采药，偶染风寒，出现感冒、发烧、流鼻涕、身上怕冷得厉害，咳嗽也很凶。这时候他给自己用了千金苇茎汤，又用了桔梗甘草汤，但都没有效果。后来他碰到一个乡医，这位乡村医生给他用了一味药鱼腥草，而且是大剂量使用，结果把他的咳嗽止住了。从此以后，他便把鱼腥草记下来，作为他的常用药。

当我看到这本医书时，我感到很不爽。大家知道为什么吗？因为书中有意识地抬高鱼腥草的地位。没有必要去打压其他药物，尤其是经方。很明显，我们讲刘完素的故事，实际上我们经方派的人大部分都知道这段历史。他确实有一次感冒，自己用了半天经方没有好，所以后来开创了一些方子。但是我们要知道，他经方没用好，是因为他自己没用对。他感冒发烧、恶寒咳嗽，是典型的小青龙汤证或者麻黄汤证。咳嗽这么凶，一定是毛孔闭合的，用什么千金苇茎汤？又不是肺中有痈，又不是肺痈证。肺中有痈有脓才会用到千金苇茎汤。《千金方》上所记载的方子，用苇茎或者芦根代替，加上薏仁，再用冬瓜籽、桃仁，清除里面的湿痰、死血、烂掉的肺液，因为桔梗甘草汤是清除嗓子里一些积脓。现在很多人出现发烧、怕冷、恶寒、咳嗽等症状，就盲目地使用麻黄剂，结果发现效果不佳，于是感叹："哎呀，我用了这么重的经方，连千金苇茎汤也没救得了我，桔梗甘草汤也没有救得了我，排脓汤什么的，而我用了一个鱼腥草就好了，所以鱼腥草太厉害，比经方还厉害。"这种说法是无比愚蠢的，经方与鱼腥草之间不能这样简单地进行比较，问题出在你自己没有用对经方。

经方是我们必须真正熟识并掌握的，其核心原则是"有是证用是方"。无论是疾病导致的症状，还是药物中毒引起的反应，甚至更严重的情况，如核辐射导致的皮肤溃烂、掉头发等，其实都有办法应对，关键在于正确运用经方，用经方慢慢弥补和调理。当我们认真学习经方后，会对其产生一种依赖和敬畏之情。你会发现，经方其实远远没有外人所想象的那么简单，也没有大家想象的那么神秘，它是一种非常实用的技术。而要掌握这门技术，需要熟能生巧、反复钻研、用心体会，才能真正将其融入自身。

不要轻易地去否定经方。比如有人认为静脉曲张应该用芍药甘草汤，结果用了破格救心汤，发现没有缓解静脉曲张，就得出结论说经方不好使，转而去使用其他乱七八糟的药物，这种想法是非常愚蠢的，我们不应该这样做。

其实，五苓散给我留下最深刻的印象是哪次呢？在我跟着老师实习的时候，有一个女性在结扎后一直呕吐，连水都喝不进去。当时我们中医医院的大夫大部分不会用中医，感冒就开普通感冒胶囊，很少有人会开含有麻黄、桂枝、连翘等成分的处方。但难得的是，我们跟的那位老师是妇产科的，他给这位女性开了五苓散，她吃完后很快就出院了，这让我印象深刻。我实习了这么久，总算碰到一次用中药治疗的情况。至于这种结扎后的呕吐，当时老师在写病例时犹豫了半天，最后定性为“结扎性呕吐”，到现在我也不知道有没有这种病名。其实病名并不重要，重要的是只要出现水入即吐、小便不利、伴有低烧等症状，无论是感染性呕吐还是其他原因引起的呕吐，都可以用五苓散来进行调理。这也是我们经常讲的，倪师所说的中医人行走江湖时，身边必备的方剂之一就是五苓散。

关于五苓散，它还有很多条文和扩展应用，我们会在下一讲中继续为大家详细讲解。

第十七讲

【伤寒论精讲】

有人对我说，像我这样不断学习、提升自己的人不多。我听后很高兴。我身边的同学、朋友，他们更多的是喜欢出去钓鱼、吃烤串、打牌、喝酒、吹牛，已经过上了非常潇洒的退休式生活。但是，我不会钓鱼，打麻将也不知道什么叫赢，从小就不知道什么叫赢。其他的比如吃饭、喝酒、吹牛，我也不太擅长，只能待在家里，做一些无聊的事。像很多同龄人一样，我偶尔拍点短视频，搞笑一下，出出洋相，或者搏一搏流量，也就这样了。

有个小女孩对我说，其实现在很多年轻人也是如此，许多年轻人也不愿意学习，反而更倾向于参与一些浮躁的事情。哈哈！倒是很多老年人，更愿意不断学习。也许是因为他们年轻时就是家里面扛起大旗的人，中年时又是社会的中流砥柱。人有惯性，优秀是一种惯性。他们即便退休了，也依然闲不下来。如果整天无所事事，反而会感到痛苦。我们刚才聊到这个话题，觉得确实有一定的道理。无论是“幸福健康课”，还是像“天视大健康”这样的项目，我们的受众群体中有很多都是我的长辈；也有一部分是我的哥哥姐姐，年纪比我小的则是我的宝贝们。哈哈！不过年长者占多数，他们一生都很优秀，到了现在依然停不下来，愿意为家人的健康付出时间和精力，甚至愿意学习中医。优秀是一种习惯。常有人说岁月静好，只是因为有别人在替您前行，或许我们这些人就是这种替家人负重前行的人。

上次我们讲到了五苓散。大家一定要充分了解和掌握它，因为五苓散可以用于春夏秋冬，可以随身带。无论白天还是黑夜，小孩拉稀腹泻了，上吐下泻，像这种情况就可以考虑直接用五苓散。在我家中，五苓散是常备药。有些人睡觉流口水，可以用五苓散。有些婴幼儿呕吐，可以用五苓散。有些水肿，可以用五苓散。甚至有些脑积水，可以用五苓散。

五苓散还可以针对小儿疝气。如果孩子患有疝气，睾丸会出现水肿，并伴随剧烈疼痛，这是由于睾丸的各种水液代谢不掉导致的，此时可以给孩子服用五苓散，服用几天后看看是否能减轻症状。这是五苓散的另一个用法。

如果出现水疝的情况，通常单用五苓散就能有效解决。如果出现其他复杂问题，我们则有是证，用是方，根据实证对该方进行加减化裁。五苓散加上人参，就是著名的春泽汤。如果结合四逆散以及其他适当的加减化裁，基本上可以解决男性水疝，也就是睾丸肿大的问题，但五苓散是一个常用的基础方子，基本上不需要过多的加减化裁，大家要记住这张方子。

再举一个例子。有位男士平时喜欢喝茶、抽烟，但不喝酒。他有一个问题，就是不停地大量地吐痰，而且痰中带有水，属于清痰，应该是寒性痰。后来，痰逐渐转化为热痰，出现黄痰、白痰交杂，有时甚至混有类似脓液的东西。根据他的症状进行辨证，我们也考虑使用五苓散。这位男士是我们的学员，他曾自行服用了桔梗甘草汤，症状有所缓解。之后，他又加用了冬瓜子和竹茹，感觉稍微好些，但痰始终未能完全消除。在这种情况下，我们决定给他使用五苓散。

为什么要用五苓散呢？原因很简单，他的痰源源不断地分泌，尤其是每次睡觉时会流口水。这种情况是因为体内的水分未能充分温阳气化，导致不断生成湿痰。肺的容量有限，哪会有那么多痰呢？实际上，是因为他每天饮用的水无法顺利气化，结果变成痰排出来。因此，我们使用五苓散来温阳化水，清理痰的根源。同时，结合桔梗甘草汤和竹茹，经过治疗后他的症状就没有再复发。这就是五苓散的适应证之一。

《伤寒论》第 42 页中提到五苓散的服用方法：“上五味，捣为散，以白饮和服方寸匕。”这里的“白饮”指的是面汤、米汤、饺子汤等含有食物的稀汤，用这种稀汤来服用方寸匕的药（大约 3—5 克的药粉）。服药后需要多饮暖水，汗出则病愈。那么，这里的暖水能不能用稀饭汤代替呢？答案是否定的。

所谓“方寸匕”，就是指能容纳 3—5 克药粉的方形木勺。现在我们使用的铁勺或瓷勺，是现代的用具，而古时用的勺子是四四方方的木勺。举一个案例。今年年初，在春节期间，大年初一或是大年三十，一位来自内蒙古的女士联系我，说她的母亲患有“三高”问题，之前在当地最好的医院 ICU 抢救后，病情基本稳定下来。但是，老人有一个问题，始终没有解决：水米不进，吃什么吐什么。十多天的时间里，老人迅速消瘦，院方在她的肝肾功能好转后，建议出院，认为其他问题不再属于他们的治疗范围。回家后，尽管环境舒适，但情况依旧，任何人做的饭菜她都吃不下去。这时，她打电话给我，说她妈妈晕得厉害，极度消瘦，且吃什么吐什么。我呢，既然人家张口了，就准备买机票过去看诊。忽然，我在微信上问了她一句：之前开的药面还有吗？她回答说有，但没吃，因为她认为五苓散是针对一些轻微的疾病，无法解决如此严重的问题。她还说：“都进了 ICU 抢救，怎么可能用土郎中开的五苓散呢？不可能有效果的。”我对她说：“让您母亲先吃，吃了之后中午告诉我效果。如果不见好转，我就亲自过去。”

结果，她妈妈服用了一勺五苓散后，病情就有了缓解，老人能喝点水了，随后又能吃些食物。到了中午，再服一次，情况又有改善。到晚上（一天服用了三次），老人胃口大开，老人终于主动要求吃东西。哈哈！于是，她说："您不用来了！我妈妈她接着吃就行了。"

第二天，又发生了一件事。她告诉我，第二天，她妈妈吃完药之后，药又不好使了。我说："不可能啊，不可能这么快产生抗药性或耐药性。尤其是中药中的经方五苓散，按理说是不会产生耐药性的。"我接着问："您是怎么给她吃的？"她回答："我用稀饭汤把药搅和搅和之后服下的，吃完药后还多喝了些米汤。"问题就出在这里！她没有按照要求"多饮暖水"，而是多喝了米汤。她为什么多饮米汤呢？她说是因为我之前讲桂枝汤时，提到喝完桂枝汤后需要啜热稀粥一碗，盖好被子发汗。桂枝汤的目的是鼓舞胃气，通过发汗来排出体内寒气，而且要持续出汗一到两小时，达到均匀排汗的效果。然而，在服用五苓散后，再喝热稀粥就不对了。

五苓散的作用是利尿，喝完药后多饮暖水是为了轻微地打开毛孔，以促进利尿，而不是发汗。所以，这位女士的做法出现了问题。她把五苓散后的"多饮暖水"误换成了桂枝汤里的"多饮热稀粥"。喝五苓散后又喝热稀粥，这就不对了。粥是黏糊糊的，反倒不容易利尿。

五苓散的目的是利尿，所以应该让她多饮暖水。如果不遵医嘱，导致汗液排出不足，利尿效果受阻，三焦不通，身体内的水液代谢就无法顺利进行。她本应该按照医嘱多喝清清爽爽的白开水，而她喝五苓散后又喝热稀粥，这就不对了。一字不动，必须严格按照原文去执行，就不会出现这么多问题。脑子灵活的人在日常生活中可能会处理问题更加灵活，但在这里没有商量的余地，必须按照原文执行。服用五苓散后，必须多饮暖水。这样，毛孔会稍微打开，接着就会不停地排尿，汗出则愈。所以，服用五苓散后，千万不要吹空调、不要吹风扇，也不要处于穿堂风中。要稍微穿厚一点，盖上被子，最好坐着而不是躺着，裹着被子，让身体稍微出一点毛毛汗。当有上厕所的感觉时，就说明药效开始发挥了。五苓散的一个适应证就是小便不利。有些患者会腹泻，水分通过大肠排出，但尿液却不通畅。在这种情况下，只要出了汗，小便也会随之排出。就像吸管的原理一样，如果上面堵住了，底下的水是出不来的。我们要做的，就是让水从下方排出，而一旦上面的汗孔打开，水便会迅速排出。

这位阿姨此前可能没有看过我们的直播，她的女儿把之前的课程视频压缩进了 U 盘，她从早到晚一直在看。她感叹道："碰到了神医！感觉自己真有福气，晚年时遇到了这么好的医生！"这就是她的亲身经历。经方里没有一个字是多余的，没有一句是废话，不能随意更改。这就是我们讲到的"多饮暖水，汗出则愈"。

第 72 条：发汗已，脉浮数烦渴者，五苓散主之。三十五。（用前第三十四方。）

这句话的意思是：发完汗后，脉浮而且数，烦渴者，五苓散主之。这是简文，它省略了很多话。它暗含的意思是：我们有很多人，湿气重，湿气重的人在碰到感冒时，你想给他发发汗，一定要考虑到他的湿气。所以，用桂枝汤的时候，要加上白术，或者白术、茯苓，我们一边发汗一边祛湿，这样就不会有问题。用麻黄汤时也一样。看到他肿得厉害，看舌头是最明显的。患者把舌头伸出来，别光看舌苔，要看一下舌体，好像是给泡胀了一样，占满了口腔。像这种情况，我们就需要给他一边发汗一边祛湿。他体内有湿，湿性黏腻。湿气和其他的汗、水不一样。发汗时是好水出去了，细菌病毒通过毛孔带出去了，但是湿性黏腻，它是地痞流氓，它没有参与这场战斗，相当于家里边的好小伙，那个正派的保护家人的维护正常生活秩序的精锐力量，全部冲出去保家卫国，跟敌人共同战斗然后共同消亡，但留下一些地痞流氓。湿气存留在我们身体里面，这就很麻烦。这种情况下，会出现脉浮数而烦渴。所以，平时，有湿气的人发汗时要特别注意，给他看一看舌头，看一看小便。要问这两个事。这两个事实际上是在锁定我们该用哪张方子。舌头非常胖大，我们一定用桂枝汤或者麻黄汤加白术加祛湿的药。如果他的舌头胖大不是很明显，就要问第二个问题：小便怎么样？小便不是很好，滴滴答答的，排不痛快。

下焦有些停水，这时不要发汗，要用猪苓汤来利尿。利完尿后，烧就退了。这句话的意思是：中医有汗、吐、下、和、温、清、补、消，下法不仅仅是利大便，也利小便。我们身体里面如果出现脏水，就应该用点猪苓汤。脏水一直在体内而不能排出体外，他小便不利，就给利小便。把脏水去掉后，他低烧自然而然就好了。他不会是发高烧，也不会怕冷，也会有炎症，也会有低烧 38℃左右持续不退，用什么样的方法都不如直接用猪苓汤。

所以，再重复一遍，我们但凡碰到外感的情况，脉浮数，肯定用一些发汗解表的方式和方法。在发汗解表之前，必须要做一个排出：第一个，把舌头伸出来，看舌像，不光看舌苔，还要看胖大程度，如果胖大，就是中焦有湿，需要一边发汗一边祛湿。第二个问题就是问问小便怎么样。小便不利，最近小便滴滴答答的，起不了高烧，此时用猪苓汤或者三仁汤，才能把烧退掉，否则的话，退不下去。发汗是使烧退一点，但烧退不干净，很快又起来了。湿性黏腻，缠绵不断，它就不走了，因为你把好的小伙子全都派去战场散出去了，现在身体里面沉重，留下的全都是地痞流氓。所以，要注意湿气，给他发汗之前，要注意问清楚这两个问题。

关于三仁汤，回头找机会再讲。

如果舌苔发黄，不要以为它就是化热了，它极有可能是有宿食。所以发汗时，在桂枝汤或者麻黄汤里加点推动清理宿食的药。清理宿食宿便的一些方法：山楂消化食物；鸡屎藤通便，但它不像大黄那么凶猛去清理宿食宿便；还可以加一些炒谷芽、炒麦芽，爱吃馒头，炒麦芽；爱吃米饭，炒谷芽，同样的去消除里面的宿食。

看舌苔的时候，舌苔很厚，一方面代表寒湿，如果发黄的话，代表里面有宿食。那就用清宿食的方法，防止二次反复发热。这时，出现了个问题："老师，您说晚了，我已经给他发完汗了，它应该一边发汗一边祛湿，但是我已经给他发汗了，发完汗烧退了现在又开始反弹了。脉浮数又烦又渴，那是不是该用白虎人参汤呢？脉浮数，烦而渴，这不是典型的白虎人参汤证，为何这里写的五苓散呢？"所以，这就是它不合理的地方。这就是简文。白虎人参汤，是脉浮数而渴，五苓散也是脉浮数而渴，那它们的鉴别要点在哪儿？都是想喝水。但是，五苓散证多了一个小便不利。你问他，小便怎么样？不太好啊！那就是五苓散证。想不想吐，有点想吐，那就是五苓散证。白虎人参汤证虽然脉浮数，而且烦渴，老想喝水，但喝完不吐，喝完很爽，而且小便正常排。看他喝水和排尿，就可以鉴别出来。都是大量喝水，只不过喝来喝去，一个想吐而且小便不出来；另一个是该喝喝，该尿尿，没问题。这就是鉴别要点。

第 73 条：伤寒，汗出而渴者，五苓散主之；不渴者，茯苓甘草汤主之。方三十六。

茯苓二两，桂枝二两（去皮），甘草一两（炙），生姜三两（切）。

上四味，以水四升，煮取二升，去滓，分温三服。

如果一个人喝水喝得有点多，给他排汗后，发现他属于“湿家”，即体内有湿。比如，他天天喝水，胃里有停饮，脾胃中有水，发出“咣当咣当”的声音。这种情况下，你给他发了汗，但没有用五苓散。发完汗后，他仍然感到难受、口渴，那么就应该用五苓散。也就是说，本来就应该用五苓散，你没有用，那就应该停留在五苓散上，不用去乱动别的方子。相反，如果发完汗后不觉得口渴，那就应该用茯苓甘草汤。茯苓甘草汤与五苓散的鉴别要点在于是否口渴。

现在来看一下茯苓甘草汤的构成：茯苓二两，桂枝二两（去皮），甘草一两（炙），生姜三两（切）。其实它的名字应该叫作苓桂姜甘汤，是在桂枝甘草汤的基础上加上茯苓和生姜。《金匮要略》上茯苓不是用的二两，而是三两，我更倾向于茯苓三两，少了不好使。茯苓起码用到 30 克，甚至 50—60 克才好使，茯苓轻了不行。

苓桂姜甘汤证的典型代表：如果水在中隔，我们的横膈膜这个位置上晃动的话，它相当于我们的底座，会影响到我们的颅脑组织的平衡感，就会特别容易晕车、晕船、晕飞机。这是苓桂术甘汤适应证。给他消除掉，很快，就会把美尼尔氏综合征消除掉。什么美尼尔氏，听起来很洋气，直接用土郎中的这个苓桂术甘汤，一打一个准。如果它的水停留在胃里面，胃里咣当咣当、咕咚咕咚，胃就像皮带一样，里有液体。这种情况，胃中有停饮，就需要用苓桂姜甘汤。生姜直接把胃里的浊水给排出去。还有部分生姜也可以健胃，把胃里面的水分吸收，把水利用起来。这是苓桂姜甘汤。

如果我们的脐下动呀动呀，好像怀孕胎动一样，这种情况是脐下悸，肚脐下面关元穴这个位置。男同志怎么还出现这种情况呢？欲作奔豚，有水气要上冲，集结起来想上冲，但它没上冲的意思，此时，用苓桂枣甘汤，给它解决掉。西医把这个称为腹腔神经官能症或腹腔动脉瘤等，各种叫法不一样。但他们不会有特别行之有效的方法，只能是缓解、维持，让其稍微轻一点。但是事实上，我们用苓桂枣甘汤就可以解决掉。

苓桂姜甘汤的煮法：上四味，以水四升，煮取二升。一升是200毫升，也就是以水800毫升煮取400毫升，去滓，分温三服。这400毫升，分成三顿喝，每一顿150毫升不到，喝的汤药很少，因为它本身胃里面有水，不会让您喝三大碗，煮出来半锅。浓浓的药汁，每次喝一小点，每次喝一小点，把这块浊水清理掉。

您看，张仲景先师的用药、组方搭配、药材、比例，包括它的用法，都非常讲究！我们在临床中，如果不注意这些用法，其效果就不理想。这个时候，千万别说，这个经方不好使，就跟刘完素一样。他说他感冒了，去山里面采药，又被雨淋到，冻到了，流着鼻涕，还咳嗽，用了千金苇茎汤、桔梗甘草汤没好，结果用了鱼腥草就康复了。我认为那是因为后来化热了，实际上一开始应该用小青龙汤才对。他自己虽然用的是经方，但是，他没用对招式，招数没有熟练地掌握，所以，他不能被称之为经方家，只能说，他知道有经方，但他自己没整明白，不会用。

这是第 43 页。

此时大家稍微注意一下：胃不和则眠不安。这句话把水喝得太多体现得淋漓尽致。一些国外超级名模说一天要喝八大碗水。您知道不？人家外国人根本不喝凉白开。每天八大杯凉白开，是非常愚蠢的做法。喝水，永远是少少与饮之，渴了才喝。渴了就是脱水了，纯粹是胡扯！而且，喝进去的水，它能不能吸收是个问题。正如话讲出去，能不能被别人吸纳是一个问题。领导不听，您这个事就没法办。不在于喝了多少水，而在于您吸收进去了多少。不在于您说了多少话，而在于您说在点子上没有。这个是很重要的。现在有很多人陷入了这"每天八大杯"，导致胃里咣当咣当、咕咚咕咚很多水，这种情况下，晚上会睡不好觉，睡不踏实，睡不着，我们用苓桂姜甘汤加龙骨牡蛎，来治疗失眠。这是目前社会形态中常见的一种形态。

但凡水喝得多，拿听诊器听听胃里面，稍微动一动，前后动一动，左右动一动，咕咚咕咚，里面全是水，所以肯定睡不好觉啊。想一下，胃里面干，睡不好觉；胃里面太撑，睡不好觉；胃里面太多水，一翻身就难受。这个是常用的治失眠的方法。这个不是我一个人发现的，是老前辈胡希恕老爷子发现的。在他的医案当中，大量的医案中，苓桂姜甘汤就是茯苓甘草汤，就像我的名字，王文龙就是利未，利未就是王文龙，就是我。茯苓甘草汤跟苓桂姜甘汤是一个方，只是叫不同的名字。用茯苓甘草汤加龙骨牡蛎，消除掉他的失眠。如果大家自己处于这种情况，可以试一试看，非常好使。

第 74 条：中风发热，六七日不解而烦，有表里证，渴欲饮水，水入则吐者，名曰水逆，五苓散主之。三十七。（用前第三十四方。）

这句话实际上是一个总结，是对前面内容的概括。中风，指的是桂枝汤证。发热六七天不解且烦躁，意味着使用了桂枝汤针对表证，但未能解决问题，反而让人感到烦躁。这不仅是因为存在表里同病的情况，桂枝汤主要针对表证，外邪在表，所以脉象应为浮脉。然而，患者不仅有表证，还有里证，同时存在表邪和里饮，即内忧外患并存。在这种情况下，应该考虑使用五苓散，或者桂枝汤加白术、茯苓。需要根据具体症状来判断。如果患者总是口渴，频繁想喝水，那就是五苓散证。而桂枝汤加白术、茯苓则不会让人频繁想喝水，也不会导致呕吐，同时还能利小便。因此，辨别要点必须清晰掌握，问诊时不能有丝毫马虎。问诊时没有一句废话。患者说了半天，你也观察了半天。问诊时只需问几个关键问题，就能确定几个可能适用的方子，号脉则在之后进行。问诊的核心就是鉴别区分。患者说了一堆症状，可能有多个方子都适合，但到底该用哪一个作为底方呢？这时就要问：您小便怎么样？把舌头伸出来看一看，胖不胖大，想不想喝水，喝完之后会不会吐。通过这几个问题，你就能明确判断。这就是辨别要点。所以，辨证论治才是中医的核心精神！

通过五苓散，我们可以真正了解到，一个简单的小药方居然能用在那些从三甲大医院ICU推出、总是呕吐、毫无办法的病人身上。这时候，五苓散在一两天内就能把病情扭转过来，这是难以想象的。但只要我们用对了，辨证辨对了，有是证用是方，它就不会让你失望。这就是经方的力量。

“水入则吐者，名曰水逆，五苓散主之。”意思是，有些人吃饭吐饭，喝水吐水，但并不是人人都吃进去马上就吐。具体表现是：喝一杯水，可能没问题，只是有点犯恶心；再喝一杯，两杯水都吐出来了。这就是五苓散证。所以，给他喝半杯或一杯水，可能没问题，但如果再喝多一点，比如第三碗，就会全部吐出来，这就是水逆。因此，五苓散大家一定要提前在家里备好，不用害怕！

第75条：未持脉时，病人手叉自冒心，师因教试令咳而不咳者，此必两耳聋无闻也。所以然者，以重发汗，虚，故如此。发汗后，饮水多必喘，以水灌之亦喘。

我们先把这段译成白话文。在给患者把脉之前，患者走进来，坐在你面前，还没有伸手来号脉，这叫“未持脉时”。在没有给他把脉之前，他一坐下，不由自主地在那里喘，摸着自己的胸口，这叫“病人手叉自冒心”。“师因教试令咳而不咳者”，看到他这样，可能会想：是不是心肺功能不好？于是让患者咳嗽两声听听，或者拿出听诊器听听，叫患者咳嗽两声，但他没有反应。这不是因为他不听你的话，而是因为他耳聋，听不见。这种情况叫“暴聋”，就是突然耳聋。“所以然者，以重发汗，虚，故如此。”之所以这样，是因他屡次大发汗，把身体发虚了。为什么身体发虚了就会耳聋呢？其实，它只说到了耳朵，有很多人还会眼睛发干、眼睛有黑影，有些人会出现耳鸣，乃至耳聋。就此说明，血是给我们提供气管组织功能的必要的燃料和必要的原材料。而血里面，我们经常讲到，手得血则握，目得血则视，耳朵得血则听。一处血不到，一处功能丧失掉。比如您趴在桌上差不多两个小时，起来之后感觉手都麻了。这个时候，您拿个东西，搬个桌子，您搬不动的。没有活血，您的肌肉用不上，功能消失了，这就是这种情况。它更多地集中在耳朵上，一下子暴聋了，很多人感冒啊，都是这样。有位患者才 40 多岁，左耳朵聋了，或者两只耳朵都聋了，遇到这种情况，我们得问：什么时候聋的？是不是有一次感冒之后就聋了。他说：“您怎么知道啊？”告知他是因为发汗，发汗时退烧药吃多了，失去了精液，所以就出现耳聋的现象，把精液补回来就行了。

“其人手叉自冒心”，这是什么症状呢？这是桂枝甘草汤证。患者因发汗过多，导致心脏出现缺血性心绞痛或虚性的心脏疼痛，捂住胸口才会感觉舒服，此时应该使用桂枝甘草汤。

“师因教试令咳而不咳者”，让患者咳嗽一下，但他咳不出来，耳朵听不见了。此时，不仅仅是桂枝甘草汤证了，还需要考虑补水。补水一定要通过健胃的方式，可以考虑以下几种方案：桂枝汤加栝楼根，或者桂枝汤加人参，或者是理中汤。观察患者的脉象，如果脉浮起，以桂枝汤作为基础；如果脉象正常且按之有力，此时应该用理中汤，补充精液。

经方派补充精液的方法是健胃，让患者的胃强起来。常用的药物包括生姜、大枣、生甘草、党参等。通过这些药物，患者的精液会逐渐恢复。如果出现耳聋，可以加一点柴胡，稍微引经到耳朵。胃已经强健起来后，使用小柴胡汤即可。这就是为什么耳聋用小柴胡汤就能好的原因。实际上，这是通过补充精液，并用柴胡剂将其引到少阳经。在这种情况下，柴胡的剂量不需要太大，基本用 12 克或 15 克就足够了，主要是作为引经药。感冒之后的暴聋、耳鸣更是如此。腿受伤后也可以采用这种方法。即使是轻微的磕碰导致的耳聋，也可以通过这种方式治疗。严重的耳聋通过这种方法也能改善，耳鸣自然更容易缓解。

“所以然者，以重发汗，虚，故如此。发汗后，饮水多必喘，以水灌之亦喘。”您看，其实这就是刚才我们解释的内容。每次大发汗都会耗干精液，所以耗虚了，需要健胃，然后慢慢把精液补足回来。适当地喝水。这个时候，需要喝水，需要吃一些含水的食物，如水梨、茴香、油菜，这些都是可以的。但不要小马拉大车，不能一下子喝太多，水梨吃一大筐，这是不可取的。一定是要让胃肠道这个运输车不能超载，行有余力。慢慢地喝水，慢慢地吃点荸荠，慢慢地吃点含水多的蔬菜。这样，精液进来一点，运化了，进来一点，吸收抓取引到我们的全身，才能解决耳聋的问题，而且不留后遗症。

“发汗后，饮水多必喘，以水灌之亦喘。”每一句话都是我在解释完后，紧接着下一句就是那个意思。发汗后，如果使劲喝水，胃里水太多，水会压迫胃，导致“饮水多必喘”。如果到这个阶段，就用苓桂味甘汤。水已经压迫到胃，用茯苓、桂枝、甘草给他降逆强心，因为水气临心。但他已经开始喘了，水压迫到肺了，我们就用五味子给他包围，往下压这个水。“以水灌之亦喘”，这是古代庸医的做法。他们觉得患者身上滚烫，发汗后还是热，就再弄点凉水降温。物理降温的方法，在今天就是如吹空调、用凉毛巾或冰袋敷，都是不可取的。因为这是表证，不应该用这种硬压的方式治疗，而应从里面稍微给出润汗，同时兼顾看有没有湿气，把湿气清掉，把外面的寒邪排出去，消除内患的湿毒。所以说，这句话里隐藏了很多含义。

“手叉自冒心”，不吭声，没反应，说明发汗发多了。他的手叉自冒心不是有意识的，而是下意识的行为，因为心脏肯定难受。如果一个人托住腮帮子进来，你连问都不用问，他要么牙疼，要么腮腺炎犯了。如果一个人杵着腰进来，那肯定是肾或腰有问题。看他什么反应，他是不自觉的。他捂住那儿，那样他才舒服些，所以才做下意识的动作。在中医上这就叫辨证。患者捂住胸口进来，就是桂枝甘草汤证。还没给号脉，方子已经写好了。如果是我的学员坐在我旁边，我就会讲：“未持脉时，病人手叉自冒心。”这时有人捂着胸口进来，我会问：“怎么办呢？”“哦，桂枝甘草汤。”写好，熬了，喝下去。这就是经验，这就叫学问！学以致用，不就是这样吗？

桂枝甘草汤所对应的症状表现特点是：气冲、心悸、耳聋。

第 76 条：发汗后，水药不得入口为逆，若更发汗，必吐下不止。发汗吐下后，虚烦不得眠，若剧者，必反复颠倒（音到，下同），心中懊憹（上乌浩，下奴冬切，下同），栀子豉汤主之；若少气者，栀子甘草豉汤主之；若呕者，栀子生姜豉汤主之。三十八。

栀子豉汤方：栀子十四个（擘），香豉四合（绵裹）。

上二味，以水四升，先煮栀子，得二升半，内豉，煮取一升半，

去滓，分为二服，温进一服，得吐者，止后服。

栀子甘草豉汤方：栀子十四个（擘），甘草二两（炙），香豉四合（绵裹）。

上三味，以水四升，先煮栀子、甘草，取二升半，内豉，煮取一升半，去滓，分二服，温进一服，得吐者，止后服。

栀子生姜豉汤方：栀子十四个（擘），生姜五两（切），香豉四合（绵裹）。

上三味，以水四升，先煮栀子、生姜，取二升半，内豉，煮取一升半，去滓，分二服。温进一服，得吐者，止后服。

“发汗后，水药不得入口为逆，若更发汗，必吐下不止。”这句话的意思是：发汗后，水和药都不能入口，这是逆症。水药，就是指汤药，也可以指水也喝不进去，汤药也喝不进去。不得入口，入口就会吐出来，这就是水逆之症。水逆之症，用什么呢？五苓散。“若更发汗，必吐下不止”，这个时候，发完汗了，已经有点喝不进去了，硬捏着鼻子，这孩子被糟蹋成什么样了。发完汗，烧退下一点来，马上又起烧，而且吃不了饭，这个时候，再给他喝口水他都喝不下去。又给他煮药，硬给喝下去。不行，必须得喝，病了还能不喝药吗？是，病人是该喝药，但不能喝这张方子，喝错了方子。但还硬给他喝下去了。喝了之后，他就开始吐下不止。吃什么吐什么，喝什么吐什么，拉稀，整个人就完全没精神。这个时候，我们应该马上做出反应来：吐下不止，霍乱之争，五苓散。他是想喝水但是喝不进去。这里，我们又回顾了五苓散证。您看，张仲景虽然没废话，但也有点啰唆。还有点苦口婆心！又说了一遍，才开始。后面是真正的一段了。虽然这是一整段，但实际上这句是承上启下。

“发汗吐下后，虚烦不得眠，若剧者，必反复颠倒，心中懊恼，栀子豉汤主之；若少气者，栀子甘草豉汤主之；若呕者，栀子生姜豉汤主之。”这是一个非常常见的病证，也是一个大课题。大家在临床中会发现，栀子豉汤的使用非常广泛，几乎所有人都可能用到栀子豉汤。等我把整个栀子豉汤系列讲完后，大家可以去体会一下。

第一，发汗，通过发汗，把体表的水邪驱散出去；吐，通过呕吐，把胃里和食管里的水邪排出；下，通过泻下，把胃下面和十二指肠、小肠、大肠里的水邪和食物排出。经过这三种方法处理后，患者体内不可能有水毒或食毒，也没有血毒。这无非是外感症，涉及的三大致病因素都不在其中。三大致病因素就是我们的慢性病。哪三个呢？分别是水毒、湿气、停饮。

第二，便毒。患者大便不畅会引起全身中毒。大肠吸收毒素，不排出，导致便秘的人皮肤异味重，身体内部也容易狂躁。

第三，血毒。体内有瘀血。无论是跌打损伤、手术还是剖宫产，最终都可能形成瘀血。瘀血停留在哪里，哪里就可能长肌瘤、斑块或出现堵塞等问题。

这三个，任何一个都会产生严重的慢性病。如果两个甚至三个合并到一块去，必然会产生怪病。所以，我们常常需要活血化瘀，所以常用点当归芍药散祛湿。然后，桂枝茯苓丸，包括用一些去除便毒的方式和方法，如保和丸、大山楂丸加鸡屎藤，调胃承气汤，大黄甘草汤，保证不要有宿便在身体里面，不要有脏水在身体里面，不要有瘀血在身体里面。但是，这位患者“发汗吐下后”，又发了汗，该吐的吐完了，该拉的拉完了，所以这时，身体里是干干净净的。

“虚烦不得眠”，怎么回事？“反复颠倒”。“若剧者，必反复颠倒，心中懊恼。”如果症状严重，患者会来回翻身，找不到合适的位置，感觉不对劲，这叫反复颠倒。日本经方家稻荷一文解释说，这里的“复”是腹背耳语的“复”，意思是“趴”。别人躺着盖着被子，他则是趴着，被子在底下，他在被子上面，来回翻身，骑着被子，抱着被子，压着被子，找不到合适的位置。“心中懊恼”，感觉很烦，但患者也不知道因为什么而烦。这种情况很难解释，但很多女性都会出现这种情况，这也叫反复颠倒，心中懊恼。此时，栀子豉汤主之。意思是，患者不知如何是好，没有任何实质性的干扰，没有人惹他，没有水毒、便毒、血毒，没有刺激物，但他就是出现了广泛的炎症。这就是真正意义上的没有刺激物但出现了黏膜的炎症。记住这句话：给他用栀子豉汤。

广泛的炎症，在身体里面，尤其是胸中。胸，指的是我们的胸部；中，指的是中间这一道线，即食管和气管。所以，老慢支（慢性支气管炎）在没有外感的情况下引发的发作，可以用栀子豉汤解决。如果有哮喘，也可以用栀子豉汤解决。如果没有外感的情况下，怕冷、哆嗦、咳喘，可能需要考虑麻黄剂。但如果没有表证，没有皮表的任何问题，只是闲着没事就喘，不怕冷，这说明身体里面，胸中有烦热。

明确胸中的范围。胸中指的是从气管、食管到胃、支气管到肺的区域，尤其是这一道竖直线，两叉也包含在内，底下的胃也受到影响。这就是胸中之虚烦。虚烦到完全睡不着觉，所以，不要以为这是个治失眠的方子。它当然可以治失眠。想想看，患者都已经慢性哮喘了，每天喘啊喘啊，平躺都不行，能不失眠吗？食管里面都发炎了，翻来覆去的，都反流性食管炎了，他能睡踏实吗？肯定是胃不安则卧不宁。这就是栀子豉汤的适应证。这种适应证是非常纯粹的热毒，此时，我们应该用栀子加上香豉。

栀子的形状有点像心脏，而且它有沉降之心，比较苦寒折热的用药。有人可能会问，能不能用金银花来代替栀子？对不起，不要随便换。换成蒲公英、金银花都会发生一个问题，使懊恼解除但还会稍微有点烦躁。意思是，就差最后那一点点效果。

如果您用金银花、蒲公英去消除炎症，也能消掉，但是呢，您就差那么最后一点，还烦得厉害，达不到目标，炎症还是没有消干净。所以，适合用栀子。

栀子是一个消炎药，它不像蒲公英和金银花。蒲公英和金银花属于那种很“听话”的药，上来之后，干啥？好，搬东西呀，我搬。它很听话。栀子则有一个主观能动性。栀子本身也能退黄。如果体内有总胆红素升高，即黄疸，用一个茵陈蒿汤加栀子再加大黄，栀子有退黄之能。栀子在我们身体里，您看它沉降，别的是直降，它却是来来回回地飘着沉降。所以能把您胸中烦热整个给擦掉，它不是直接下来，不太一样。刘渡舟先生对它的描述是：栀子，屈曲下行。这样来回往下走，把您整个胸中打扫干净，因为它有主观能动性。栀子很好玩。它是消炎药。同样是消炎药，它跟荡秋千似的。同样是消炎药，但它的性格特点不一样。

香豉，长得像肾脏，有点寒，宣热和胃。胃里面嘈杂，胃里面难受，食管里面难受，用香豉。其原材料就是豆瓣。

栀子豉汤方：栀子十四个（擘），香豉四合（绵裹）。

上二味，以水四升。

一般来说，栀子 15 克，香豉 15 克。我对它的用量越来越大，常常会用到 20 克或者 25 克。栀子、香豉等量就可以。先煮栀子，800 毫升煮剩下 500 毫升时，再把豆豉放进去，剩下一升半，去滓，分为二服，温进一服，得吐者，止后服。

“去滓，分为二服，温进一服，得吐者，止后服。”这里面，别的都好理解。分为二服，分为两次服用。最后这六个字，“得吐者，止后服”，引发了很多争议。我认为大家理解得不是特别对。很多人认为，那这样的话，是不是吐忌呀。这是那些医学家以讹传讹，以为是吐忌，但实际又没吐。这是个疑案。我觉得不是那个意思。得吐者，止后服。

栀子具有清热的作用，就像荡秋千一样，缓慢而有效地清热。淡豆豉则和胃并宣散热气。这两者都是消炎药。消炎药吃多了容易导致胃里不舒服，吃东西喝水都没胃口，甚至犯恶心。这是因为消炎药和败火药用多了会影响胃口，导致胃里难受。此时需要停药，“止后服”就是这个意思。现在吃药也是，一旦影响胃口，就停下来不吃了，这是医嘱。这是对栀子豉汤的正确理解。金银花和蒲公英也能消炎，但为什么不能代替栀子呢？因为栀子不仅消炎，还能除烦。金银花和蒲公英只能消炎，不能除烦。同样是消炎消肿，栀子还能通过缓慢的屈曲下行，把炎症消除掉，同时也不烦。而金银花和蒲公英只能消炎，不能解决烦的问题。就像挠痒痒，如果整个后背痒痒，你老婆只挠中间这一块，两边不管，你会觉得，“呃，好烦啦！” 这就是金银花和蒲公英只管中间这一块，不管整体的情况，所以不能除烦。

栀子豉汤不针对虚症。这里的虚，不是指少阴病虚衰，而是指里面没有内容，没有水毒、血毒、便毒刺激它。没有人惹我生气，隔壁邻居也没骂我，但自己就是不愉快，这就是虚。没有原因的虚，才会用到栀子豉汤。栀子豉汤没有抓手，没有对象，没有敌人，但他就是烦，就是发炎。食管炎，用栀子豉汤。胃炎，气管炎，支气管炎，包括胃里面，只要没有外感，可以大范围地用栀子豉汤。它是一个非常广泛的用药。

后面我们看："若少气者，栀子甘草豉汤主之。"这时，为什么会有"少气"？少气的原因是什么？他有炎症，而且这炎症还挺广泛的。广谱性的炎症在我们的胸中、气管、食管，反正到处都在发炎。二火为炎。《黄帝内经》上讲了一句话：少火生气，壮火食气。少火，指的是小小的火，它能生发阳气，指的是，您底下有火，上面有一点水，这火苗还不是特别大。所以，它会有源源不断的水蒸气出来。中医讲的气，包括阳气，不要以为它是一个玄的东西，它就是水蒸气。我们人，需要的就是水蒸气，喝水进去之后，总算是抓取利用了，它蒸发上来之后，到鼻孔里面，现在夏天没有，冬天时，鼻孔出来的白气，那就是水蒸气，那就是我的阳气。"哈"气，就是我的水蒸气，那就是我的阳气。如果有人对着您，哈气，他没有水蒸气，那多可怕！哈哈！阳气就是水蒸气！我经常说，《黄帝内经》是人体使用说明书，是个使用手册。它讲到少火生气，就是您温温和和的，少少的火，让水蒸气蒸腾起来，就是生发！如这个火太大了，这杯水都烤干了，锅底都红了，这就是食吞，很迅速地把水熬没了，这就叫壮火食气。

栀子甘草豉汤：栀子十四个（擘），甘草二两（炙），香豉四合（绵裹）。

上三味，以水四升，先煮栀子、甘草，取二升半，内豉，煮取一升半，去滓，分二服，温进一服，得吐者，止后服。

栀子甘草豉汤为什么加甘草？不仅仅是为了普通的补气。虽然甘草可以补气安中，修复我们的黏膜，但关键在于“甘亦缓之”。甘草能让炎症的发作稍微缓和一些，不那么剧烈，这样自然就会少气。因为壮火食气，炎症太重，自然就会导致气不足。

“若呕者，栀子生姜豉汤主之。”栀子生姜豉汤用于呕吐的情况。栀子豉汤加生姜即可。生姜用量稍大一点，用到五两。

栀子生姜豉汤方：栀子十四个（擘），生姜五两（切），香豉四合（绵裹）。

上三味，以水四升，先煮栀子、生姜，取二升半，内豉，煮取一升半，去滓，分二服，温进一服。得吐者，止后服。

关于“得吐者，止后服”，每次到这儿时，有人会说：“这是错简！”认为写错了，完全不妥。用了几十年了也没见谁吐过。确实如此，说明您水平很高啊。它没有伤到胃，如果伤到胃了，就不要再伤了。“止后服”的意思是：停下来，后面可能已经煮好的药，不要再喝了。

第 77 条：发汗若下之而烦热，胸中窒者，栀子豉汤主之。三十九。（用上初方。）

“胸中窒”，指的是我们的胸中这一片，有点堵住了，阻塞了，就是我们的食管、气管出现了阻塞。

举个例子。曾经有一个人老是出现反流性食管炎，他老是有炎症，反复了很多次，每次去挂水消炎。用栀子豉汤（它不是催吐药），基本上用了五天，用完后，他的反流性食管炎最起码缓解了许多。后来慢慢地他自己给自己用了一段时间，重复抓药。两三次吧，每次五服。后来，他的反流性食管炎基本上治愈了，但是，他里面还有食管息肉、食道憩室，这里面堵了，有实质性的息肉在这个位置上，这种情况都可以用栀子豉汤，结合桂枝茯苓丸，把食管息肉消除掉。这是第 77 条的重要含义，这是“胸中窒”。

第 78 条：伤寒五六日，大下之后，身热不去，心中结痛者，未欲解也，栀子豉汤主之。四十。（用上初方。）

什么叫心中结痛？胃在经方里称为心下，所以心下结痛指胃痛。心中指的是心。心中结痛在临床中现在指的是心包炎、心囊炎，急慢性的心包炎，我们常常也会用到栀子豉汤。输液，也能治好。西医治得好，中医也能治得好。栀子豉汤单用不够，会结合丹参和苦参。栀子、香豉各 15 克，丹参 15—20 克，丹参是良性的，活血化瘀。苦参一般用到 30 克。苦参可以针对心中结痛、发炎，起到很大的作用。如果有人现在心绞痛得厉害，确诊了，心包炎，心囊炎，这都属于栀子豉汤适应证，您都可以用这个方子。

心包积液的话，它只要出现了心中结疼，也可以用栀子豉汤，只不过要用一点薏苡仁，在《金匮要略》中会用到薏苡附子散。

第 79 条：伤寒下后，心烦腹满，卧起不安者，栀子厚朴汤主之。方四十一。

栀子十四个（擘），厚朴四两（炙，去皮），枳实四枚（水浸，炙令黄）。

上三味，以水三升半，煮取一升半，去滓，分二服。温进一服，得吐者，止后服。

如果胃受不了，给您提供信号，就不能再吃栀子了。栀子消炎，但多了胃受不了，这时就停下来，“止后服”即可。

“心烦腹满，卧起不安”，躺下不舒服，坐起来也不舒服，叫卧起不安，而且心烦，这是栀子豉汤症。主要表现为胸中烦闷懊恼。腹满，腹腔里面胀，用厚朴，厚朴宽胸理气。而且重用厚朴，不能少量使用。枳实可以起到去浊水的作用。心烦腹满，卧起不安，里面肯定有浊水。栀子除烦，加枳实和厚朴，消除里面的胀。

一般来说，这种症状表现为舌头红，眼睛有点红红的，皱着眉头，不太开心，不太愉快，肚子胀胀的，讲话声音忽大忽小，不太耐烦，容易扁桃体发炎，咽喉充血，食管、气管发炎。这是栀子豉汤的适应证。这个使用时一般都有一些表现，看上去，这个人舌头红，眼睛有点红红的，皱着眉头，不太开心，不太愉快，肚子胀胀的，讲话声音忽大忽小，不太耐烦，而且容易扁桃体发炎，咽喉充血，食管、气管发炎，这是栀子豉汤适应证。如果我们肚子胀得厉害，那就用栀子厚朴汤主之，给他消胀就可以了。

第 80 条：伤寒，医以丸药大下之，身热不去，微烦者，栀子干姜汤主之。方四十二。

栀子十四个（擘），干姜二两。

上二味，以水三升半，煮取一升半，去滓，分二服，温进一服，得吐者，止后服。

丸药，指的是巴豆。在《伤寒论》形成之时，是东汉末年，当时流行了一段时间的丸药，方便携带，那个丸药就是巴豆。它针对寒性的便秘是很好用的。一吃下去就不停地窜稀，一直抢厕所。要消除巴豆的作用也很简单。因为它是热药，用一杯凉豆浆或者一根冰棍儿，或者一杯凉白开，喝下去就好了。吃的东西越凉就好得越快。这是热性的泻下剂，就是巴豆剂，以丸药大下之。“身热不去，微烦者”，那肯定还有炎症。微烦，有炎症而且还很烦，栀子豉汤。栀子、豆豉两个都是消炎药，此时栀子是君药。栀子保留，香豉去掉，换成干姜。因为被泻下泻得有点虚了，用干姜给他温中，稍微保护一下肠胃。实际上真正用时，我们常用栀子、干姜再加一点山药，因为栀子是凉药，是个消炎药，虽然它是丸药。巴豆是热性的药，毕竟他泻完了之后，肠胃就虚了。肠胃在虚弱的情况下，再来个寒凉的栀子，给他消炎，它可能受不了，他直接就吐了，直接就吃不进去饭了。用干姜拖着这个消炎药，让它保护着我们的肠胃。

以丸药大下之，吃泻药后身体虚掉。此时，虽然仍有炎症和一些毛病，可以用栀子去打扫体内的不良物质，但同时需要一点点干姜和山药来先铺垫。所以，先用干姜，再用栀子。“以水三升半，煮取一升半，去滓。”这里不存在先煮哪个再用哪个，而是将它们一起煮。

第 81 条：凡用栀子汤，病患旧微溏者，不可与服之。

看到他有炎症，而且还有一些烦，但他以前就老拉肚子，这个人肠胃不是很好，所以不可与服之，就不应该用这个。这话有点商量的口气。如果是栀子和香豉，他本来就拉稀，就不可以服之。如果他出现了栀子豉汤证，又有这种问题，那该用还是不该用呢？我们说该用则用。用栀子干姜汤加上山药就可以了，保护着胃。

并不是严格意义上的不准用。更何况，栀子豉汤是一种特别好用的消炎药。胃里面的炎症，胃炎、食管炎、气管的炎症、大叶性肺炎，只要没有外感症，有炎且烦，就开始用栀子豉汤。

以前消除炎症最多用蒲公英，蒲公英很好用，但还要看患者烦不烦。如烦，就用金银花、夏枯草，但是今天我们多了一样武器，那就是栀子豉汤。

第十八讲

传说中半夏是“有毒的”，而我们现在使用的姜半夏、法半夏，都是经过炮制的，已经没有什么药性，也没有毒。半夏呢，我从来没有单独喝过，我只是确认它对身体无害，每次都是在小柴胡汤、半夏泻心汤中用。我们使用半夏的时候，用那种黄黄的、透明的、没有灰尘的就行。倪师说半夏有毒，也叫婆婆药，那是指生半夏。

天灸，在我们经方中是不存在的。我们建议大家适当运动出汗，因为汗是最脏的东西。早起或者太阳不毒的时候出去跑跑步、打打球，出去溜达溜达。哪怕说岁数大了，快步走一走也行。动物尚且知道避寒暑，冬天躲避严寒，夏天躲避酷暑，难道我们还不如动物吗？如果有个别人确实有特殊需要，比如体寒，那是另当别论。我们更建议用一点点肾四味，更安全、更均匀一些。在经方当中，我们常常不愿意让大家下温针，所谓的蟠龙针，不愿意大家过度地去艾灸，这是有过经验教训的，只是我个人的浅见。

现在看下一条。

第82条：太阳病发汗，汗出不解，其人仍发热，心下悸，头眩，身瞤动，振振欲擗（一作僻）地者，真武汤主之。方四十三。

茯苓、芍药、生姜各三两（切），白术二两，附子一枚（炮，去皮，破八片）。

上五味，以水八升，煮取三升，去滓，温服七合，日三服。

真武汤很多老读者是非常熟悉的。真武汤与苓桂术甘汤有什么鉴别要点呢？有一位老前辈讲到真武汤，说它是天然的优甲乐，甲减的人常常这样用，甲状腺机能减退，所以很多甲减的朋友确确实实是在用真武汤。只不过我习惯用茯苓四逆汤，那是因为我们接触的人群多多少少有些差别。真武汤症状表现就是头晕、心悸，患者感觉胃里好像有水一样，而且水气凌心，很容易心脏跳动速度加快，头晕非常厉害，晕到什么程度呢？叫作“振振欲擗地”。有很多人问过我，“身为阵阵摇”跟“振振欲擗地”是什么意思呢？苓桂术甘汤也是针对头晕，一直晕啊晕啊，晕车、晕船，“身为阵阵摇”好理解，一直来来回回地摇晃。而“振振欲擗地”跟它比是不是更严重一些呢？答案是对的。“振振欲擗地”，你真正了解它，你会发现太形象了。“擗地”，就是愿意趴在地上，“振振欲擗地”就是老愿意趴在地上。“身为阵阵摇”指的是我想站直了，我想坐直了，但是我有点站不直，有点坐不直，只是力所不及而已；“振振欲擗地”则是指我躺下得了，已经放弃抵抗了，这个是比较严重的。

真武汤还有一个明显的鉴别点，它属于少阴病，虚性的、衰减的，所有的一切都不是亢奋的。阴跟阳在经方体系里边，阳是亢奋的，阴是衰减的。讲话声音大，这叫作阳；讲话声音小，有点有气无力地叫作阴，就是“阳常有余而阴常不足”。真武汤就入了不足的行列里面，虚、衰、减退的就是入了阴证。不想跟人交谈，不想说话、不想出门，出现了所谓的抑郁症。我们常常遇到这样的抑郁症，就是见光就头晕，出去跟别人接触感觉紧张，总是迷迷瞪瞪的，脑袋反应速度比较慢，身上莫名其妙地抖动一阵子，这就“叫身瞤动”，“振振欲擗地”坐着很难受，那么真武汤主之。

我们来看一下真武汤的构成。

茯苓、芍药、生姜各三两，白术二两，附子一枚（炮，去皮，破八片）。

上五味，以水八升，煮取三升，去滓，温服七合，日三服。

茯苓、芍药、生姜各三两。东汉末年的一两是 15.625 克，茯苓三两就是 48 克，差不多理解为 50 克。芍药一般用白芍 50 克，生姜 50 克，白术 30 克，附子一枚（炮，去皮，破八片）。附子在真武汤原方里为一枚，一般 15—30 克，通常用 20 克左右，但现在真正碰到真武汤证时，用附子要提到 50 克左右，最起码用到 30 克。因为现在的附子药性不如以前，现代的附子是人工种植的，不是野生的，所以可能药性上用一枚达不到那个作用，起不到温阳、散寒、祛湿、消除水饮的作用。这是我们大家要注意的一点，我有时用附子到 30 克、50 克、60 克甚至更大的剂量，就是这个原因。

接下来：上五味，以水八升，煮取三升，去滓，温服七合，日三服。

这里要注意两点，第一，它是用水八升，汉代的八升是 1600 毫升，然后煮取三升，等于现在的 600 毫升，也就是说用三瓶矿泉水煮成一瓶冒一点。一般来讲在沸后文火持续煮 50—60 分钟，当然也根据个人火力大小稍有变化，总而言之，基本就是这样。这点提醒我们什么呢？现在所有药房里面一讲到附子，都会严格单包，出于各种原因，关心你啊，更多也是规避自己的风险，说是附子先煎一个到两个小时。可是根据我们的经验，附子在沸后一个小时是药力释放最充分的时候，也是极度安全的。这里没用到甘草，为什么呢？因为水饮，水饮导致他剧烈的头昏，甘草有蓄水之能，会影响到药效发挥，完全不用甘草，也不用担心中毒的问题。第二，它虽然煮出来三升 600 毫升，但只让你每一次喝七合，七合是 140 毫升，也就是每次只喝一百四五十毫升。为什么呢？本来就是水饮上泛之证，我们再大量喝药汤，那里面也有大量水溶液，所以要浓浓地、少少地喝一点，这就是真武汤的用法。

我为什么要说服用方法呢？是因为这几天陆陆续续有朋友出现五苓散证，就是上吐、下泻、低烧的问题。朋友上吐下泻，肚子疼一晚都没睡，他说无论如何都过来看一看。过来后，我直接把我包里的五苓散拿出来，给他弄上一勺，我是盯着他喝的，不让他对着空调吹，喝点热水，出一层汗就好了，好得很快，晚上的时候就已经没事了。我叮嘱他的是吃这个药不是目的，喝一点热水，出一层汗才是目的。出了汗你就好得很快，他记住这事，后来又吃了一勺就好利索了。这是喝好的，还有没喝好的。有的患者喝了五苓散，然后喝冰水，该肚子疼还是会肚子疼。吃同样的药物，一个好了一个没好，这说明用法很重要。吃药不是目的，做一个姿势不是目的，达到那个目的才是目的。做出打人的架势不是目的，把对方打倒才是目的。所以我们经常说，吃药不是目的，只是一个过程、方法和手段。比如吃五苓散是希望他出一点点汗，接下来小便出来，这才是目的，就痊愈了，用法很重要。经方是一个系统，用什么药、用药的剂量大小，中间的比例这些都是很关键的，最后还有一条，用法很重要。就像喝桂枝汤的时候，为什么要“啜热稀粥一升余”，这就是用法，后期保养是让他出一层润汗，这都包含在整个治疗系统里面的。所以为什么要人手一本《伤寒论》呢？您回头看看书，您用的剂量、比例对不对？您用的剂量大小对不对？您的用法符不符合规范标准。就像真武汤以水八升煮取三升，1600 毫升煮取 600 毫升，到最后去掉渣子温服七合，每次服 140 毫升，你要严格去做，收到效果会很好。不这样做，一次 300 毫升也会好点，但效果不会很理想。

举个例子给大家，有一位女士急性心衰，心衰表现是嘴唇发紫，而且重度头晕，一测血压还是正常的，其实没有高血压，但头昏非常严重，完全不能正常翻身，别说起来了，在床上从右往左翻身都天旋地转，而且心慌非常严重，一直冒汗，完全坐不起来、站不起来，跟我们讲话的时候眼皮抬起来又放下，因为觉得眼睛一睁开，就在旋转，所以跟我们说话都闭着眼睛，舌苔是薄白的。给她煮了真武汤，到下午的时候，我们去看她，她还在那闭着眼睛。我详细问了一下，药房那面出了两个问题：第一点，附子只用了 15 克，而且先煎了两个小时，这样的话药力就大大衰减了，因为附子沸后煎煮一个小时达到药力顶峰，再煎有没有药效？有，但开始走下坡路，大打折扣。你愿意用一个 45 岁的人来帮你干活呢？还是愿意用一个 25 岁、30 岁的人帮你干活呢？同样一个人在他壮年的时候干活会更有效率，更出成绩啊。我们需要附子一个小时达到峰值的时候的最大药力，而且用量 15 克，太小了。后来我给她附子用到 30 克，而且不要先煎，要一起煮。第二点，就是煮出来的药汁有点多了，家属说没关系，恨病服药多喝点没关系，结果喝完后是减轻点，但还是吃不进去饭，因为她恶心啊，那个水泛证睁不开眼睛，吃不进去饭，水也喝不进去。我们改变了煮取量而且加大附子剂量，并且附子不要先煎也不要久煎，同时，每次只喝 140 毫升。我说你要严格按着这个标准执行，一丝不苟地执行。到八点的时候，病人感觉这次好使，身体暖洋洋的不那么怕冷了，以前躲在被子里哆嗦着晕，现在好像从身体里面透出那股热乎劲，感觉眼睛睁开了，也不旋转得那么厉害了。给她吃了一个鸡蛋黄、半个鸡蛋清，家属很高兴，当天夜里上了四次厕所，每次小便量很大，都是被小便憋醒的，大量地排尿，第二天就好利索了。严格按经方用药一般不需要用一周、不需要用一个月、不需要用三个月，等等。经方是“药简力专”，直接起作用的。真武汤不可小视，它确实是很猛的。

什么人适合真武汤呢？

第一，休克、突然昏倒的可以考虑用真武汤。

第二，心衰、虚脱、冒虚汗的有一部分适合用真武汤。

第三，剧烈的眩晕、震颤、甲减、脑动脉硬化、帕金森，以及肝硬化出现肝腹水的患者，这些都可能是真武汤的适用范围。

第四，我还经常把它用于慢性腹泻，给出的病名可能叫“慢性结肠炎”或者叫“慢性腹膜炎”，就是那种一直在腹泻，一直肚子隐隐作痛，用真武汤也是非常好使的。可能患者没有眩晕，用真武汤也可以。因为你想想看，这里芍药、生姜、白术、附子是干什么的呢？芍药跟生姜用在痛经的女性，肚子疼常常会用到。芍药针对腹痛，生姜有去水之能，还能暖胃。白术和附子一个祛湿一个去寒，是去寒湿的。所以但凡有些人水肿，下肢水肿，我们会考虑用真武汤。“慢性腹膜炎”“慢性肠炎”，反正只要是肚子疼，常年肚子疼的、常年腹泻的可以考虑真武汤，这是我的职业反应。

腹泻多久了？三天，极有可能是葛根汤证，可能是刚感冒的原因；也可能是理中汤证。恶不恶心？恶心、上吐下泻。想不想喝水？想喝水但喝不进去，五苓散证。粪便都是臭的，肛门都有灼烧感，那是葛根黄芩黄连汤证。所以短期、刚刚发生的肠炎差不多是上述几种类型。

可是这个肠炎都三十年了，不太可能是葛根黄芩黄连汤证，也不太可能是五苓散证，更多可能是真武汤证。或者可能是理中四逆辈，就是理中汤、四逆汤、附子汤或者是真武汤，它是慢性疾病。急性是突然发作的，比如这回他跟你吵架了，吵架后各回各家了，这是急性的疾病。慢性是常年缠绵不愈，二十年如一日的天天折磨你，它一定把人折磨得非常虚衰。虚衰应该怎样呢？振奋阳气，用到什么药呢？附子。现在看“慢性结肠炎”“甲减”可以用真武汤，因为是慢性的阳虚水泛证。

第五，还有一种类型是更年期女士，包括男士。只要是到了更年期，你发现自己好像一下子体质下滑了，很多人会注意到一个规律：人的衰老好像不是慢慢衰老，有几个关键节点。有的是一夜之间白头，短短一两个月一下子就老了，体质下滑非常快，常常是这样的。在这个阶段或者刚刚经历这个阶段的人，应该怎样把体质振奋起来呢？用真武汤或者附子汤都可以，这是我们针对更年期疲劳时使用的方剂。刚生完小孩肚子里面有积液，我们也常常会用真武汤。更年期期间总感觉肚子疼，而且完全没有精气神，每天总是迷迷瞪瞪的，还有点头晕，像这种情况可以考虑真武汤。

真武汤原名是玄武汤，为了避讳某个皇上的名字，“玄”实际就是黑色的意思，这是治水之剂。为什么用玄武汤呢？因为它治水啊。叫“南朱雀，北玄武”，朱雀红色代表火，东方属肝木，西方属肺金，青龙白虎，青龙是东方升发的木，肃降是西方白虎，四个方位对应四个脏器，还是有中国古文化的韵味。

前面讲了栀子干姜汤、栀子厚朴汤、栀子豉汤，为何突然讲到真武汤呢？实际上，这是在提醒大家发汗时一定要注意祛湿。真武汤条文开头提道：“太阳病发汗，汗出不解，其人仍发热”，随后出现“心下悸，头眩，身瞤动，振振欲擗地”。这是讲它的由来，也就是发汗发错了。太阳病发汗本是正常的，但发汗时应兼以祛湿。若不能同时祛湿，容易把好水发出去，湿气留下，进一步导致坏水、浊阴上盘，引起头晕、眼睁不开等症状。因此，真武汤是救误之法。发汗时本应加白术、茯苓，如桂枝汤打底加白术、茯苓，或麻黄汤打底加白术、茯苓，这样可以一边发汗一边祛湿，两手都要硬。然而，现在很多人只用桂枝汤、大青龙汤、麻黄汤等，汗出虽多，但湿气留存，喝水也难以消化吸收。因为体内全是湿气，新进的水被同化，导致湿气加重，头昏厉害，进来的水无法利用，变成“坏水”。此时，救误之法才会用到真武汤。历史上，很多名家提到大青龙汤发汗太盛，要么出现痉病需用桂枝汤加栝楼根，要么出现剧烈头晕，此时用真武汤救逆。这是因为出现了变证，因为里面有湿气。

现在很多人湿气很重，感冒时发现经方似乎不好用，可能是因为只注意发汗、止咳，忽略了祛湿。经方如何祛湿、表里双解呢？首先想到的是五苓散，适用于发烧、口渴想喝水但喝不进去、小便不利的情况。五苓散既能发汗，又能排湿。其次是桂枝去桂加白术、茯苓汤，通过排尿促进发汗。如果用桂枝汤发汗效果不佳，可去掉桂枝，加入白术、茯苓，先祛湿气，脏水去掉后，病情也会好转。对于无汗的情况，患者通常会咳嗽，毛孔闭塞，有表证且体内有水饮、湿气。此时，小青龙汤是著名的表里双解方剂。其组方包括麻黄、桂枝、白芍、炙甘草清除外寒，干姜、细辛、五味子、半夏温中、散寒、去饮。使用后，小便增多，五味子祛湿镇咳，半夏去水。小青龙汤既能消除感冒，又能清除水饮。平时喝水过多，感冒时也可用小青龙汤。这并非我们后来人的新发现，早在 20 世纪 60 年代，胡希恕先生就面临过类似问题。当时，一些学术专家质疑中医没有进步，认为古方不能治疗今病，因为古代气候、体质和生活环境都已改变，而经方未变，这是“故步自封”。胡希恕先生并非某一流派，他思想开明，思维活跃，实事求是，他认为这些质疑站不住脚。为了证明古方可以今用，他只用《伤寒论》《金匮要略》中的经方治病，不用后世方子，甚至不用三仁汤，而是换成猪苓汤。在他生命的最后十年，完全使用经方，不加减化裁。实践证明，经方是有效的，古方不能今用的说法是错误的。经方千年不衰，是因为它真正为人民服务，有效，这是经验的总结，是我们民族的文化瑰宝。

下面看几个不能发汗的情况。

第 83 条：咽喉干燥者，不可发汗。

这里的“发汗”指的是重型发汗的方式。重型发汗有两种：一种是麻黄剂，比如麻黄汤、大青龙汤，属于典型的发汗法；另一种可能是用了生姜、葱白给病人大大发汗，或者用桂枝汤大发汗。如果桂枝汤发汗不得法，也可能导致如水流离，病反而不除。这里说“不可发汗”，并不是一点不让发汗。比如现在感冒了，嗓子还发干，怕冷厉害，哆哆嗦嗦的，“脉浮，头项强痛而恶寒”，肯定也是能发汗的。但要注意，发汗要谨慎一点，不能用大发汗的办法。咽喉干燥常见于感冒人群，吞刀片、嗓子疼，我们一般都给病人加桔梗。有汗的用桂枝汤加桔梗，无汗的用葛根汤加桔梗，里面的麻黄可以少用一点，3—5克，这样就不存在大发汗泄掉津液的问题了。张仲景先师讲话详于前略于后，略于前详于后，就是前面说过了，后面就不再提了。这里隐含着咽喉干时，桂枝汤加桔梗或者葛根汤加桔梗。

第84条：淋家不可发汗，发汗必便血。

梅毒、淋病这些病现在少了，但以前是有的。这种病，尿液里会有脓，一检查尿液里各种细菌、病毒很多，属于尿路感染。淋家是指长年累月的泌尿系统感染，小便有脓，而且小便里能查出各种细菌、病毒。这种人一般身体有点虚弱，容易脱水，并且里面有炎症。如果你给病人发汗，那种炎性、热性会突然发作，所以汗后不仅有脓，而且尿中夹着血，带有潜血。所以一般不会让病人大发汗。如果大发汗了，会发现小便有血。怎么办？用猪苓汤。猪苓咸寒入肾，茯苓通利三焦，泽泻也是寒性的，所以对于这种急性泌尿系统感染很有用。后面有阿胶，阿胶止血，直接把血管黏合上。所以说猪苓汤是针对淋家，小便有脓和血很有效。猪苓汤不适合常用，基本就是一两天。后面用当归贝母苦参，这是我平时针对男性前列腺问题常用的方子，针对所有外阴的慢性感染发炎的都可以用。

第85条：疮家虽身疼痛，不可发汗，汗出则痉。

长期有褥疮、大面积的烧伤、烫伤、大面积皮肤溃烂，不应该给他发汗。如果手上只是破了一些小口，不算疮家。感冒了该发汗还是发汗，他不应该叫作疮家。可是身上大面积的创伤，有大面积的腐烂，就不要发汗。一旦发汗，这人会抽搐，所谓的大脑炎就出现了，会出现角弓反张的情况。如果出现这种久败疮，同时又大发汗了，导致这种痉病，我们可以考虑使用葛根汤、桂枝汤加天花粉，或者更严重的角弓反张、一派热相、胡言乱语的时候，开始丧失理智了，用大承气汤或者桃核承气汤。这几种方式是救误之法。这些在原文当中没有体现出来。

额外说一句，那些被小狗小猫咬了、挠了、抓了等情况，动不动就要打疫苗，一打就是一个月，要打上很多针。疫苗实际上就是病毒，是灭活的病毒，就跟练轻功似的，这次练这么高，下次高一点，一次比一次高，然后碰到墙头直接翻过去了。疫苗原理就这么简单，它就是不断锤炼你。所以打疫苗期间不能过于疲劳，不能情绪太过于激动，也不能抽烟、喝酒、吃药，不能让身体素质下滑,因为你正在“蹦高”呢,要不然容易卡到腿。因为你正跟狂犬病病毒在做适应、在做斗争，体质下滑怎么跟狂犬病病毒斗争？这是疫苗的方式和方法。假如没来得及打疫苗，过了潜伏期突然发疯了，那么大承气汤或者桃核承气汤直接把病打回去，病人就回到正常了。没打疫苗的也不用怕，有中医在、有经方在。其人如狂，有大承气汤、抵挡汤或者桃核承气汤把那些瘀血、宿便打出来，自然而然就不会抽搐了。得了狂犬病的人会发疯，自己在那里抽搐、丧失意识，这个在中医上都有破解办法。想想我们的文化瑰宝，自己人如果不珍惜，那该多么可惜。

第 86 条：衄家不可发汗，汗出必额上陷，脉急紧、直视不能眴（音唤，又胡绢切，下同）。（一作瞬）不得眠。

“衄家”，就是老是流鼻血的人，不要去发汗，发汗是不行的。为什么“衄家”不让他发汗呢？那是因为汗血同源，所以这个时候不能再给他发汗了。大发汗，他就会开始额上凹陷。并不是说脑门这个骨骼沉陷下去了，我想他应该指的是我们脸上的这块肉塌陷，眼眶开始凹陷，额应该指的是面部。因为哪里缺水哪里就会瘦啊，人大部分还是由水分构成。“衄家”就是指鼻子总流血，如果大发汗的话，脸部就会塌陷，就像泄了气的皮球一样一下瘦了下去。瘦脸倒是不错，的确通过排湿快速瘦下去是能做到的。头面部胖、脖子粗，泽泻用到 120 克，白术用到 60 克，一服药下去，第二天脸就瘦下去了，就瘦一圈，因为把多余的水给清掉了。不仅治疗头晕的时候才想到用泽泻、白术，瘦脸也可以考虑用泽泻、白术。人胖有胖的各自的部位，有些人胖在脸上，有些人胖在腿上。从中医的角度来看，如果脸胖的话，一定会想着用白术、泽泻清除脸上的湿气。如果是肚子这里胖，腿上特别胖的话，我们就会用防己，防己像车轮一样旋转祛湿，它就管肚子跟大腿上的湿气。如若减肚子跟瘦大腿，我们会考虑用防己黄芪汤或者防己茯苓汤。还有一些人呢，平时应酬比较多，大腹便便的，肚子比较硬，大便还不是特别痛快，就用大柴胡汤通利三焦，排出大便，这样肚子就小了。所以呢？瘦不同的部位是有不同的方剂的。那么这个思维从哪里来的呢？就是从“衄家不可发汗，汗出必额上陷”。也就是说我们身上的水一下子急剧发生变化，这个人的面貌就会发生变化。

“脉急紧”指的是什么呢？指的是脉象开始出现一些问题了，身体内部有压力，“脉急紧，直视不能眴”，眼睛发直，缺水，头部就有点贫血了，脑袋感觉反应不过来了，眼睛也是直勾勾地盯着你，不像善意地看着你，也不说话，别人跟他讲话他也不会做出反应，这叫“直视不能眴”。这是头部、脸部缺水的原因，而且晚上也睡不好觉。心也缺血了，因为心主藏神，所以晚上睡觉不踏实。这时应该用葛根汤，无汗去麻黄，平时再给他吃点水梨，这样才能把水液快速给他调动上来，这样脸上水液才能饱满起来，头部水液才能饱满起来，眼睛才能灵动。所以眼干、眼涩、头脑反应慢的可以喝一喝葛根汤。

“衄家”，就是总流鼻血，我们可以采用另外的方式：葛根汤加一点阿胶，用阿胶把黏膜修复修复，把脆弱的毛细血管黏合一下。葛根汤加阿胶，目前我还没有发现有人懂得这样使用。实际上对于这种虚损型的鼻子流血，我们是可以这样使用的。如果是特别热导致鼻子流血的话，可以用三黄泻心汤，黄芩、黄连、大黄用来退热。但是虚损型的长期流鼻血的“衄家”，我们就用葛根汤加麦冬、阿胶这些滋阴的药物，一边给他凉润滋补一边黏合上，别老是漏血了。

第 87 条：亡血家不可发汗，发汗则寒栗而振。

大失血的患者，刚生完孩子大出血的，刚做完手术大出血的，都不可以发汗。假如患者不停地流汗，一定想办法快速止汗，因为那样身体会虚弱了，病人就会抖啊，那种抖是自己控制不住的，躺在床上也会一直在抖，那叫“寒栗而振”，自己控制不了的。这种人常常出现在产房或者做完手术住院部那边。这样流汗不是自己要发汗，是因为身体太虚弱了，而且一不留神再做了天灸、烤电等，津液丧失太多，就会出现这种情况。不是每个人都适合天灸，这种很原始的方式，不需要这样。这也是为什么人不生活在南极、北极，那种环境太极端了，对人不好。

第88条：汗家重发汗，必恍惚心乱，小便已阴疼，与禹余粮丸。四十四。（方本阙。）

“阙”就是缺失，找不到这个方子了。有些前辈给还原了，禹余粮、龙骨、牡蛎、人参、琥珀等这些做成丸，但是这个意义不是很大。禹余粮是个涩剂，我们不需要非得把它找出来。“汗家”就是不停发汗的人，现在又给他大大发汗，患者身体肯定就虚了。失血会虚、大发汗也会虚，而且会恍惚心乱，血虚不足以养心。“小便已阴疼”指的是小便刺痛。

第89条：病人有寒，复发汗，胃中冷，必吐蛔。（一作逆。）

“病人有寒，复发汗”，这一条是病人本身有里寒，有里寒就腹泻，常年腹泻。这种情况下又把外面的汗给发出去了，所以内外都虚了。就像你也没钱了，我也没钱了，大家都没钱了，就是这个意思。“胃中冷”，肠胃里面太凉了。一般来讲胃冷是很难出现的，因为胃一般是很热的。胃冷就容易滋生蛔虫，蛔虫相对来说喜欢阴冷潮湿的环境。所以我们一吃肾四味的时候会排出大量活的虫子，不是吃打虫药那种排出的都是死的。胃中冷容易有蛔虫，又没有及时排便，更加滋生了蛔虫。腐烂的苹果是不是容易长虫子？腐烂的食物你放到垃圾桶里半个月，是不是也长很多虫子？其实就是这个意思。身体里有腐败的食物，又没有及时排空的话，也会长虫子。遇到这种情况可以用吴茱萸汤、肾四味、乌梅丸，因为这种虫子怕热、怕苦、怕酸。吴茱萸又辣又苦，蛔虫很怕的。虽然这种虫子很讨厌，虽然看上去很恶心，但实际上它也很脆弱。你只要给它吃点苦的，它马上自己就跑了，它觉得这个地方不适合它了。所以有了蛔虫不用担心，经方派有很多办法来打虫。吴茱萸很难吃，又苦又辣，但吴茱萸针对胃下垂还是很有作用的，包括打寄生虫也是常常在用。

第十九讲

上一期我们讲到“必吐蛔”，寄生虫对于我们中医经方派而言，不是特别困难的事情。寄生虫既怕冷又怕热。如果发现这个人有些宿食，不能够及时排出去，舌苔比较黄腻。有人讲：“这就是上火嘛。”不是，上火的舌苔是干而黄，如果它是湿漉漉的那种黄，就证明他身体里面有一些宿食没有清理干净，因此他嘴里会有一点隔夜饭的味道。这时，需要加快胃肠道里的新陈代谢：如果是喝酒了，我们就给他用神曲；吃肉了我们就给他焦山楂；吃面、米了，用炒谷芽、炒麦芽。这些常常在“保和丸”中能够看到，大人、老人、小孩都可以吃。凡是舌苔湿漉漉那种黄，说明肚子里消化慢有宿食，用保和丸清理下，也可以自己熬水喝，以上各 5 克或 1 ∶ 1 ∶ 1 清除掉胃里的宿食。如有口气加点紫苏除异味，让口腔更加清新舒爽。

蛔虫来源于宿食宿便，刺激性的，像辣的、烫的、苦的都不易长寄生虫。药类像乌梅丸、吴茱萸汤、肾四味，药性只要足够热，虫子都会夺路而逃，有拉出去的，虚的也有吐出来的。“胃中有寒必吐蛔”，如果寒在里，那么里更冷了，就是“胃中冷”就有蛔。蛔虫由于胃中太凉，迫于凉它要往上跑，上面温暖。要是入膈了，人就要吐，一吐，把蛔虫都吐出来了，所以“必吐蛔”。

张仲景经方，为什么说我相信它呢？现实的原因就是，因为它没有那么多的高言大志，不像《黄帝内经》写得那么圆韵。张仲景都是亲眼所见，亲耳所闻，然后一字一句地记录下来。那么我们现在来看下一句。

第 90 条：本发汗，而复下之，此为逆也；若先发汗，治不为逆。本先下之，而反汗之，为逆；若先下之，治不为逆。

“本发汗，而复下之，此为逆也”，是什么意思呢？就是本来应该发汗，他也发了汗，但没有发透彻。于是他转而说：“哎，我是不是方向弄错了？”就开始给他利下，给他通二便。这实际上是他应该发汗的。“若先发汗，治不为逆”，就是说如果你把汗发透彻了，这不算逆。那么，“本先下之”，他本来就有点小便不通，就像我们之前一直在讲的，这个人有湿气，而且湿气在中下焦，已经开始往下沉降，到了少腹这个位置。这个时候，我们就应该先给他利尿。这里的“下之”并不是指通大便，而是下焦有湿气，应该先利尿。“而反汗之”，这个时候就麻烦了。我们经常讲，本身是湿家，哪怕用桂枝汤的时候，也要兼顾用白术、茯苓祛湿，否则就会出现各种各样的辨证。这就是“本先下之，而反汗之，为逆；若先下之，治不为逆”，这是谆谆教诲。这个原理叫作就近原则，也叫直击要害原则。我们要知道什么是就近原则？其实大家都明白，就近原则就是“桥来桥上走，脚来脚下回”。它和武术之道或搏击之道非常相似，为什么这样描述或比喻呢？因为我们常常把病邪理解为附着在人身上的一个不应该出现的实体。而我们作为医生，需要做的是把这个病邪从病人身上“拿走”，然后恢复他的体质。我们常常在判定正邪交争的时候会用这种比喻，让大家好理解。本质上来讲，也确实是这么回事。

现在我们讲“就近原则”。如果病邪在表皮，患者的脉象是浮脉，且有恶寒发热（怕冷且发热），甚至裹着被子，这说明病邪正在皮肤表面交争。此时，患者身上滚烫，出汗，脉象浮而重按即无，这是典型的表证。这种情况下，应该通过发汗来解除病邪。如果脉象感觉沉弦，说明身体内有湿气或水饮。这种情况下，脉象不仅浮，而且往里按也能摸到，就像水管里有实体的东西。

这并不是体质好，而是体内有水饮。此时应该一边发汗一边祛湿，甚至可以直接用猪苓汤祛湿。如果患者没有高烧或特别怕冷，可以直接利尿，这就是“本先下之”，利尿不算“治不为逆”。这里要提一下就近原则：如果病邪在门口（表证），我们就从门口把它“赶出去”，把门关上，闭合毛孔，不要一直出汗。如果病邪已经走到里屋（里证），就打开窗户，从窗户赶出去。无论是通过大便还是小便，把病邪排出体外即可，这就是就近原则。同时，我们还要避免过度治疗。如果病邪已经到了后院（如肛门口或尿道口），就让它通过排便或利尿排出，而不是在整个身体里折腾一番，搞得“人仰马翻”。这种情况下，直接用猪苓汤利尿即可，而不是强行发汗，导致家里一片混乱。这就是“就近原则”的核心思想。另外，治疗时一定要“直击要害”，直接解决关键问题。就像中医古语所说“知其要者，一言而终”，能够抓住重点，用最简单的方法解决问题。

这就是我们讲的，在给人调理身体时，如果患者怕冷、哆嗦，脉象是典型的浮脉，那么发汗即可。如果患者体内有水饮，利尿即可。就近原则不仅对你来说简单，对患者来说也同样轻松。患者可能会觉得神奇，怎么这么简单，三两句话就解决了问题！这就是我们讲的两个要点。

第一个是就近原则：根据病邪的位置，选择最直接、最简便的方法解决问题。

第二个是直击要害：直接针对病证的关键部位进行治疗，无论是搏击还是治病，都是同样的道理。

我们再来往下看。

第 91 条：伤寒，医下之，续得下利，清谷不止，身疼痛者，急当救里；后身疼痛，清便自调者，急当救表。救里宜四逆汤，救表宜桂枝汤。四十五。（用前第十二方。）

这里的“宜”指的是商榷的意思。那么，“救表”难道就非得是桂枝汤吗？如果没有汗呢，那可能是麻黄汤。“救里”就一定是纯的四逆汤吗？也有可能是理中汤加上附子，附子理中汤，或者是四逆汤加上桂枝。我个人很喜欢四逆汤加肉桂，这样力量会更强。

我们来看这句话的意思，本来“伤寒”是典型的表证，即太阳表证。但是，“医下之”不是患者自己吃坏了东西导致拉肚子，而是医生误诊误治，给他用了泻药，然后“续得下利”。这个“续”就是连续的意思，指后续不得不一直拉肚子，可能会持续很长时间，三天、五天甚至更长时间。

“清谷不止”中的“清”可以是“圊”，实际上是大便的意思，就是他一直在拉谷，“谷”完谷不化，吃啥拉啥，吃的菜是嚼碎的菜叶，所有食物都是嚼碎了的，完全不消化。这说明什么呢？没有热度了。吃进来的凉东西，如果热度不够，就会完谷不化，吃啥拉啥。这说明胃肠道的热力不够了，“腐熟无力”。胃肠道像高压锅一样，吃进去的东西都应该被蒸熟、碾成糊，胃在摩擦蠕动，肠道在吸收，都是热力很强的；但是热力不够了，就会直接排出去。这说明中焦有寒，即消化道没有热能了。“清谷不止”，甚至拉水，完全憋不住，不是说可以忍一忍，克服一下，而是水夹杂着一点点完谷不化的食物（嚼碎的食物），拉的时候是喷出去的水。这种情况证明他的热力很少了，消化道的热力没有了。“身疼痛”说明现在里寒了，需要“救里”，这时候该用理中汤或四逆汤，而“救表”用桂枝汤或麻黄汤。这些前面已讲过，详于前而略于后，这里就不再赘述了。

第92条：病发热头痛，脉反沉，若不差，身体疼痛，当救其里，四逆汤方。

甘草二两（炙），干姜一两半，附子一枚（生用，去皮，破八片）。

上三味，以水三升，煮取一升二合，去滓，分温再服。强人可大附子一枚，干姜三两。

“病发热头痛，脉反沉”，这句话是什么意思？发热头痛，典型的是出现了表证，但是这个表证没有出现脉浮的情况，“脉反沉”说明什么情况？说明阳气不足。我们现在讲阳气，阳气是什么呢？阳气是水蒸气，是蒸腾上来的，所以它才会对外进行战斗，漂浮于表。但现在蒸汽不够，证明它是实质性的水，没有蒸发上来，而是在底下沉着。这就是我们经常讲的“九州生气恃风雷，万马齐喑究可哀；我劝天公重抖擞，不拘一格降人材”。我们常常盼望“万马齐喑”这个状态能够得到改观，希望欣欣向荣，百花盛开，百家争鸣。

从人的内环境来讲，“脉反沉”是什么意思呢？就是没有蒸腾之象，没有起来与邪气做斗争。现在是有人跑到门口来骂了一气，把你骂得都已经缩到家里去了，不敢出门，一屋子人躲在里边做窝囊废，这就叫脉反沉。

“发热头痛”，都堵着门口进行压制，脉都不浮起来，根本没有反抗的勇气。“万马齐喑”，所有的都不敢吭声，这是非常悲哀的一种情况。

然后我们再来往下看。

“脉反沉”在实际治疗过程中，需要振奋患者的新陈代谢。这时不能用桂枝汤，因为桂枝汤必须有浮脉的情况才适用。没有浮脉时不用桂枝汤，或者在有典型沉脉的情况下，可以用桂枝汤，但需要加炮附子。

如果此时“脉反沉”，宜用四逆汤之类的方剂，振奋里阳。

在什么情况下用四逆汤呢？当我们感冒发烧时，有一种情况叫“感冒专死下虚人”，即老人、刚刚做完手术的人，或产后百脉俱虚、身体非常虚弱的人。他们一旦感冒，极有可能会出现纯粹的怕冷，脉象不浮反沉。因为他们没有反抗的能力和勇气，身体疼痛，这时需要用到四逆汤类方剂。

很多外国老人常常不是死于慢性心脑血管疾病，如三高（高血压、高血脂、高血糖）或四高（加上高尿酸）。我媳妇前天跟我说了一个新闻：“你知道那个打篮球的科比吗？”我说：“我知道啊，挺喜欢看科比、乔丹这些球星的赛事。”她接着说：“他父亲痛风了好几十年，到最后没有治好，走了。”我们不禁感叹：“在美国没有好的中医吗？”我不知道西医是怎么看待这个问题的，但对于高尿酸痛风，我们现在的学员，过去三五个人基本都可以治好他父亲的病，有那么难吗？这就是经方的厉害之处。他们虽然科技发达，但医学水平还是稍差一些。这正是四逆汤的应用场景。

四逆汤适用于老人、术后虚弱者、产后虚弱者等比较虚弱的人群。老人本身心脏功能和肾脏功能下降，一旦感冒，情况可能会……你可以问他：“困不困？”如果他回答：“困呐，一天到晚没精神，老想睡觉，眼皮子很沉。”这时，四逆汤或麻黄附子细辛汤是不错的选择。一开始不是直接用四逆汤，而是先考虑用麻黄附子细辛汤，或者是麻黄附子甘草汤。这基于一个前提：他没有汗，我们就用麻黄剂；如果他有汗，就用桂枝汤加炮附子。这是我们的规矩，即看他有汗还是没汗。

如果他完全没汗，我们的顺序是先用麻黄附子细辛汤，表里双解。麻黄打开毛孔，细辛通透毛细血管，有利尿作用，去除沉寒痼冷；附子温煦长阳，振奋新陈代谢。也可以用麻黄附子甘草汤。最后才是四逆汤。

有汗的话是用桂枝汤加炮附子。如果他已经完全没有表脉，脉象完全沉，且身体极其怕冷，老想睡觉，就用四逆汤。

浮脉有汗，但欲寐，用桂枝汤加炮附子。完全没有浮脉，身体极其怕冷，老想睡觉，脉反沉，用四逆汤。浮脉无汗，用麻黄附子细辛汤或麻黄附子甘草汤。这是我们在治疗感冒时，针对非常虚弱、新陈代谢差、容易出现太少两感（太阳表证和少阴病同时出现）的情况所采用的方案。

好，我们来看一下四逆汤的构成：甘草二两（炙），干姜一两半，生附子一枚（去皮，破八片）。

炙甘草二两，30 克，干姜一两半这里用 20 克就可以，生附子一枚去皮切成八片。

当我们看到这里时，会回想起前面的一句经文：“病有发热，恶寒者，发于阳也。无热恶寒者，发于阴也。”这句话的意思是，同样是外感病，同样是感冒，如果患者怕冷，同时发烧，这属于阳发于阳。阳指的是什么呢？在经方中，“阳”指的是过剩的、抵抗的、积极的、亢进的、争吵的状态，这叫作“发于阳”。相反，“阴”指的是无热无寒，虽然还是怕冷，但已经不发烧了，害怕但不敢争吵、不敢闹，表现为尿了、缩了，这是一种衰减、放慢速度的感觉，这就是发于阴。

因此，阴和阳在经方中指的是一个衰减，一个过剩，叫“阳为有余，阴为不足”。这是中医对阴和阳的解释。阴证和阳证是经方认识上的“阴证”和“阳证”。那么，“病有发热恶寒者发于阳，无热恶寒者发于阴”这句话的意思就很清楚了。

讲到这里，涉及一个课题，也是大家纠结的地方，就是其他一些老师讲的“阴虚火旺、阳亢”等。他们讲阳亢阴虚火旺，是指阴液亏虚，虚火亢旺，阴虚则阳亢并生热化为虚火，这是后世派的说法。火太旺了，长燎泡了，民间很多人会这么说。在我们看来，实际指的是水蒸气不足。他喝进水来之后，底下咣当咣当，但上边还口干舌燥。我们实际上应该给他用一点点热药，让它能够蒸发起来。如果蒸发不起来，就直接利掉。这是我们常常会用茯苓四逆汤的原因：我们一边用四逆汤给你蒸发，一边用茯苓把湿气浊水利掉，导致津液出现而满口生津，用的是热药来给他生津。

所以说，我们经方和后世派所谓的阴和阳的概念不同。大家了解到这个理论上的区别，后面就能理解很多事情。用《黄帝内经》来解释《伤寒论》感觉比较牵强，确实比较牵强。因为，《伤寒论》的基础是来自《汤液经》。皇甫谧曾经考证后说：“仲景论广《汤液经》十数卷”，就是他把《汤液经》作为基础，然后真正发挥出来，释放出《汤液经》的能量，这是它的基础。《伤寒论》是汇合诸“经”的大海，堪称“论”，此后再也未见真正的“经”了。《伤寒杂病论》问世的时期，正是中医药学经历了五个成长阶段而基本成熟和定型的时候，前已有《汤液经》，故张仲景以“论”述之。

《黄帝内经》和《灵枢·素问》，为什么我们比较少读，是因为它不太符合我们的临床实际，它跟临床实际有挨着的地方。《黄帝内经》里面有一个《热病论》，大家看一下就知道了：“太阳→阳明→少阳→太阴→少阴→厥阴”，如果按照那么去看的话，病先到太阳表层，然后就进入阳明。阳明从我们经方来讲的话，就进入足阳明胃经了；进入胃经，进入阳明之后无所复传，因为万物归途到最后只要进入阳明，就“阳明无死证”，它就不会再传了，到这儿结束了，已经是叶落归根了，进入土壤了；所以他不会有感冒，不需要甘草干姜汤。

《黄帝内经》与经方的理论体系是不对路的。例如，太阳传阳明，阳明传少阳，这种传变路径在经方中是不存在的。我们说太阳传到少阳（待会儿讲到小柴胡汤时，你就会知道），然后再可以传到阳明，再往里传到阴经上去，可以这样传。但是没有说传到阳明胃经里变成一派热证，然后又开始忽冷忽热。病是这样传的吗？没有这样传的，除非我们采用了极其干预的手段，一步一步打回去，让他按步往回走。

《黄帝内经》常被认为是高明的医师回答领导问题的记录。总而言之，是一个对医学很感兴趣的大领导问问题，医师们对答如流，显得很有水平，别人就这么记下来了，感觉好像真流畅，真能说得头头是道，自圆其说，《黄帝内经》是这样的一本书。

有没有水平呢？有，确实读起来酣畅淋漓，很有水平。但是它有一部分内容不符合临床实际，跟经方不一样。

经方的风格是张仲景的一是一，二是二。他是怎么回事，你就去看吧，真的就是那么回事儿。这两本书不一样，我们不要老是拿《黄帝内经》去解释《伤寒论》，是解释不通的，根本不是一个理论体系。

“上三味，以水三升，煮取一升二合，去滓，分温再服。强人可大附子一枚，干姜三两。”

这个话的意思有两重。第一，就是以上这三味药，以水三升煮取一升二合，也就是说他已经出现了里寒，急危重症，是比较危险的，因此，仲圣先师才要求他要少少的水，煮剩下一升二合。600 毫升煮剩下 240 毫升，分成两顿喝，一顿喝 120 毫升。他已经水谷不进了，吃啥拉啥，他的胃已经彻底被打垮了。如果你给他一下子喝上 400 毫升水，这么一大杯水，咕咚咕咚一口气咽下去，不管是药汁还是普通的白开水，他喝下都是一个很沉重的负担。因此，就用很少很少的、浓浓的药汁给他喝进去。而且附子有没有要求先煎呢？这不是炮附子，这是纯的生附子，也是 600 毫升煮剩个 240 毫升，就这么简单。也就是说，沸后大约 30—40 分钟，这就是顶破天了。如果你非要煮两小时早煳锅了，不可能。我们更愿意去相信张仲景先师，“强人甚至可以大附子一枚，干姜三两”。

为什么说要用少少的水，煮出浓浓的药汁，少少的给他喝？为的是减少中间的时间，这里实际上隐藏的是“急救”的含义。否则，按正常规矩，“以水八升，除去三升温服一升，日三服”，你看这时水是用三升 600 毫升煮至 240 毫升，是不是一下就明白了。

分享一下我的经验，我在应用四逆汤的时候，常常会怎么去用呢？因为这个附子，包括甘草，它们都是属于相对来讲比较慢的，这里边除了干姜比较利索一些，能立竿见影出来辛辣之气，泼辣之风。现在附子的药性特别肉，就是我们拿到的都是炮附子，都是跟半夏一样经过了重重“阉割”了，所以附子它就没有那种生瑞之性了。在这种情况之下，我们得需要加肉桂，大家记住，肉桂打磨成粉，不需要煮，可以往里边搁五到十克。真正要用四逆汤的时候，我的建议最好是再搁一点点肉桂粉。因为肉桂粉非常的生猛，非常的快速，它快速地起来热能，它能斩关夺门，如先锋部队，轻骑军直接冲过去，冲过去之后，附子、干姜、甘草也全都起来了，这是现在的使用经验。可能在古代的时候，附子的药力比较强，所以不需要肉桂粉。

那么，它有点像是什么呢？大家有没有听过这样的一个成语，叫作“背水一战”。故事发生在河北井陉，韩信率一万新军越过太行山，向东攻打赵国。赵王和大将陈余集中二十万兵力，占据了太行山以东的咽喉要地井陉口，准备迎战。井陉口以西，有一条长约百里的狭道，两边是山，道路狭窄，是韩信的必经之地。赵军谋士李左车献计：正面死守不战，派兵绕到后面切断韩信的粮道，把韩信困死在井陉狭道中。陈余不听，说：“韩信只有几千人，千里袭远，如果我们避而不击，岂不让诸侯看笑话？”韩信探知消息后，迅速率领汉军进入井陉狭道，在离井陉口三十里的地方扎下营来。半夜，韩信派两千轻骑，每人带一面汉军旗帜，从小道迂回到赵军大营的后方埋伏，韩信告诫说：“交战时，赵军见我军败逃，一定会倾巢出动追赶我军，你们火速冲进赵军的营垒，拔掉赵军的旗帜，竖起汉军的红旗。”其余汉军吃了些简单干粮后，马上向井陉口进发。到了井陉口，大队渡过挠蔓水，背水列下阵势，高处的赵军远远见了，都笑话韩信。天亮后，韩信设置起大将的旗帜和仪仗，率众开出井陉口。陈余率轻骑精锐蜂拥而出，要生擒韩信。韩信假装抛旗弃鼓，逃回河边的阵地。陈余下令赵军全营出击，直逼汉军阵地。汉军因无路可退，个个奋勇争先。双方厮杀半日，赵军无法获胜。这时赵军想要退回营垒，却发现自己大营里全是汉军旗帜，队伍立时大乱。韩信趁势反击，赵军大败，陈余战死，赵王被俘。战后，有人问：“兵法上说，要背山、面水列阵，这次我们背水而战，居然打胜了，这是为什么呢？”韩信说：“兵法上不是也说‘陷之死地而后生，置之亡地而后存’吗？只是你们没有注意到罢了。”“背水一战”比喻处于绝境之中，为求生路而决一死战。

我们看四逆汤的组成，像不像如下情况：附子、干姜以及炙甘草，它们有点像“背水一战”的部队，准备进行冲锋。当身体寒凉至极，内里全是寒气，外面还有外邪感染，各种问题交织，这个人已经“但欲寐”，丧失了斗志。此时，靠的就是这一小股部队四逆汤，要把他真正振奋起来，需要直接点燃希望之火，让这支小部队能够冲锋陷阵，奋力抗争。

四逆汤的应用阶段基本上就是“背水一战”，加上肉桂来扳回局面。如果到四逆汤这里还没有扳回来的话，这个人随时可能心衰。就是一场感冒，这个人就可能没了，这是我们讲到的四逆汤的关键作用。

第 93 条：太阳病，先下而不愈，因复发汗，以此表里俱虚，其人因致冒，冒家汗出自愈。所以然者，汗出表和故也。里未和，然后复下之。

“太阳病，先下而不愈，因复发汗”，他本身是太阳病，应该是以汗来解。但是你给他用了泻下，让他拉肚子，他肯定就不愈了。“太阳病，先下而不愈，因复发汗”，这个时候就想起来了，你得让他先发汗啊。他已经拉了，都已经不行了，你又给他大发汗，里边儿也虚，外边儿也虚，“以此表里俱虚”；这个人就已经是属于内忧外患，最后他“表里俱虚”了。

“其人因致冒”，指的是戴着帽子蒙着眼睛。我们蒙着眼睛的时候，平衡感是不好的。各位，你不要以为视力只是看东西、影像。我们可以示范一下，眼睛闭上站在这儿，或者是你走几步，不用碰到东西就感觉好像要摔跟头。好像被人蒙上麻袋一样，蒙上麻袋之后，你就会有一点点，迷迷瞪瞪的，平衡感不是特别好，这就是“因致冒”，这就说明虚了，脑供血都不行了。我们来看“冒家汗出自愈”，而且冒家已经是有一段时间，一直是处于这种状态的，可是他突然有一天出一点点汗了。这就说明什么呢？津液回来了啊，他能够有一点点汗出来，没有给他用药来逼他汗出，他自己喝一点儿水，喝点儿稀饭，吃点酸汤面之类的，他搞来搞去，慢慢将息又养回来了，这就是“汗”。“冒家汗出自愈”，问：你感觉好点了吗？好多了，身上轻快了，而且精神头慢慢起来了，我可以再去上班了、上学去了。这就是冒家汗出自愈，他自己回来了。“所以然者，汗出表和故也”这个话就不讲了，大家都知道。

“里未和，然后复下之”，如果说是表和了，就是他没什么太大问题了，他肚子里边好像有点不太得劲，还有点轻度便秘，那这个时候，才可以考虑给他再用一点点下法。下法的时候，不要用非常猛烈的大承气、小承气，用调胃承气汤泄掉他的热就可以了。调胃承气汤：是大黄、芒硝、炙甘草。芒硝是泄热，而且软坚，大黄促进肠胃蠕动。在整个《神农本草经》当中有两个是推陈出新的药材，一个是大黄；它推动我们的脉管，就是血液里边的运转；而且推动我们的肠管，就是胃肠道，消化道的运转，它推陈出新。第二个呢，就是柴胡，它推动我们的气分，肝胆郁结之气快速运转，推陈出新。这两个都是偏于寒凉。《神农本草经》记载的两个推陈出新的药物，就是大黄和柴胡。出新的部位有血管、食管、肠管，也有走经络、运行肝胆郁结之气的，所以是不一样的运作范围。不能说我用柴胡来通便，没这样的。然后我用大黄来疏肝利胆，也不太现实。他该干吗就是干吗，这个是非常明确的，泾渭分明。我们用调胃承气汤，这个时候可以给他泄一点点热。

举个例子给大家听：我们曾经有一位老奶奶，她身体比较虚弱。有一次感冒后，她自己吃坏了肚子。感冒本身已经让她很难受，她又吃了孩子的剩饭。吃完后就开始拉稀，因为剩饭隔了一宿，有点酸，但还没彻底坏。她觉得扔掉太浪费，就把剩下的饭都吃了。吃完后就开始狂拉肚子，拉的都是水。家人发现老太太身体好像支撑不住，躺在床上一动不动，也不吃饭，起来就是奔厕所拉水。于是家人给她挂水，赶紧补充葡萄糖，不然她随时可能发生危险。因为老太太怕冷得厉害，家人给她吃了些退烧药，结果她发汗后出现了耳鸣，后来就耳背耳聋了，听不见人说话，别人说话好像捂着耳朵或泡在水里的声音，完全听不清楚。她眼睛也模糊，容易头晕，这就是典型的“其人因致冒”。但是检查心脏、肺脏，包括查血，所有指标都恢复正常了。医生说：“你这年纪大了，可能是神经性的，慢慢养着吧。”她就这样硬养了一段时间，后来耳朵突然又能听见了。

她跟我说这事的时候，我一下子想起今天要给大家介绍的条文。我说:“您这个经历特别像两千年前张仲景先师记载的情况。”日光之下并无新事，几千年前就有人遇到过这种情况。她问:“真的吗？是哪句条文？”我把书翻到那一页给她看，说：“您看像不像您这个情况？”她说：“是的是的，就是那么回事。”

但是，她有个问题，就是一到下午就有点热，而且便秘。从那次之后她就一直便秘。我说：“您现在属于最后那句话‘里未和’，您肠胃里还有点宿便，有点小疙瘩。我给您切成片片，或者弄出去，行不行?”她说：“好啊，试一试。”于是，我给她用了调胃承气汤，她还没喝完，大便就恢复了。剩下的我就让她扔掉，说：“老人别吃过了。”等于吃了两顿，就好了。

她跟我们说这事的时候特别有意思，说：“我耳鸣或者耳朵聋了很长一段时间，后来到处看都说我是神经病，结果自己好了。你说这跟谁说去?”我说：“您当初就是出汗，包括拉稀把身体弄虚了。”这种情况我们很多时候都会碰到。

第 94 条：太阳病未解，脉阴阳俱停（一作微），必先振栗汗出而解。但阳脉微者，先汗出而解，但阴脉微（一作尺脉实）者，下之而解。若欲下之，宜调胃承气汤。四十六。（用前第三十方，一云，用大柴胡汤。）

这里“宜”指的是商量的口气。你看是适合给他推一推这热，还是忽冷忽热，胸胁有些苦满，也就是心下顶得慌，他只能用大承气汤，而不是用大柴胡汤。根据他的症状表现，我们去选择其中一个最合适的。

首先条文第一句解释成白话文是什么意思？就是“太阳病还没有真正的解除，脉阴阳俱停，必先振栗汗出而解”，就是说这个时候他要好了，还没好呢，这个脉突然摸不到了；一下子停下来了，或者是摸不太到了，一下子沉下去了；但是就沉那么几分钟，有可能是三五分钟，它会是停上几分钟，不是心跳停止了，是说它会非常得弱，突然摸不到了，沉陷到里边去了。这个时候就证明，还是快好了，不要怕。我们经常说他这个时候就会“振栗汗出”，他真的会抖，会剧烈地发抖，裹着被子，家属也说：“这是要闹癫痫，这是要抽搐，这是怎么啦？”这个时候我都会很害怕。但事实上，我们讲叫战栗不慌、见颤不慌，你看到他在这抖的时候不要害怕，不要做任何其他的动作，最多就是给他吃碗烂肉面。

明代的时候，有一个医家张景岳，他在实例的注文中记载，曾经就接触过这样的人。他明明给他治来治去已经快好了，他感觉好像已经快好了，但突然脉摸不到了，这个人一直在那儿抖，他过来之后摸他脉，完全摸不到脉，吓坏了。这个时候张景岳做了一个动作，用羊肉给他煮了一碗烂肉面，让他连肉带汤喝了，然后出了一身的透汗就好了。这个是在明代的时候，有过相关的具体的案例首次记载。

刘渡舟先生也曾经历过一件事。一个产妇生产完了之后，她老想喝凉水，人家是坐月子，怎么可能让你喝凉水啊，门窗关得很严，盖得穿得都很厚，月子怕风，都捂出痱子来了。如果真的一直口渴欲饮，而且想着喝凉水的，代表里边是白虎汤、人参白虎汤证，代表她是阳明经热证。你虽然是在坐月子，我们经常说按照节气去养生，有没有道理？有道理。但是，我们真正在治病的过程当中，冬天的时候也照样可以用白虎汤，夏天的时候也照样可以用麻黄汤，有是证用是方。她出现这种情况，坐月子按理说应该是、确实应该是温煦长养，给她用肾四味、桂枝茯苓丸、四物汤、生化汤，给她活血化瘀，给她温煦，这是常规做法。但是这个产妇，她当时就是口渴的厉害，还被捂出来一身痱子来，这种情况还是高烧不退。刘渡舟先生那时候直接就给她用的是白虎汤，而且他说："她愿意喝凉水，紧着她喝。"产妇婆婆就跟他闹意见，不允许这么喝。结果那产妇就喝了，喝完觉得太痛快了，咕咚咕咚就喝了好多凉水，喝完就开始在那儿抖，婆婆叫住刘老师"你先不要走"。抖了差不多十几分钟，出了一身大汗，霍然而愈，那痱子也下去了，烧也退了，身体舒服极了。刘渡舟先生在他的医案中记载下来，他说："那时候年轻就经历了这么一件玄事，她就是属于'振栗汗出而解'，这人身体太虚了。"那么，我们看"脉阴阳俱停一作微"是什么意思呢？其实我们经常讲，像这种情况，这就是属于伏极愈升之状。蹦高时是不是得先蹲下呀，蹲下然后再蹦起来了，这就是伏极愈升之状。所以我们碰到这种情况的时候，不要害怕怎么脉也摸不到了，这人咋还在抖啦？不怕，这时应该想到在《伤寒论》第 94 条就可以看到这种情况。

"但阳脉微者，先汗出而解；但阴脉微者，下之而解"，这个话是什么意思呢？“但”指只求要有的意思，就是我只求这个意思。那么“但阳脉微者”，就是其他的脉还是正常的，但是这个“阳脉”指的是“寸脉”，“阴脉”指的是“尺脉”，寸、关、尺，上寸、中关、下尺。靠近大拇指方向这个阳脉，寸脉沉微了，一下子摸不太到了，那证明是它要整事了。因为它叫作伏极愈升，就是在它这块儿时候大跳了，如果是他就会要汗出了，这是在表“汗出而解”；如果是“阴脉微者”，那就是阴脉这块儿要大跳了，他可能要排二便了。“下之”有可能是大便，有可能是小便。反正就是这个二便要往外排了，“下之而解”。好了，我们来看“若欲下之”，宜调胃承气汤，一云大柴胡汤。

调胃承气汤是最轻微的一个攻下的药，包括里面的大黄都是要用酒先洗过，用酒把大黄洗了以后，大黄的升提的力量胜于攻下的力量。调胃承气汤里有芒硝，芒硝是攻下的，酒洗大黄升提一下，这两味药混合在一起，刚好可以清理肠道。加入安中缓急的甘草，以缓和药性，因此叫“调胃承气汤”。解释这段条文开始也讲了，根据症状选择其一。大柴胡汤可和解少阳，主治腹满痛偏于心下两胁，兼寒热往来，郁郁微烦，脉弦等少阳病者；大承气汤软坚润燥攻下力强，主治腹满痛在脐周，燥屎内结，胀积俱重者。

第 95 条：太阳病，发热汗出者，此为荣弱卫强，故使汗出，欲救邪风者，宜桂枝汤。四十七。方用前法。

在这块又来这么一句，就是提醒我们大家还是有很多用桂枝汤的时候。

“荣”是血管里的血液，“卫”指的是血管外边的一层剽悍之气，那就是保安，就是物业。举个例子，我的车子被人划了，物业不管，那这样的话，我得换物业。我们业主组成个委员会，把物业换掉。这个时候患者汗出，指的是他一直在流失津液，他一直在流失体液，就是“汗为心之液”。你说血液里边的精华物质莫名其妙都在流失，就像业主的钱不停被盗。这个时候我们不换物业等什么呢？这是“荣弱卫强”。那么想着换掉这个物业，就是“欲救邪风”，就是指“救火”。并不是把邪风救了，指的是把邪风造成的危害挽回来，所以我们直接用桂枝汤，桂枝汤等于是会让患者整体的协调回来，就是让荣（“营”通假）卫和谐，调和营卫的。

我们只要看到有发热汗出，这是重点，就是桂枝汤证了。桂枝汤是《伤寒论》的第一方，是调和营卫的一个处方。营就是讲血，卫讲的就是气。如果一个人的血很弱的时候，汗就流不出来，因为血不够了。汗的来源就是血，血是从肠胃吸收的能量来的；卫就是气。如果卫比较弱的时候，表汗就是皮肤上表面的汗会洞泄。看到一个人汗一直流不停，就是气不足了。卫气就是人的免疫系统，就是中医的固表，气不足的时候，固表力就会比较差。一差的时候毛孔就会开，气就一直往外跑，这就是气弱。要固起来用炮附子，炮附子一下去就把表固起来了。

营弱卫强，血比较弱，气比较强，欲救邪风者，宜桂枝汤，桂枝汤可以调和营卫。

第 96 条：伤寒五六日中风，往来寒热，胸胁苦满，嘿嘿不欲饮食，心烦喜呕，或胸中烦而不呕，或渴，或腹中痛，或胁下痞鞭，或心下悸，小便不利，或不渴，身有微热，或咳者，小柴

胡汤主之。方四十八。

柴胡半斤，黄芩三两，人参三两，半夏半升（洗），甘草（炙）、生姜（切）各三两，大枣十二枚（擘）。

上七味，以水一斗二升，煮取六升，去滓，再煎取三升，温服一升，日三服。若胸中烦而不呕者，去半夏、人参，加栝楼实一枚；若渴，去半夏，加人参，合前成四两半，栝楼根四两；若腹中痛者，去黄芩，加芍药三两；若胁下痞鞕，去大枣，加牡蛎四两；若心下悸，小便不利者，去黄芩，加茯苓四两；若不渴，外有微热者，去人参，加桂枝三两，温覆微汗愈；若咳者，去人参、大枣、生姜，加五味子半升，干姜二两。

这个时候就进入到我们大家非常熟悉的治疗方子了。我在前段时间，重点给大家介绍了一些小柴胡汤的经方广用。那么这个小柴胡汤呢，是在这个时候去使用，因为他伤寒或者是中风，无论是有汗还是无汗，过上那么几天之后，慢慢开始起高热，大家要知道不同的症状表现。比如在太阳病上，我们说纯粹的那种正常的发烧是恶寒发热，他是发烧，也可能发高烧，同时还怕冷，这是在体表的。如果他进入到里，就是进入消化道，我们经常讲说："六经可以统万病"，指的是什么呢？就是人只有三个部位会发病，"在表、在里、在半表半里"，"表"指的是皮肉骨，"里"指的是消化道，胃肠道，"半表半里"指的是皮肉骨和胃肠道之外的所有这些地方，大面积的都称之为"半表半里"。它有点类似于什么呢？用一个比喻就是，你到底是选这个A做班长呢，还是选这个B做班长呢？这个A是表，B是里，剩下的N个同学，都叫半表半里，左右摇摆的这个就是我们经常讲的半表半里。其实是最常见的一种情况，因为表可能直接穿透进入半表半里，在半表半里会待很长一段时间。所以“表”是发烧怕冷，“里”是发高烧不怕冷，胃加实的，纯粹就是热，一派热像，完全不冷。这个“半表半里”就是处于这边是怕冷的，那边完全是怕热的，所以他是一会儿冷一会儿热的，还是墙头草，这 N 个人都是墙头草，来来回回的，半表半里。那么，我们看小柴胡汤主之，它应用非常广泛。像郝万山老师曾经提到过，他教出来的学生在步入实际临床之后，再回来看望老师时，提到一个事儿，说：“发现小柴胡汤退热的作用，退烧的力量是非常可靠的”，的确是这样。而且小柴胡汤不能够用的量太小，因为你面对的是一个大面积的半表半里，整个的躯干部里边的这个范围，所以你如果用的量太少的话，分兵把守起不到那么好的作用，一定要用量足，不能低于 30 克。

小柴胡汤有柴胡四证，分别是什么呢？第一个是忽冷忽热，叫往来寒热。胸胁苦满，就是右方肋叉骨这块儿，开始出现一些胀满的情况。往来寒热我们已经讲过了，因为它处于 A 和 B 之间嘛，A 表的是怕冷，B 这边儿是怕热，所以它一会儿冷一会儿热，这个情况就是柴胡证。再下一个就是“胸胁苦满”，因为他不是在皮表，也没有在消化道里边，他在两肋叉骨，在除了消化道之外的躯干部，会觉得好像有点胀胀的“胸胁苦满”。他为什么会出现“嘿嘿不欲饮食”呢？是因为他已经开始受到强烈的挤压，就是他从表正进入半表半里，叫黑云压城城欲摧，他再往里边走的话，就开始要攻击我们的胃肠道了，往里边走了。所以这个时候，他肯定会出现“默默不欲饮食”，他的胃肠道已经感受到压力了，默默不欲饮食，吃不下饭了，于是出现“心烦喜呕”：心烦得很厉害，但是又找不到什么理由，然后还有点儿犯恶心，这个就是我们讲的“柴胡四证”，即“往来寒热，胸胁苦满，嘿嘿不欲饮食，心烦喜呕”。这四个里边只要沾上一个典型表现的，但见一证便是直接使用柴胡汤了。这个四大天王也好，或者是四大主证也好，柴胡四证，但凡是有一个，小柴胡汤就开出来了。忽冷忽热用小柴胡汤，胸胁苦满用小柴胡汤；嘿嘿不欲饮食，每天不想说话、郁闷、压抑、忧郁、抑郁症、不想吃饭，用小柴胡汤；心烦得很厉害、闹更年期、青春期、呕吐，用小柴胡汤；还有女人在经期的时候感冒了，也用小柴胡汤。这就是我们讲到的：“小柴胡汤用途还挺广泛的。”

“柴胡或然七证”，就是或者有也或者没有，这个就是叫或然七证。这或然七证，就是属于选修课，前面那四个证，是属于必修课。就像我们上大学的时候，必考的，解剖课是必考的，《伤寒论》是必考的，《金匮要略》是必考的，还有一些选修课，你学得再好也不给你算分，或者算分的比例也很少。后面或然七证，就是有七项，它就是属于选修课了。“或胸中烦而不呕，或渴”，烦但是他不觉得呕吐，或者觉得口渴；“或腹中痛”，肚子有点疼，还是用小柴胡汤；“或胁下痞鞕”，有可能是胆囊炎，也有可能是肝囊肿，也有可能是肝硬化，胁下痞鞕常常就是这几种病；“或心下悸”，就是胃里边有些难受，就是有一些好像悸动不安，“小便不利”；“或不渴，身有微热，或欬者”，就是我开始咳嗽了，影响到气管了，都是小柴胡汤主之。

好了各位，我们看到这儿的时候，你会发现小柴胡汤的“或然七证”包含各种各样的症状，甚至有些看起来奇奇怪怪的。所以说，小柴胡汤的应用范围非常广泛，从早到晚都可以用。无论患者是出现了流感发烧、忽冷忽热的发烧，还是在经期、更年期，莫名其妙地一会儿冷一会儿热，情绪不佳、不想吃饭、茶饭不思，这些情况都适合用小柴胡汤。如果患者还咳嗽，可以在小柴胡汤的基础上加上桔梗；如果有点心慌，加上一味桂枝就行。因此在应用的时候，常常是用桂枝汤打底，或者小柴胡汤打底。这也是为什么我在讲桂枝汤经方广用的时候讲了好长时间，因为桂枝汤是关于血的。小柴胡汤我也讲了很多，这里给大家快速讲一下：小柴胡汤的第一个适应证是流感，忽冷忽热地发烧；第二个是肝炎，无论是甲肝、乙肝、丙肝、丁肝还是戊肝；小柴胡汤作为底方，当然还可以加一点苦参或者蒲公英，本来就有消炎杀菌的作用，或者纯粹用小柴胡汤也可以；此外，肝肿大、脾肿大、胆囊炎、胆结石这些也都是小柴胡汤的适应证。当然，它还有很多其他适应证，留到下次再讲。

非常高兴和大家一起来分享《伤寒论》，这是中华文明的瑰宝，中医是其中非常重要的一项，而《伤寒论》和《金匮要略》更是中医中的瑰宝。到目前为止，我这个人是很挑剔的。如果看到一个人讲话虚头巴脑的，我不会听，也不会跟这样的人接触，没有时间浪费生命。《伤寒论》和《金匮要略》，我已经认识、学习并应用了很多年，我发自内心地跟大家说，这就好比武学中的九阴真经，绝对是我们学会了之后受益一生的，甚至家族世世代代都会受益。因为我们今天的这种学习，有可能改变未来家族的命运。这都是有可能做到的，我丝毫都不夸张。所以希望大家好好花心思，认认真真地学。而且《伤寒论》大家可以看到，它不仅实用性强，而且内容简明扼要，没有一个字是废话。我讲课的时候喜欢把它讲得很生动，因为我们看到的不是残垣断壁，而是栩栩如生、在身边浮现出来的患者的真实影像。别人看到《伤寒论》可能觉得晦涩难懂，背都背不下来，但我们看到的是一个又一个真实的病例，“往来寒热，忽冷忽热”，这不是小柴胡汤吗？这就是真本事。所以，非常感谢大家能够和我共同学习。下节课见！

第二十讲

“伤寒五六日中风，往来寒热，胸胁苦满，嘿嘿不欲饮食，心烦喜呕，或胸中烦而不呕，或渴，或腹中痛，或胁下痞鞕，或心下悸，小便不利，或不渴，身有微热，或咳者，小柴胡汤主之。”

前边属于柴胡四证，后边是或然七证。往来寒热，指的是一会儿冷一会儿热。伤寒五六日，或者叫伤寒中风五六日，无论是伤寒还是中风，都属于表邪。

就我们身体部位来讲，三阴三阳的分证，跟《黄帝内经》上的三阴三阳热病论是不一样的。热病论上没有半表半里，没有这方面具体病位的描述。所以大家看《素问》时、看《黄帝内经》时就会发现这样的事情，内经会把自己的理论说得很圆，但是应用于临床的时候我们称之为易经派。易经派指的是说一些经文的东西，但是真正切实应用于临床时，会觉得病情怎么没按照条文去发展，因为它是拿理论来指导实际的。

但是经方不太一样，经方就是来自经验 。一次一次地验证成功，一代一代的医学家验证成功，它确确实实是有用的，总结下来之后把它写下来，适合什么症状，明确写清楚，就用这张方子就行。它是属于这种风格，所以经方来自民间。而《黄帝内经》来自理论，要指导实践。它的理论水平很高，可是它和经方不是一个风格、不是一个路数。

所以我们经常说伤寒中风来自体表，那么何为表？何为里？何为半表半里？何为六经分证？下面简单阐述一下。

体表包含皮、肉、骨以及呼吸道里的肺泡，但凡能够跟空气接触的地方都叫表，表证是怕冷而发热的；里指的是消化管、食管、胃、肠等整个这一挂消化道，里证是纯粹的热证；那么除了皮、肉、骨、肺泡、和呼吸道跟空气接触的部位，以及除了表、除了里之外，大面积的所有脏腑组织，包括肺不跟外界空气接触的部位，都称之为半表半里。这就是我们讲的小柴胡从早开到晚，虽不中亦不远，因为打击的面积太大了，调理的面积、调理的范围覆盖得太全面了，这就是我们讲的少阳病，当然如果表现为亢进的称之为少阳；表现是衰败的，也是往来寒热，气上撞心，消渴，就是厥阴证，在半表半里出现了衰败性的迹象时，是厥阴证。如果在体表的亢进的我们称之为太阳病，衰败的叫少阴病。在里就是消化道这，亢进的说明是阳明热证，衰败的是太阴寒证，这就是中医的六经分证。其实六经指的就是三个部位：表、里、半表半里，亢进的、激进的去进行正邪交争的、积极的和病邪对打的，是阳证；消极的、不敢跟病邪搭茬的称之为阴证，无论是哪个部位都会出现阳证和阴证，三个部位：表、里、半表半里，又分别阳证和阴证，即称为六经辨证。

综上所述，大家了解了这个框架之后，对于为什么说中医找到了疾病的规律，因为人的的确确就是这点器官、就这点组织、就这点空间，你还能再跑到哪儿去呢。所以虽然现代医学每一年都创造出大量的新的病名，特异性的、非特异性的、神经性的，以及各种各样的，一堆的奇奇怪怪的病名会出现，以后将会越来越多，单拿这个来自我设定的，我给你起了一个病名，所以诊断结果就是这种病了，那是他的自由。但对于我们老百姓而言这都不重要，重要的是我不能吃饭，你能不能让我吃饭；我不能睡觉，你能不能让我睡觉；我现在身上起疹子，你能不能把疹子给我消掉，让我不那么刺痒。这些就是我的原始诉求，你给我起一堆病名有什么意义？什么神经性等，到最后反正不痒不起疙瘩就行了嘛，我们中医就是这样一个很朴素、很简单，就是直眉瞪眼奔着解决问题去的。经方数量很有限，它所对应的经文的症状很有限，但是假如说跟这些西医病名结合起来，它就一下子变得无限了。因为人反正就是这点病，就是这点症状，但是扩展出好多西医病名，这些病名我们给大家介绍一下，大家听一听啊，很好玩的。

下面介绍小柴胡汤适应证。

因为涉及的病名太多了，我怕我有遗漏，我平时的时候是喜欢在书上做记载，所以我看的书会越看越旧。今天我大儿子说了一件让我特别高兴的事，就是他也开始看医书了。以前是我要求他看，但是他到国外之后，怕父子关系闹僵了，我不敢要求他太多。只要求他把身体搞好，尽快把英语等基础应用学好，各种生活场景能应对自如，只希望他能有些生活技能，没抱有太多的期待。但他现在交了不少朋友，英语也越来越强了，越来越爱看医学书，且每天看医书时间 4—6 小时，一个小孩子，十几岁，自发的愿意去看，而且他也和我犯一个毛病，也喜欢在书上圈圈点点的，书上密密麻麻的记载了心得、感受，画出来，标注清楚，果然是跟我一个风格。好记性赶不上烂笔头，这次看到了有这个感受，下一次就不一定有这种感受，不一定有这种灵光乍现的时候，想到了就记下来。我给大家讲一下我写在书上的小柴胡汤适应证。

经期感冒，更年期综合征（第十九讲讲到的内容）。

第一个，流感发烧。

流行性感冒发烧，我们有太多人说小柴胡汤退热的力量是非常可靠的，我们自己也经历过，包括我们身边所有的人也都经历过。这是第一个。

第二个，肝炎、胆囊炎。

小柴胡汤对肝炎和胆囊炎也有很好的疗效。

第三个，肝脾肿大。

很多人会得肝脾肿大，有人会说这是肝硬化前兆，会发展成肝腹水，会把人吓得去借钱住院，实际他们不太会治。肝脾肿大不是普通的炎症，而是属于少阳疏肌不利，没有疏散开，所以才会肿大，有点像堵车堵塞到了，不是血管堵塞那么简单，是脏器堵塞，出现了肿大。用小柴胡汤和解疏肌，给它散开就好了。西医那种强制性地、硬性地给你“拧”一把，让你肝脾都小一点，消炎，往回缩，往回退，对于胃的负担会非常大。见过很多肝脾肿大，经过治疗后是不肿大了，但会有轻度的肝脏结节，有纤维化，而且胃吃坏了。其实肝脾肿大用小柴胡汤就能治好，大部分连加减化裁都不用。

第四个，胆结石。

轻证用小柴胡汤（扶正祛邪）结合三金四金。三金包括：海金砂、大叶金钱草、鸡内金，来化掉结石。这是之前做的笔记，给人用过，用得不是特别好使。用大柴胡汤结合三金四金是非常有效的。小柴胡汤针对轻的结石有过好转的案例，但比较重的结石或体质比较差的，大柴胡汤更加有力量。因为大柴胡汤不是以和解少阳舒肌为主，而是在少阳和阳明同时发病时，大柴胡汤连消带打，直接给打出去，祛邪以存正，小柴胡汤是扶正以祛邪。

小柴胡汤就像我儿子和比他高半头的孩子打起来了，这时候我教我儿子怎么去保护好自己、怎么和他抗争、不要被他欺负，我是让他自己变得强壮，教给他各种策略、方式和方法，在旁边远远看着，让他自己去折腾；大柴胡汤一看：这就是个纯流氓啊，比儿子高出来太多，好几个都要打他了，这时候大人必须出手、老师必须出手、家长必须出手，来把这些校园霸凌的坏孩子赶跑，叫祛邪以存正，把儿子保护好。所以大柴胡汤在胆结石阶段是比较有力量的。

第五个，慢性扁桃体发炎。

扁桃体反反复复发作肿大，用小柴胡汤，可以结合蒲公英。它不是口腔溃疡，口腔溃疡是甘草泻心汤。

第六个，胆息肉。

小柴胡汤结合桂枝茯苓丸（软坚散结，消除瘀血）或四物汤（活血化瘀）。

第七个，偏头痛。

小柴胡汤非常对症，因为其主要作用于少阳经，而少阳经在人体两侧。如果是瘀血型偏头痛，患者在一笑一乐时，青筋暴起，说明血管异常，血脉不通导致血管变形，此时可用小柴胡汤加川芎 30 克。

如果患者怕风，只要风吹过来就会头痛，而且是偏头痛，可用小柴胡汤加桂枝 15—25 克、天麻 30—50 克。桂枝祛风，天麻补益，也被称为“定风草”。用量需根据患者体重酌情调整，小柴胡汤按原方比例使用。天麻平时自行服用并无问题，对于头痛头晕有很好的疗效。虽然天麻可用于各种头痛，但针对偏头痛时，小柴胡汤可将其药力引导至少阳经。如果患者后脖颈疼痛且伴有偏头痛，可在小柴胡汤中加入粉葛根，用量为 20 克、30 克或 60 克。柴葛根则无效，不仅没有药效价值，还价格昂贵，大家切记。

第八个，半身麻痹。

半身麻痹是一种较为罕见的疾病，但随着时间推移，大家可能会遇到。过去认为可能是慢性脑血栓引起。对于脑血栓后遗症、半身不遂等情况，可使用柴胡桂枝汤，即小柴胡汤加桂枝汤，再加川芎和大黄。桂枝汤可通动脉静脉，小柴胡汤可将药力集中于一侧。在此基础上加入川芎和大黄，川芎对脑血管有帮助，一般口眼歪斜多是脑血管萎缩、末梢血脉不通所致。加入大黄的原因是酒大黄具有活血化瘀的作用，且效果显著。我尽量避免使用动物类药物，如水蛭、地龙等，因为它们会耗气严重。能用草药就尽量用草药，这也是我用小柴胡汤结合桂枝汤，再加川芎和大黄来调理脑血栓后遗症的重要原因。

如果患者半身不遂、半身麻痹瘫痪在床，且只有一侧身体出汗，另一侧身体干燥，可直接使用小柴胡汤加桂枝汤，效果显著。经方只要理解其精髓，在应用过程中，一方面可以帮助患者；另一方面常常会收到意想不到的效果。虽然看起来很简单，但这是因为已经学了一段时间，比较熟练了。

经方派医家大多朴实，朴实中带着自信。这种自信与那些夸夸其谈的人形成鲜明对比。有些人总是强调学中医必须学《易经》、五运六气、六淫七情等，说一大堆理论，却无法真正解决问题。辨证论治与辨证施治是有本质区别的。辨证论治往往是空谈，讨论风、寒、暑、湿、燥、火等外邪，以及喜、怒、忧、思、悲、恐、惊等情绪对脏腑的影响，结果却无法给出有效的治疗方案。这正是中医被诟病的地方。

相比之下，西医给出的病名是统一的，如胆囊炎，无论在哪里都是胆囊炎，治疗效果如何另说，但病名是统一的。而中医则因每个医生的说法不同，导致患者无所适从。中医界这种夸夸其谈的人不少，大家一定要保持清醒，用真实的本领去帮助患者解决问题。我们不去批评这种人，但要杜绝自己成为这种人。

中医的真正辨证施治究竟是什么呢？其实就是辨别脉证，脉证并治。我们要清楚了解患者的脉象和症状，“并”就是“并且”的“并”，也就是说，我会告诉你患者的脉象、症状以及治疗方法，并且这些方法在实际应用中是切实有效的。这就是经方派的风格！

因此，大家需要明白，辨证论治和辨证施治之间是有区别的，高谈阔论和上手救人是完全不同的。有些人喜欢讨论各种境界，而我们经方派更注重实用性。我们不追求那些虚无缥缈的境界，而是实实在在地解决问题。

我们的辨证施治是基于六经辨证，即表、里、半表半里。确定病位之后，再判断是亢进还是衰减，很快就能分辨出病在某条经络上。每条经络对应的方子是有限的，只要仔细琢磨病证，就能选出合适的方子。哪张方子与哪张方子合并，或者如何加减化裁，才能更贴合病情？这其实并不复杂。这就是我们所说的辨证施治：明确病在某条经络上，确定病位，然后使用相应的方剂。哪怕你学得不够精深，只要方证相应，也能取得一定的效果。比如，本来是柴胡桂枝干姜汤证，但你用了小柴胡汤，也能起到一定的作用，患者也会觉得你水平不错。这就是经方派容易出师、容易练出手的原因，因为我们讲的都是实用性内容。

再来看一个例子：半身麻痹和半身出汗。对于这种情况，无须额外加药，直接使用小柴胡汤即可。不要总是想着加药，能用原方就尽量用原方，这同样是经方派注重实用性的体现。

第九个，重影、复视、夜盲症。

重影是看东西模糊，可能会出现夜盲症。治疗时可以使用枸杞、菊花和石斛，但单独使用这些药材起效较慢。建议以小柴胡汤为基础，再加入枸杞、菊花和石斛，可以针对夜盲症和重影症。陈佩斯和朱时茂的小品中，陈佩斯被打得眼花缭乱，说什么招式啊，王八拳呐！找唐杰忠告状，说不公平，我是一个人上场，对方三个人打我一个人，这就是看东西重影了。小柴胡汤加枸杞、菊花、石斛，可以治疗重影、复视和夜盲症。

对于眼睛斜视的情况，可以使用小柴胡汤加龙骨 30 克、牡蛎 30 克和龙眼肉 30 克。有一个姑娘，长得白白净净，特别好看，但因为斜视找不到对象。她平时还好，一旦开始看书，就会斜着眼看，有时和人说话时也会盯着别处。这种情况可以用小柴胡汤加龙骨、牡蛎和龙眼肉来矫正，让眼睛恢复正常。如果不加这些药材，只用小柴胡汤也可以，但在给姑娘开方子时加了这些药材。用量见上文标注。

第十个，中心性视网膜炎。

从症状上看，患者视野中间会有一片区域是黑的，而余光部分可以看得见。这种情况下，单纯使用小柴胡汤大概率可以治愈。经过多次临床调整，也可以加入蒲公英。

第十一个，中耳炎。

很多小孩子会得中耳炎。小孩子一感冒，家长常常会给他们贴退热贴或使用退烧药，跑医院化验血，输液是常规操作。但有时治疗不及时，容易出现两个问题：

第一个问题是容易出现痉病，即葛根汤证或瓜蒌桂枝汤证，表现为完全不出汗和抽搐，也就是所谓的大脑炎。大脑炎初期可以用葛根汤治疗，病情加重抽筋严重时，可以用大承气汤清除宿便，就没事了。这说明小孩子一旦失治，出现所谓的大脑炎，严重时需要住院治疗，其实就是痉病。痉病的详细内容会在讲《金匮要略》时重点介绍。

第二个问题是中耳炎。烧退了，但当初烧得比较厉害，留下后遗症，耳朵刺痒，再次发烧时会流脓、发痒或耳鸣，这些都是小柴胡汤的适应证。一感冒这些症状同时发作时，可以直接使用小柴胡汤。如果怕风，可以加桂枝和白芍。中耳炎并不复杂，一般使用小柴胡汤即可。

第十二个，产褥热。

产褥热是指女性在生产后出现感染，导致持续发烧的情况。通常可以使用桂枝汤或小柴胡汤进行治疗。鉴别的要点在于患者是否有呕吐感，并且胸胁苦满。如果患者胸胁两侧胀满，忽冷忽热，这就是小柴胡汤的适应证；如果患者怕风吹，但胸胁不胀，这是桂枝汤的适应证。简单的经验是：胸胁两侧胀满用小柴胡汤；如果再怕风吹，可以用小柴胡汤结合桂枝和白芍。这是我们在调整产褥热时常用的方法。

很多新妈妈在产后保养不当，容易出现心理和身体上的问题。即使妈妈照顾自己时也会产生情绪波动，导致产妇情绪不稳，身体脆弱。这时建议可以少量使用小柴胡汤，防止情绪和身体的不稳定。可以将小柴胡汤与生化汤或四物汤结合使用，帮助排恶露，清瘀血。

第十三个，乳腺炎、小叶增生。

女性在哺乳期间容易因婴儿咬破乳头，导致出血、腺管破裂和流脓。此时可以使用小柴胡汤加重用蒲公英60克，这是非常常用的治疗方法。即使是乳腺炎已经流脓，甚至医院诊断为乳癌，建议做穿刺或组织活检，我们也有成功的案例。

给大家举一个病例。有一位女士在生第一胎时就有乳腺炎，但自己凑合过去了。生第二胎时，病情加重，婴儿不喝她的奶，奶水变臭，导致乳腺更加难受。检查显示她有乳腺结节和纤维瘤，并且有炎症，医生建议做钼靶检查。钼靶检查非常痛苦，可能导致腺管变形甚至断裂。她了解我们的原则，不做创伤性检查，而是使用小柴胡汤加重用蒲公英，最终解决了问题。她的乳腺没有任何恶性问题，两个乳房都保持得很好，恢复了自信和美丽。

我们反对创伤性检查，但不反对B超和彩超。超声波类似于蝙蝠的声波，对身体无害。她冷静下来，拒绝了钼靶检查，使用小柴胡汤加重用蒲公英，最终解决了乳腺炎和小叶增生的问题。

小柴胡汤的适应证已经介绍清楚了，但其实这还只是其中的一部分，后面还有很多。为什么小柴胡汤的适应证这么多？甚至有时我们想都想不到的病，都可以用小柴胡汤来治好。原因在于只要排除了两个方面的问题，就可以使用小柴胡汤。我告诉大家这个窍门，这是我当时冥思苦想才想明白的。小柴胡汤应用广泛的原因在于如何排除问题：第一个排除表证，第二个排除里证，基本就可以用小柴胡汤了。只要患者没有出现消化道疾病、热症、食欲不振等里证，也没有出现脉浮、头项强痛、恶寒等表证，那剩下的都可以用小柴胡汤进行治疗。

这是我当初冥思苦想，一边遛狗一边琢磨出来的。小柴胡汤应该怎么用呢？柴胡四证但见一证便是，不必诸证齐具，但这一定得有一个前提。这个前提是什么呢？看到一个心烦喜呕的患者就是小柴胡证吗？不一定，也有可能是栀子豉汤证或黄连阿胶汤证。那如何判定是小柴胡汤证呢？没有表证也没有里证，没有表脉也没有里脉，在这种情况下就可以盲打用小柴胡汤。所以这是无意中得到的一种灵感，分享给大家。

排除表证，排除里证，剩下的都可以用小柴胡汤盲打。

那么我们来看，伤寒确认的四证是往来寒热，即一会儿冷一会儿热。为什么呢？因为表证是怕寒怕冷的。虽然发烧，但是否怕冷想盖被？里证是热的，如果病邪与正气在体内交战，靠近体表时就怕冷，靠近消化道时又出现热象。因此，病邪与正气你来我往，就会出现往来寒热的症状。

为什么会这样？大家记住了，小柴胡汤的作用机制是正邪交争。柴胡用量为什么会大呢？因为它采用的是和法，不是通过发汗从体表排出，也不是用下法通过消化道排出大便。它是在体内就地歼灭，打的是巷战。病邪已经侵入到脏腑，但还没有进入消化道中心部位，在这个地方进行和解。和解并不是妥协，而是就地歼灭。柴胡量一定要大，出手一定要猛。柴胡的用量直接半斤，30 克起，用量不足时，巷战打不起来，病邪已经侵入体内，体表防线被攻破，下手一定要猛。

我们来看一下小柴胡汤组成：柴胡半斤，黄芩三两，人参三两，半夏半升（洗），甘草（炙）、生姜（切）各三两，大枣十二枚（擘）。

柴胡一定要用半斤，汉代一斤是 250 克，半斤即 125 克，按现在的习惯用法约为 40 克，最少不低于 30 克，低于 30 克就没有力量了。柴胡本身偏于寒凉，具有很强的杀菌消炎作用，所以不要认为柴胡是燥的，它实际上是让人冷静，并帮助消炎杀菌的。

黄芩 15 克，清除胆热。当胆囊过热时，早起会感到口苦，这是因为胆汁的热性上犯，热气上升导致口苦。此时用黄芩清除胆热。

人参 15 克，小柴胡汤中的关键药材是人参。徐灵胎曾提到，小柴胡汤的力量源泉在于脾胃，这就是中医的“治未病”。未病即未来可能发生的病，提前采取措施，固守中焦脾胃，防止病邪进一步侵入。人参在这里的功效有两个，一是保护预防，类似形意拳的防守姿势，防止病邪进一步侵入肠胃；二是提供能量，人参、大枣、炙甘草共同作用，振奋元气，提供持续的能量支持，确保身体有足够的抗争资本。小柴胡汤的搭配之妙在于它不仅能快速消灭病邪，还能提供持续的能量支持。

我们经常讲论辈分的话，千古第一方是桂枝汤。但是要论应用之广泛，小柴胡汤比桂枝汤还要更广。因此，我在相当长的一段时间里，不断研究小柴胡汤，对它有深深的情感。

我们来看“往来寒热，胸胁苦满”：两侧胀痛，这是少阳的位置。病邪和正气在这个位置来回交争，所以这里胀胀的。“嘿嘿不欲饮食”：因为已经出现这种情况，饮食上胃口受到影响。

你双亲受欺负，你会吃得下饭去吗？外界已经受到打击了，虽然没有直接受到冲击，就已经开始嘿嘿不欲饮食了。“心烦喜呕”：前边四句是柴胡四证。“或胸中烦而不呕，或渴，或腹中痛，或胁下痞鞕，或心下悸，小便不利，或不渴，身有微热，或咳者”：这是或然七证。很多人没太注意，光注意前面的柴胡四证了。加上少阳经的口苦咽干目眩，这就是所谓的柴胡七证。光注意这些是不行的，在临床应用中，适用范围会变得太窄。他可能是渴，或者是肚子疼，或者是两胁肚子胀胀的、硬硬的，或者是心下悸，小便不利，或者是有微热而渴者，都可以适用小柴胡汤。

柴胡四证和或然七证都要了解，小柴胡汤的治病范围很广。

柴胡 30—40 克，黄芩 15 克，人参 15 克，炙甘草 15 克，大枣 12 枚，生姜 15 克，半夏 20 克。

我们分享一个病例。我身边有位北京男士，体力较强，希望提升男性威猛。这对我来说是个难题，因为他的体质和脉象都很好，我从未研究过如何让男性“更猛”。我尝试了淫羊藿、阳起石、巴戟天等，但效果不佳；龙骨、牡蛎、炮附子、天雄散、白术等也都试过，但不仅无效，还导致上火。最终，我决定用疏通的方法，给他开了小柴胡汤加粉葛根。第二天，他反馈说身体感觉非常舒爽，大小便通畅，排汗均匀，全身经络和腺体都得到了疏通。他告诉我，小柴胡汤的效果与普通腹泻不同，服用后不仅不会虚脱，还能正常工作，声音洪亮。这说明身体在排毒，湿气也在排出。他之前经常落枕，服用后症状明显改善，大小便排泄增多，身体不再怕冷怕热，即使不开空调也能适应。尽管如此，他仍然对“男性威猛”不满意，这确实让我感到为难。我必须承认，有些问题确实难以解决。

所以大家不要把我看得很厉害，什么都会治，我有好多病也是治不好的。我不喜欢别人把我看得太高，我只是很普通的一个郎中，有什么心得就跟大家分享，没有藏着掖着，实实在在把自己会的就分享给大家，不会的就直接说：“我不会。”

小柴胡汤的煮法非常讲究。

上七味，以水一斗二升，煮取六升，去滓，再煎取三升，温服一升，日三服。

2400 毫升煮取 1200 毫升，煮剩一半，去掉药渣，再浓缩，由 1200 毫升煮取 600 毫升，分三次温服。这是小柴胡汤和诸泻心汤（半夏泻心汤、生姜泻心汤、甘草泻心汤）常规的煮法。但我因为跟人妥协得太久了，常常不会要求别人这样。常常就直接用 2000 毫升，煮剩下 600 毫升就可以了，效果也还可以。或者 1600 毫升煮取 600 毫升，分三顿喝。只要是用对了方子，煮法上没有严格按照原方煮法，也大差不差的，效果也还可以。

这个就是小柴胡汤，我们用了比较大的篇幅来讲解。

第 97 条：血弱气尽，腠理开，邪气因入，与正气相搏，结于胁下，正邪分争，往来寒热，休作有时，嘿嘿不欲饮食，脏腑相连，其痛必下，邪高痛下，故使呕也（一云脏腑相违，其病必下，胁膈中痛），小柴胡汤主之。服柴胡汤已，渴者，属阳明，以法治之。四十九。（用前方。）

这段实际是在解释小柴胡汤使用的时机。“血弱气尽”就是气也好、血也好，在我们的表层形成了卫气营血，气和血实际上就是营和卫。营行脉中，就是血；卫行脉外，就是外面一层剽悍之气。血也弱，气也尽了，表皮的免疫系统没有拦住病邪。“腠理开，邪气因入”是指大门打开了，毛孔全部是松弛的，打不过人家，血弱气尽了，因此邪气就进来了。“与正气相搏”是指邪气撵着正气的屁股打，缠斗到一起去了。“结于胁下，正邪分争”，这是顶重要的一句话。什么意思呢？就是在我们胸肋位置上，被撵上，正邪在这个地方展开交争。表皮、皮、肉、骨包括和空气接触的呼吸道已经被突破了，被撵到里边去了。这时正邪交争，绝对不能放弃，展开巷战，这叫正邪分争，结于胁下。“往来寒热”大家是不是已经明白了？在体表就是怕冷，在内里边最里边就是热的，就出现了调胃承气汤或白虎汤适应证。那么我们就会有往来寒热，靠近体表怕冷，靠近里边消化系统就怕热。“休作有时”：所以就是我们讲到往来寒热，休作有时。“嘿嘿不欲饮食”是指吃不下去饭了。“脏腑相连，其痛必下，邪高痛下，故使呕也”，脏腑分别主内主外，脏主藏，腑主通，脏腑内外相连，息息相关。出现问题，会有各种疼痛肿胀。邪高而痛下，因为病邪是追杀进来，突破腠理，突破皮肉骨，进入到内脏组织了。这时它处于高位，处于进攻的把位上，所以说邪高而痛下，故使呕也。连吃饭都吃不下了，开始呕吐。在这种时候不能放弃，小柴胡汤就地歼灭，展开巷战。“服柴胡汤已，渴者，属阳明，以法治之”：这句话是简文。如果吃完小柴胡汤，渴了，就说明进入阳明了，进入消化道这儿了。证明喝完了小柴胡汤拦住了大部分病邪，还有部分漏网之鱼冲到了消化道。这时会出现口渴，属阳明，以法治之。到了阳明经应该用什么呢？到了阳明经，又口渴，是人参白虎汤证，就用人参白虎汤在消化道阳明经上把病邪除掉。

实际临床应用中，常常会经历一个过渡阶段，就是也开始口渴，也开始以发烧为主症了。这个时候用小柴胡汤加上生石膏，会有相当长一段时间把病邪干掉，而不是用纯粹的白虎人参汤证。这个以后大家临床经验丰富了，就理解我说什么了。当真正彻底地离开少阳，进入阳明经，彻底地口渴，才用人参白虎汤。但是，它很难直接进入到阳明，用小柴胡汤加石膏，基本上就能给它进行拦截了，这个是我们讲到这一条经文内容。

我们对中医的热爱仍将继续……